栄養科学シリーズ
NEXT
Nutrition, Exercise, Rest

分子栄養学

宮本賢一・井上裕康・桑波田雅士・金子一郎／編

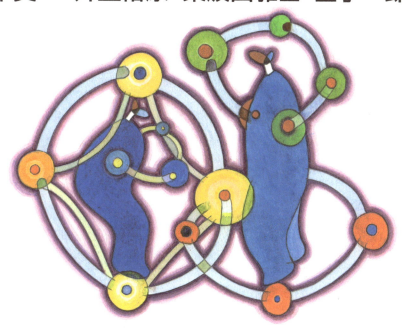

講談社

シリーズ総編集

木戸　康博　京都府立大学　名誉教授
宮本　賢一　龍谷大学農学部　教授

シリーズ編集委員

河田　光博　京都府立医科大学　名誉教授
桑波田雅士　京都府立大学大学院生命環境科学研究科　教授
郡　　俊之　甲南女子大学医療栄養学部　教授
塚原　丘美　名古屋学芸大学管理栄養学部　教授
渡邊　浩幸　高知県立大学健康栄養学部　教授

編者・執筆者一覧

池田　彩子　名古屋学芸大学管理栄養学部管理栄養学科　教授（3）
井上　裕康＊　奈良女子大学　名誉教授（0, 5）
沖嶋　直子　信州大学教育学部家庭科教育グループ　准教授（1）
香川　靖雄　女子栄養大学　副学長（12）
金子　一郎＊　兵庫県立大学環境人間学部食環境栄養課程　准教授（10）
亀井　康富　京都府立大学大学院生命環境科学研究科分子栄養学研究室　教授（14）
木戸　慎介　近畿大学農学部食品栄養学科　准教授（2）
桑波田雅士＊　京都府立大学大学院生命環境科学研究科　教授
竹中　　優　神戸女子大学家政学部管理栄養士養成課程　教授（13）
立花　宏文　九州大学大学院農学研究院生命機能科学部門　主幹教授（4）
中田理恵子　奈良女子大学研究院生活環境科学系　教授（6）
服部　正平　東京大学　名誉教授（15）
松本　高広　徳島大学先端研究推進センター動物資源研究分野　教授（17）
三坂　　巧　東京大学大学院農学生命科学研究科　准教授（11）
宮本　賢一＊　龍谷大学農学部食品栄養学科　教授（0）
山下　広美　岡山県立大学保健福祉学部栄養学科　教授（7, 16）
山田　一哉　松本大学大学院健康科学研究科　教授（8）
山本　浩範　仁愛大学人間生活学部健康栄養学科　教授（9）

（五十音順，＊印は編者，かっこ内は担当章）

まえがき

　本書は，分子栄養学を理解するうえでの基礎知識と，最近の進歩が著しい生命科学，特に遺伝子研究に関して，栄養学的な視点を加え内容を構成した．近年の生命が科学における爆発的な広がりは，日常の報道にも組み込まれ，これらの情報が人々の間で広く共有される時代になっている．一方で，管理栄養士養成施設の教師や学生は，このような情報を適切に処理し，栄養学的な視点を加えて理解する必要性も高まっている．このような時代の変化に呼応して，分子栄養学の内容を考案した．

　栄養素は遺伝子の安定性に影響し，また遺伝子の変異は栄養素の利用に影響する．さらに，栄養素は遺伝子発現に影響するなどの証拠より，個別化した栄養推奨量の必要性は高まっている．また，栄養素は遺伝子ばかりではなく，細胞内シグナル伝達，タンパク質修飾などに影響を及ぼし，生体の恒常性維持に多彩な役割を有している．つまり，分子栄養学の発展は，個人の栄養学的な表現型を明らかにすることにつながる．

　本書は，管理栄養士養成課程の「基礎栄養学」の内容を，さらに充実させ，基礎専門分野に含まれる「人体と構造と機能及び疾病の成り立ち」(生化学，解剖生理学，病理学など)，「食べ物と健康」(食品学など)，臨床栄養学などに，最新の栄養学の研究成果を加え，分子栄養学の教科書として1冊にまとめたものである．高校で生物学として分子生物学的な科目を履修していないと，かなり難しい内容になるために，基礎的な事柄を「生物学にみる分子の世界編」にまとめている．また，栄養環境と遺伝子，味覚，時間栄養学，クローン技術，腸内細菌など，現代生活と密接に関係する内容を中心に構成した．今後，本分野が，管理栄養士養成施設の卒業研究に加え，修士課程あるいは，博士課程において研究に従事する学生にも，役立てれば幸いである．

　2018年3月

編者　宮本　賢一

井上　裕康

桑波田雅士

金子　一郎

栄養科学シリーズ NEXT 新期刊行にあたって

「栄養科学シリーズNEXT」は，"栄養Nutrition・運動Exercise・休養Rest"を柱に，1998年から刊行を開始したテキストシリーズです．2002年の管理栄養士・栄養士の新カリキュラムに対応し，新しい科目にも対応すべく，書目の充実を図ってきました．新カリキュラムの教育目標を達成するための内容を盛り込み，他の専門家と協同してあらゆる場面で健康を担う食生活・栄養の専門職の養成を目指す内容となっています．一方，2009年，特定非営利活動法人日本栄養改善学会により，管理栄養士が備えるべき能力に関して「管理栄養士養成課程におけるモデルコアカリキュラム」が策定されました．本シリーズではこれにも準拠するべく改訂を重ねています．

この度，NEXT草創期のシリーズ総編集である中坊幸弘先生，山本茂先生，およびシリーズ編集委員である海老原清先生，加藤秀夫先生，小松龍史先生，武田英二先生，辻英明先生の意思を引き継いだ新体制により，時代のニーズと栄養学の本質を礎にして，改めて，次のような編集方針でシリーズを刊行していくこととしました．

・各巻ごとの内容は，シリーズ全体を通してバランスを取るように心がける
・記述は単なる事実の羅列にとどまることなく，ストーリー性をもたせ，学問分野の流れを重視して，理解しやすくする
・レベルを落とすことなく，できるだけ平易にわかりやすく記述する
・図表はできるだけオリジナルなものを用い，視覚からの内容把握を重視する
・4色フルカラー化で，より学生にわかりやすい紙面を提供する
・管理栄養士国家試験出題基準（ガイドライン）にも考慮した内容とする
・管理栄養士，栄養士のそれぞれの在り方を考え，各書目の充実を図る

栄養学の進歩は著しく，管理栄養士，栄養士の活躍の場所も益々グローバル化すると予想されます．最新の栄養学の専門知識に加え，管理栄養士資格の国際基準化，他職種の理解と連携など，新しい側面で栄養学を理解することが必要です．本書で学ばれた学生達が，新しい時代を担う管理栄養士，栄養士として活躍されることを願っています．

シリーズ総編集 　木戸　康博
宮本　賢一

分子栄養学 —— 目次

0. 分子栄養学 ·· 1
- 0.1 　求められる分子栄養学 ·································· 2
- 0.2 　栄養学と分子栄養学 ····································· 3
- 0.3 　分子栄養学の視点で再構築する栄養学の知識 ·········· 4
  - A. 　生物学にみる分子の世界編 ························· 5
  - B. 　「分子栄養学の理解に必要な基礎知識編」 ··········· 5
  - C. 　「栄養素による遺伝子発現や分子機能の調節編」 ····· 5
  - D. 　「生体調節と分子栄養学編」 ······················· 5
  - E. 　「疾患の成り立ちと予防のための分子栄養学編」 ····· 6
  - F. 　「解析技術の進歩と分子栄養学編」 ················· 6
- 0.4 　現代食生活における疑問には，分子栄養学の知識が重要 ·········· 6

生物学にみる分子の世界編

1. 生物の多様性と進化 ······································ 10
- 1.1 　生物と進化 ··· 10
  - A. 　進化の概念：『種の起源』と突然変異説から総合説へ ·········· 10
  - B. 　中立説 ··· 11
  - C. 　細胞内共生説 ··· 11
- 1.2 　生物の多様性とは ······································· 11
  - A. 　種内の多様性，種間の多様性，生態系の多様性 ·········· 11
  - B. 　生物の多様性を脅かすもの ··························· 12
- 1.3 　遺伝子の多様性と進化 ··································· 13
  - A. 　ゲノム重複は，どのように進化にかかわったのか ·········· 13
  - B. 　偽遺伝子と進化：ヒトはなぜビタミンC を摂取しなければならないのか 14
- 1.4 　真核生物と原核生物 ····································· 15
  - A. 　生物は，真核生物と原核生物に分類される ·········· 15
  - B. 　真核細胞の誕生 ··· 16

2. 細胞間の情報伝達 ·· 17
- 2.1 　細胞の結合による伝達 ··································· 17
  - A. 　細胞同士の結合 ··· 17
  - B. 　細胞と細胞外基質との結合 ··························· 18
- 2.2 　情報伝達分子と受容体による伝達 ······················· 20
  - A. 　シナプスにおける神経細胞間情報伝達メカニズム ·········· 20
  - B. 　局所的化学伝達物質 ····································· 21

C.	ホルモンによる伝達	……	22
2.3	ホルモンと内分泌因子		22
A.	ホルモンの特徴	……	22
B.	ホルモンの合成と分泌		23
C.	ホルモンの作用機構	……	24

3. 細胞内の情報伝達　　　　27

3.1	細胞の構造	……	27
A.	細胞膜	……	27
B.	細胞小器官	……	28
3.2	細胞内輸送		29
A.	膜結合型リボソーム合成型タンパク質の輸送	……	29
B.	遊離型リボソーム合成型タンパク質の輸送	……	30
3.3	細胞内情報伝達		31
A.	G タンパク質共役型受容体による情報伝達	……	31
B.	チロシンキナーゼによる情報伝達	……	35
C.	イオンチャネル型受容体による情報伝達	……	36
D.	核内受容体による情報伝達	……	37

分子栄養学の理解に必要な基礎知識編

4. 遺伝子の発現とその制御 ………… 42

4.1	遺伝子構造と染色体		42
4.2	DNA 複製のしくみ	……	43
4.3	転写因子と転写調節	……	45
A.	転写因子とは	……	46
B.	転写調節	……	47
4.4	RNA 合成，RNA プロセシング	……	47
A.	RNA 合成	……	48
B.	RNA プロセシング		49
4.5	タンパク質合成，翻訳後修飾，タンパク質分解		50
A.	タンパク質合成	……	51
B.	翻訳後修飾	……	52
C.	タンパク質の分解	……	52

5. ヒトゲノム ………… 54

5.1	ヒトの遺伝子と多様性	……	55
A.	ヒトゲノムの構成	……	55
B.	ゲノム情報を利用した進化学		56
C.	ヒトゲノムの多様性	……	57
5.2	タンパク質をコードする遺伝子	……	58
A.	タンパク質をコードする遺伝子	……	58

B. 偽遺伝子……………………………………………………………… 59
5.3 遺伝子ファミリーとは……………………………………………… 60
5.4 遺伝子多型…………………………………………………………… 61
A. 一塩基多型……………………………………………………… 62
B. 反復配列の多型………………………………………………… 63
C. コピー数多型…………………………………………………… 63
5.5 非コード RNA……………………………………………………… 64

6. エピゲノム……………………………………………………… 66
6.1 エピゲノムとは……………………………………………………… 66
A. エピジェネティックな変化と遺伝子発現…………………… 66
B. DNA のメチル化……………………………………………… 67
C. ヒストン修飾…………………………………………………… 70
6.2 エピゲノムと栄養…………………………………………………… 72
6.3 生活習慣病とエピゲノム…………………………………………… 73
A. 胎児期の栄養環境と生活習慣病……………………………… 73
B. がんとエピゲノム……………………………………………… 75
C. エピゲノム解析………………………………………………… 75

7. テーラーメイド栄養学とニュートリゲノミクス……… 77
7.1 テーラーメイド栄養学……………………………………………… 77
7.2 単一遺伝子病と慢性疾患
7.3 葉酸代謝とテーラーメイド栄養…………………………………… 79
7.4 ニュートリゲノミクス……………………………………………… 80
A. オミクス解析技術……………………………………………… 80
B. バイオインフォマティクス…………………………………… 81
7.5 ニュートリゲノミクスを用いた栄養学研究……………………… 83
A. 肥満と炎症の関連……………………………………………… 83
B. 糖尿病患者における遺伝子発現の低下……………………… 83
C. 健常者の骨格筋における遺伝子発現の低下………………… 83

栄養素による遺伝子発現や分子機能の調節編

8. 糖質，脂質，タンパク質と遺伝子発現………………… 86
8.1 糖質による遺伝子発現……………………………………………… 86
A. グルカゴンによる G タンパク質の活性化…………………… 87
B. インスリンによる血糖低下…………………………………… 87
C. 肝臓におけるグルコースによる遺伝子発現の調節………… 88
D. 膵 B 細胞での PDX − 1 によるインスリン遺伝子発現の調節………… 90
8.2 脂質による遺伝子発現……………………………………………… 90
A. 脂質摂取により発現が調節される遺伝子…………………… 91
B. 脂肪酸による遺伝子発現の調節……………………………… 92

vii

C.	胆汁酸による遺伝子発現の調節		93
D.	コレステロールによる遺伝子発現の調節		94
8.3	タンパク質（アミノ酸）と遺伝子発現		96

9. ビタミンの分子栄養学 ⋯⋯⋯⋯⋯⋯⋯⋯⋯⋯⋯⋯⋯⋯ 98

9.1	脂溶性ビタミンの分子栄養学	98
A.	ビタミン A	99
B.	ビタミン D	101
C.	ビタミン E	103
D.	ビタミン K	104
9.2	水溶性ビタミンの分子栄養学	106
A.	ビタミン B_6	106
B.	ナイアシン	107
C.	葉酸	109
D.	ビタミン C	109

10. ミネラル，非栄養素の分子栄養学 ⋯⋯⋯⋯⋯⋯⋯⋯ 111

10.1	ミネラルの分子栄養学	111
A.	ナトリウム	111
B.	カリウム	112
C.	カルシウム	113
D.	リン	115
E.	マグネシウム	116
F.	鉄	117
G.	亜鉛	119
H.	銅	120
10.2	食品，非栄養素と分子生物学	120

生体調節と分子栄養学編

11. 感覚の分子栄養学 ⋯⋯⋯⋯⋯⋯⋯⋯⋯⋯⋯⋯⋯⋯⋯⋯ 124

11.1	感覚受容	124
A.	感覚受容細胞	124
11.2	嗅覚の分子栄養学	126
A.	食品の匂い	126
B.	嗅覚における匂い物質の認識	127
11.3	味覚の分子栄養学	128
A.	味の種類	128
B.	基本味の意義	128
C.	味を感じる器官	129
D.	味覚受容体の発見	129
E.	味覚受容体を用いた基本味の測定	131
F.	うま味の相乗効果	132

G. 甘味物質同士の相互作用 …………………………………………… 133
11.4 感覚の記憶 ………………………………………………………………… 134
A. 大脳皮質における味の認識 ……………………………………… 134
B. 食嗜好の個人差 ……………………………………………………… 135

12. 時間栄養学 136

12.1 時計遺伝子 ……………………………………………………………… 136
A. 2種の体内時計 ……………………………………………………… 137
B. 時計遺伝子とテロメア …………………………………………… 137
C. 時計遺伝子の分子機構 …………………………………………… 139
D. 時計遺伝子からテロメアへの情報伝達機構 ……………… 140
12.2 食事摂取と体内時計 …………………………………………………… 142
A. 摂食時刻の肥満への影響 ………………………………………… 142
B. 食事による末梢時計遺伝子のリセット …………………… 142
12.3 疾患と時計遺伝子 ……………………………………………………… 143
A. 日周リズム異常と心身疾患 ……………………………………… 143
B. テロメアの短縮と糖尿病, 動脈硬化 ………………………… 144
C. 中枢の代謝支配 ……………………………………………………… 145

疾患の成り立ちと予防のための分子栄養学編

13. 疾患の分子栄養学 148

13.1 単一遺伝子病(メンデル遺伝病) ………………………………… 149
A. 単一遺伝子病の種類 ……………………………………………… 149
B. 単一遺伝子病と分子栄養学 ……………………………………… 150
13.2 全ゲノム情報と多因子疾患 ……………………………………… 152
A. SNPs と全ゲノム関連解析(GWAS) ………………………… 153
B. がんと分子栄養学 ………………………………………………… 154
C. 糖尿病と分子栄養学 ……………………………………………… 155
D. 脂質異常症と分子栄養学 ………………………………………… 156
E. 高血圧症と分子栄養学 …………………………………………… 158
F. 腎疾患と分子栄養学 ……………………………………………… 158

14. 肥満の分子栄養学 159

14.1 肥満の病態と栄養 ……………………………………………………… 159
A. 脂肪細胞 ………………………………………………………………… 159
B. エネルギー産生栄養素 …………………………………………… 160
C. 骨格筋の増量 ………………………………………………………… 161
D. サルコペニア肥満 ………………………………………………… 161
14.2 肥満と遺伝子 …………………………………………………………… 162
A. 単一遺伝子変異による肥満 ……………………………………… 162
B. 倹約遺伝子 ……………………………………………………………… 164
C. 肥満・生活習慣病とエピジェネティクス ………………… 164

14.3 脂肪細胞の分化，増殖……………………………………………………166
  A. ペルオキシソーム増殖剤応答性受容体(PPAR) …………………………166
  B. PPAR γ と脂肪細胞分化 ……………………………………………………167
  C. PPAR γ 以外の核内受容体の脂肪細胞分化への関与 …………………167
  D. 脂肪組織と炎症………………………………………………………………168
14.4 肥満に対するテーラーメイド栄養学の展望……………………………169
  A. 肥満と遺伝子多型……………………………………………………………169

解析技術の進歩と分子栄養学編

15. 微生物群集のゲノムを網羅的に解析するメタゲノムの解析技術……………………………………………………172

15.1 ヒト常在菌叢とは……………………………………………………………172
15.2 細菌叢の解析法………………………………………………………………174
  A. 次世代シークエンサー（NGS）……………………………………………174
  B. 腸内細菌叢 DNA の調製……………………………………………………175
  C. 16S rRNA 遺伝子による解析………………………………………………176
  D. メタゲノムデータによる解析………………………………………………176
  E. 参照ゲノムデータベースの活用……………………………………………177
15.3 ヒトマイクロバイオームの全体像…………………………………………178
  A. 細菌組成の全体像……………………………………………………………178
  B. 腸内以外の常在菌叢…………………………………………………………181
  C. ヒト腸内細菌叢の国間比較…………………………………………………181
15.4 常在菌叢の変容と疾患………………………………………………………183
15.5 生理作用をもつ腸内細菌とその作用機構………………………………184
15.6 ヒト腸内細菌叢の遺伝子と機能…………………………………………185
  A. 遺伝子と機能の全体像………………………………………………………185
  B. 水平伝播による機能の獲得…………………………………………………187

16. 食品の遺伝子組換え ……………………………………………………189

16.1 遺伝子導入法…………………………………………………………………189
  A. 間接導入法……………………………………………………………………190
  B. 直接導入法……………………………………………………………………192
16.2 遺伝子組換え作物……………………………………………………………192
  A. 日持ちのよいトマト…………………………………………………………192
  B. 除草剤耐性の作物……………………………………………………………194
  C. 害虫に強いトウモロコシ……………………………………………………194
  D. ウイルス病抵抗性のパパイア………………………………………………195
16.3 開発中の遺伝子組換え作物…………………………………………………196
  A. オレイン酸が約 3 倍多いダイズ …………………………………………196
  B. 低タンパク質イネ……………………………………………………………196

17. 遺伝子治療と再生医療，それを支える技術 ·············197

17.1 遺伝子治療·············197

  A. 遺伝子治療の種類·············197

  B. 遺伝子治療の安全性·············198

17.2 再生医療·············199

  A. 体性幹細胞·············199

  B. ES 細胞 ·············200

  C. iPS 細胞 ·············201

  D. 幹細胞から臓器を作製する研究·············203

17.3 遺伝子改変技術·············204

  A. トランスジェニックマウス·············204

  B. ノックアウトマウス·············205

  C. 条件付きノックアウトマウス·············206

  D. ゲノム編集技術·············206

17.4 クローン技術·············208

  A. クローンヒツジドリーの誕生·············208

  B. クローン ES 細胞 ·············210

参考書 ·············211

索 引 ·············213

0. 分子栄養学

　これまでに生物学を学んできて，生態系→動物群→個体→細胞→遺伝子と研究対象がより小さいものへと進むうちに，いつの間にか物質の動きを追っていて，生物学が物理・化学になっていると感じたことはないだろうか（図0.1）．

　生体はもちろん物質でできており，植物も動物も栄養という物質を摂取し，生命を維持している．栄養学はこの物質を栄養素として，ヒトが生きるための食を

図0.1　生物学のイメージ

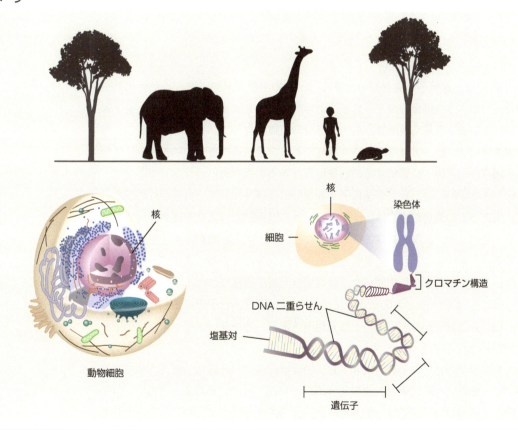

科学している．栄養学も生物学も科学の発展と技術の進歩により，より小さいもので生命を研究することができるようになった．ここに登場したのが，「分子生物学」(molecular biology)である．

　分子や遺伝子のレベル，すなわち細胞以下のレベルで生命現象を解明していくのが分子生物学である．1953年のJ.ワトソン（米国分子生物学者）とF.クリック（英国科学者）によるデオキシリボ核酸DNAの二重螺旋構造モデル発表を契機として，1950年代後半から「分子生物学」の名称が使われるようになった．それまではおもに生物の化学「生化学」の名称で，代謝が研究されていた．

　「分子生物学」には，「分子遺伝学」と「分子生理学」の分野がある．分子遺伝学は，遺伝情報の伝達，タンパク質の合成と調節の解明などを研究し，分子生理学では，酵素作用，代謝などの機構を解明する．栄養学では，こうした分子生物学の発展を受け，これまで栄養素として摂取するための食品学，それが体内で代謝される際の生化学，その物質がヒトの体内で働く遺伝子の研究，さらに疾患やその予防のための医学が1つの大きなまとまりとなって「分子栄養学」の形を成してきたのである．

0.1 求められる分子栄養学

　21世紀は，遺伝子研究を初めとする分子生物学が爆発的に進歩した時代でもある．そのような進歩の中で，分子生物学的な視点を栄養学に発展させた分子栄養学は，栄養学を深く理解するための必須の知識となっている．その意味で，分子栄養学とは，ヒトの健康の維持・増進に不可欠である栄養素の働きを分子生物学的観点から理論的に理解することを目標とする学問である．

　分子生物学的には，ヒトの遺伝子や表現型の多様性が非常に大きいため，ある個人にとっての最適な食事は，他の人にとっては疾病のリスクを高める可能性がある．これらは，人間栄養学の理解に必要な「生化学」「基礎栄養学」「食品学」「臨床栄養学」を学習するうえで基盤となる考え方を含んでいる．すでに分子栄養学は，日本栄養改善学会が提案した「管理栄養士養成課程におけるモデルコアカリキュラム」においてもヒトの形質を理解するための，「遺伝子の構造」，「遺伝子多型」，「転写調節機序」などの項目として組み込まれ，オーダーメイド栄養学の重要性が提示されている．

　人間栄養学のさらなる理解には，分子栄養学に含まれる新しい考え方や技術を用いて，個別化した栄養素の代謝を学ぶことが必要と考えられる．さらに，分子栄養学で取り扱う分野では，栄養素や食品成分の機能性のメカニズムとその評価

方法なども含まれ，これらは食品因子による遺伝子発現調節，情報伝達経路の調節，ならびに生活習慣病の発症機構とのかかわりなどを理解するために重要である．

また，分子栄養学で用いられている技術は，「病気の検出や監視，創薬，治療評価，そして予防医学，予測医学，ヘルスケアのすべての面」を包括している．分子栄養学の研究には，ヒトの健康と栄養・食品のかかわり，環境の影響についての知識を深め，遺伝学的な背景や，栄養素に対する個人の応答性の違い，つまり栄養学的な表現型を明らかにすることが求められている．

0.2 栄養学と分子栄養学

食事として摂取した栄養素は，体内で消化・吸収され，細胞内での分解，変換，合成などの代謝を経て，生命の基本である細胞機能維持を担っている（図0.2）．このような過程には，細胞内での高度に張り巡らされた化学反応系が関与している．生物は，さまざまな化学反応により，栄養素を生存のためのエネルギーへ変換し，その生体構成成分を合成することによって，生命を維持している．

ヒトが栄養素を摂取すると，どのようなしくみが必要で，物質代謝やエネルギー代謝は，どのような関係にあるのかなど，体内で刻々と変化する物質代謝の流れは，生化学や基礎栄養学で学んできたところである．一方で，近年，栄養素と遺伝子発現という分野の研究が著しく進歩している．これは，個人の遺伝的な背景

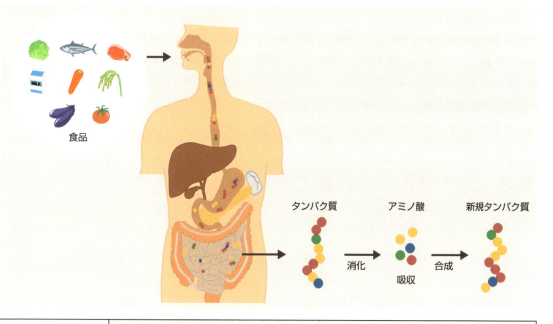

図 0.2 食事摂取から消化・吸収・代謝を経て合成されるタンパク質の例

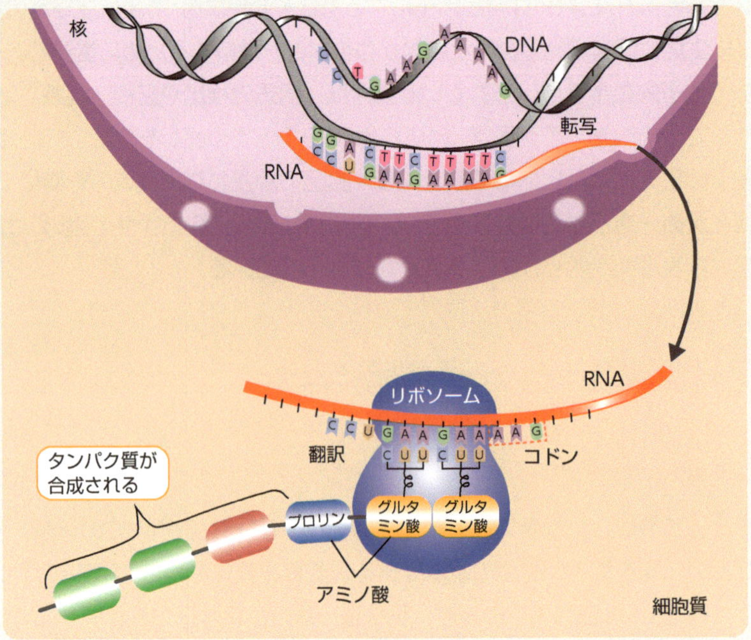

図 0.3　細胞内におけるタンパク質の合成のイメージ

の違いが，栄養代謝に深く関与していることが明らかにされてきたからである．つまり，その理解には，分子生物学や生化学を基盤にした分子栄養学の知識を抜きにしては語ることができない．生化学の領域では，「セントラルドグマ」（中心原理）として知られる遺伝子発現機構が，その主体である［DNA→（転写）→RNA→（翻訳）→タンパク質］として理解されている．このセントラルドグマを理解することが，生命の本質を理解することになる（図0.3）．

　分子栄養学の凄まじい発展は，バイオインフォマティクスと呼ばれる「生物学のデータを情報科学の手法によって解析する学問および技術」として，遺伝子発現などを解析する分野を登場させた．これらは，栄養素の体内での働きを理解するうえで非常に強力なツールとなった．つまり，分子栄養学の広がりにより，新たな栄養素の働きが解明され，また個々の栄養素に対する理解を飛躍的に進歩させ，栄養学はさらに大きな学問分野へと発展することにつながった．

0.3 分子栄養学の視点で再構築する栄養学の知識

　分子生物学や分子栄養学の一部は，これまでに学んだ生化学や基礎栄養学に組み込まれている．しかしながら，生化学や基礎栄養学は，分子栄養学のほんの一部分をそれぞれの方向から記載しており，分子栄養学の全体像ではない．本書で

は，生物学，分子生物学の基礎知識の上に，生化学，基礎栄養学の知識を総動員させて，生体の働きを常に栄養素という分子レベルで追いかける．そのため，「生物学にみる分子の世界編」「分子栄養学の理解に必要な基礎知識編」「栄養素による遺伝子発現や分子機能の調節編」「生体調節と分子栄養学編」「疾患の成り立ちと予防のための分子栄養学編」「解析技術の進歩と分子栄養学編」の大きく6編で構成している．

A. 生物学にみる分子の世界編

生物の多様性を含め，遺伝子の進化との関係を記載している．これらは，遺伝子発現や，疾患の発症，遺伝子の多様性を理解するうえで重要な基礎知識である．また，タンパク質の合成などの基本的な事項と同時に，細胞における遺伝情報から構築される細胞膜また細胞質や細胞の営みに関して，細胞内外におけるホルモンなどの情報処理の機構に関して解説した．

B. 「分子栄養学の理解に必要な基礎知識編」

生化学，基礎栄養学の知識を基に，遺伝子複製のしくみ，遺伝子構造やRNAについて記述した．

遺伝子進化では，ヒト遺伝子の多様性，および各種，非コードRNAの種類やその機能について解説した．さらに，著しい発展をとげているエピゲノム，テーラーメイド栄養学，ニュートリゲノミクスについての解説も記載した．

C. 「栄養素による遺伝子発現や分子機能の調節編」

栄養素の摂取は，体内のさまざまな栄養情報を伝達する．これらは，従来の体内構成成分の素材と理解されていた栄養素の新しい役割である．この分野の進歩は著しく，さまざまな情報が蓄積されている．エネルギー産生栄養素（三大栄養素），ビタミン，ミネラル，非栄養素に関して，その役割と同時に，栄養素シグナルとしての役割に関して解説した．特に，脂溶性ビタミンは，この分野の代表である核内受容体を介した機序を解説するとともに，非栄養素である各種フラボノイドなどの紹介を加えた．

D. 「生体調節と分子栄養学編」

味覚の研究は，近年，著しく進歩した分野である．本編では，味覚受容体遺伝子，機能，記憶の分子機構，栄養の記憶などを解説した．また，時間栄養学として，応用栄養学に「生体リズムと栄養」の項目があるが，本書では，時計遺伝子を中心に解説している．この分野は，食事を摂るタイミングを考えるうえで重要な領域である．

E. 「疾患の成り立ちと予防のための分子栄養学編」

疾患の理解には，遺伝子，タンパク質分子，化学反応，代謝の流れなどの異常がどのような段階で生じ，また，その治療にはどのような対処法が可能か，遺伝子や生化学の反応レベルで，理解する必要がある．病気の発生を抑える場合には，栄養学的な対策が重要であり，生化学や栄養学の知識が重要となる．さらに，栄養素代謝における分子栄養学を中心とした概念は，近年明らかにされたように，糖尿病，肥満，動脈硬化，がんなどの疾患を遺伝子レベルで理解するうえで欠かせない情報となっている．

また，各疾患の栄養代謝の異常を分子レベルで簡潔に解説，栄養素との関係を記述，あるいは，動物実験からの基礎データを基礎として解説した．また，食事療法に根拠がある場合には，その分子栄養的な側面から解説した．がんと分子栄養学，糖尿病と分子栄養学，脂質代謝異常と分子栄養学，高血圧と分子栄養学，慢性腎臓病と分子栄養学，肥満と分子栄養学などについて解説を加えた．

F. 「解析技術の進歩と分子栄養学編」

データベース利用法を背景にした微生物群集のメタゲノム解析技術，遺伝子組換え作物（食品），遺伝子治療，再生医療，遺伝子ノックアウトマウス，クローン技術などについて解説した．

0.4 現代食生活における疑問には，分子栄養学の知識が重要

上述したように，本書では分子栄養学に関して，遺伝子の基礎知識から技術開発まで，非常に多面的な事柄を，最新の情報も含めて紹介している．さらに，視点を変えれば，各章は，日常食生活で疑問とされる多くの事柄を含んでいる．たとえば，「遺伝子多型」の理解は個人の体質改善につながり，「エピゲノム」の理解は，妊娠時における食生活の注意点に科学的な根拠を提示している．また，「ビタミン，ミネラルの分子栄養学」では，サプリメント摂取や野菜不足の問題点などの理解に重要と考えられる．さらに，「感覚の分子栄養学」では，個人の嗜好性の違いに関して，また，「時間栄養学」では，食事回数や食事のタイミング，夜食の問題点など，日常の食生活の疑問点の解消に役立つと思われる．

一方で，食生活の乱れが肥満や糖尿病に及ぼす影響は個人差があり，それらの科学的根拠も提示されている．また，解析技術の進歩では，腸内細菌叢の食事や疾病との関係，組換え食品の安全性などを考慮するうえでの理解を助けるものと

図 0.4 食生活の疑問に分子レベルで答える

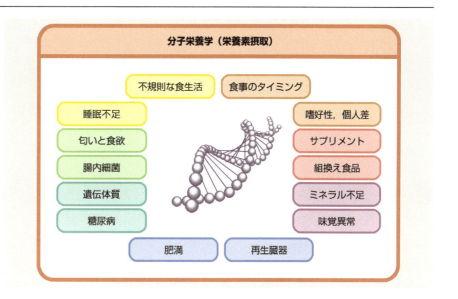

予想される．さらに，再生医療，iPS 細胞，臓器再生などの技術的な進歩の理解は，未来における人類の食生活に関する新しい課題を提示するものと予想される．

このように，現代の食生活におけるさまざまな疑問点は，日常の報道にも組み込まれ，これらの情報が人々の間で広く共有される時代になっている．分子栄養学の理解は，遺伝子や栄養学の領域を超えて，現代食生活を理解する重要な分野と考えられる（図 0.4 参照）．

生物学にみる分子の世界編

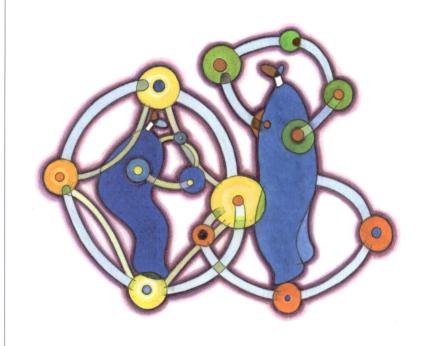

1. 生物の多様性と進化

　細胞は，生物の体を作る基本単位であり，細胞の基本的なつくりや働きは次のように共通している．①細胞は周囲を細胞膜で覆われている，②細胞は遺伝情報（DNA）をもっている，③遺伝情報（DNA）は複製されて子孫に伝えられる，④遺伝情報（DNA）はRNAが仲介し，その細胞に必要なタンパク質が合成される，⑤生物の構造上，タンパク質は重要である，⑥活動に必要なエネルギーを得るため，摂取した栄養素をATPに変換する．

　この細胞として共通したしくみが機能しながら，生物として進化し，多様性をもつようになっている．この進化と多様性がどのようにして起こると考えられているかをみてみたい．

1.1 生物と進化

　生物の進化に関しては，さまざまな研究者がさまざまな仮説を提唱してきたが，現在では自然淘汰説，突然変異説，中立説が重要視されている．そのほか，真核細胞の発生においては，細胞内共生説が提唱されている．

A. 進化の概念：『種の起源』と突然変異説から総合説へ

　進化の概念はラマルクによって最初に示された．それに続いてダーウィンが1859年に『種の起源』にて進化の過程である形質をもつ個体が自然選択により生き残り，他の個体よりも多くの子孫を残すことができた結果，世代を重ねるごとに進化的適応をしていったとする自然淘汰説を提唱した．次いでド・フリースが，進化は突然変異によって生まれた品種に自然選択が働いて起こるという突然変異説を1901年に提唱した．その後，メンデルの遺伝法則が認知されると，突然変異が自然選択によって選択的に蓄積することによって新たな種が生まれるという

ラマルク：Lamarck, 1744 〜 1829 年. フランスの博物学者.

ダーウィン：Darwin, 1809 〜 1882 年. イギリスの自然科学者.

ド・フリース：de Vries, 1848 〜 1935 年. オランダの植物学者.

メンデル：Mendel, 1822 〜 1884 年. オーストリアの植物学者.

総合説が確立した.

B. 中立説

一塩基置換が主である突然変異の大部分は，その生物に有利でも不利でもないものであり，死に至らしめる結果にはならないという中立説が，木村資生により1968年に提唱された．このような置換には現在でいうところのsSNP（サイレントSNP）などが含まれ，命にかかわらないことから次世代へ伝播することで遺伝子の中に定着しやすく，集団内に広がって進化にも関連していると考えられる（塩基の置換については5.4節参照）．また，このような変異は生物の遺伝子内に世代を経るごとに蓄積してゆくため，直接進化に結び付かなくとも，その生物がどのような過程を経て進化したのかの目印となる.

木村資生：1924〜1994年．集団遺伝学の研究者.

SNP：single nucleotide polymorphism

C. 細胞内共生説

マーグリスらによって提唱された細胞内共生説では，原始的な真核細胞が原核細胞を取り込み，それが消化されずに細胞内で共生することで，ミトコンドリアや葉緑体が生じたとされている．原核細胞の側からは，真核細胞内にいることで捕食者から保護され，かつ安定して栄養素を供給されるようになるという利点があり，取り込んだ真核細胞にとっては，酸素呼吸やグルコース合成をする原核細胞を取り込んだことで，より効率的に生命活動を営める共利共生の関係であったと考えられている．ミトコンドリア，葉緑体とも細胞膜様の二重膜をもち，細菌に類似した独自の環状DNAをもつこと，核の細胞周期に同調せずに分裂することからも，この説は有力視されている.

マーグリス：Margulis，1938〜2011年．アメリカの生物学者.

1.2 生物の多様性とは

「生物多様性」は，「生物の多様性に関する条約」（1993年12月）において，『すべての生物（陸上生態系，海洋その他の水界生態系，これらが複合した生態系その他生息又は生育の場のいかんを問わない．）の間の変異性をいうものとし，種内の多様性，種間の多様性及び生態系の多様性を含む』と定義されている.

A. 種内の多様性，種間の多様性，生態系の多様性

生物の多様性は，種内の多様性，種間の多様性，生態系の多様性に分類できる（図1.1）.

種内の多様性とは，同じ種の中での形態や色彩や大きさの違いである．また，

1.2 生物の多様性とは

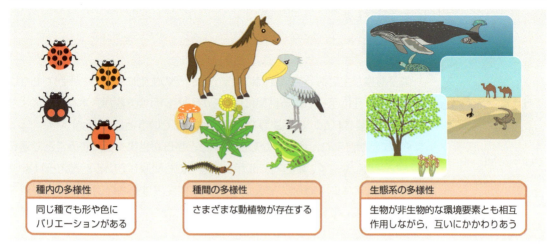

図 1.1 生物の多様性のイメージ

動物においては癖などの行動の違いも含まれる．

　ある一定の地域に本来生息，生育する種である在来種が多いほど，その地域の生物の多様性は高い．これが種間の多様性である．特に特定の地域や国にしか生息しない在来種を固有種という．固有種はその生息地域で絶滅すれば地球全体から絶滅することになるため，特に種間の多様性の保全における重要性が高い．

　ある一定の地域において，1種の生物はそれが独立してではなく，同じ場所に生息する別の生物種たちと捕食，競争，共生といったさまざまな関係をもちながら生きている．また，ある地域においては化学物質や光のように非生物的な環境要素と生物群集との関係が加わったシステムが存在し，これらが総合的にかかわりあい，一定のバランスを保っている．これが生態系の多様性である．

B. 生物の多様性を脅かすもの

　このような「生物の多様性」を脅かすものとして外来種がある．外来種に天敵や捕食者がいない場合などでは，その外来種に捕食される生物種や，餌や生息場所が競合する生物種の生存を脅かす．また，在来種と交雑することで雑種が生じ，本来その地域にいるべき固有種の遺伝子が保たれなくなるなどの問題も生じてきている（図1.2）．これらの背景から，外来生物から日本古来の在来種や固有種を守るため2004（平成16）年に「特定外来生物による生態系等に係る被害の防止に関する法律」（外来生物法）が公布され，指定外来生物の飼養，栽培，保管，運搬，輸入などについて規制が行われるようになった．

　また，近年諸外国において栽培面積が増加の一途をたどる遺伝子組換え農作物も，その病害耐性や農薬耐性から拡散すると優占的に生育する可能性があるため，「生物の多様性に関する条約のバイオセーフティに関するカルタヘナ議定書」（カルタヘナ議定書，2003年6月）に従って栽培，流通がなされている．

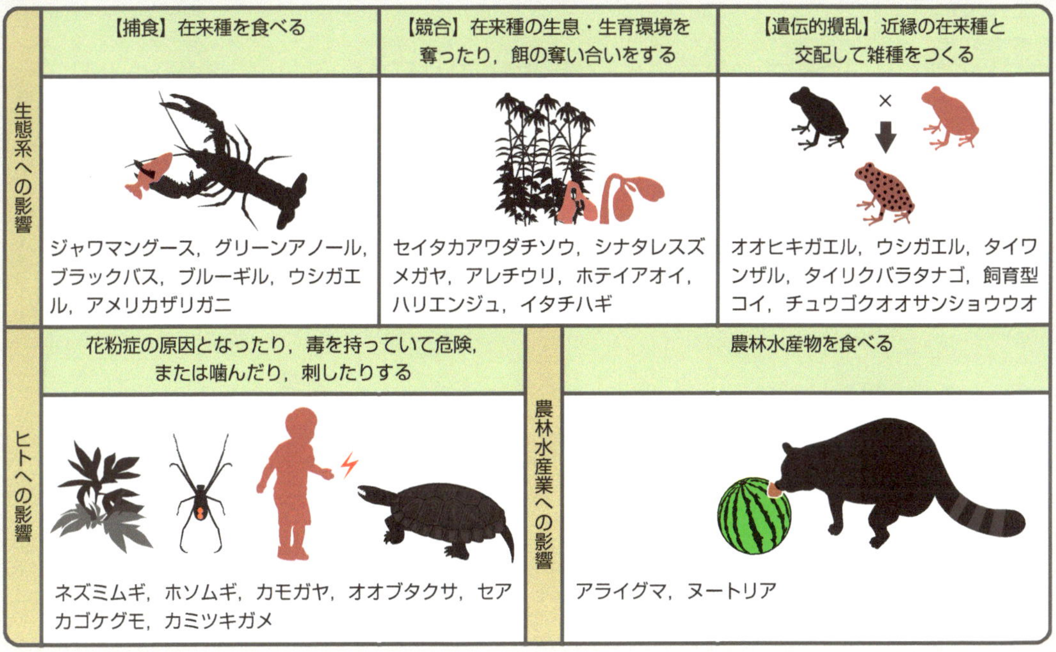

【捕食】在来種を食べる	【競合】在来種の生息・生育環境を奪ったり，餌の奪い合いをする	【遺伝的攪乱】近縁の在来種と交配して雑種をつくる
ジャワマングース，グリーンアノール，ブラックバス，ブルーギル，ウシガエル，アメリカザリガニ	セイタカアワダチソウ，シナタレスズメガヤ，アレチウリ，ホテイアオイ，ハリエンジュ，イタチハギ	オオヒキガエル，ウシガエル，タイワンザル，タイリクバラタナゴ，飼育型コイ，チュウゴクオオサンショウウオ

花粉症の原因となったり，毒を持っていて危険，または噛んだり，刺したりする	農林水産物を食べる
ネズミムギ，ホソムギ，カモガヤ，オオブタクサ，セアカゴケグモ，カミツキガメ	アライグマ，ヌートリア

図1.2　代表的な侵略的外来生物の特徴による分類

1.3 | 遺伝子の多様性と進化

　生物は，遺伝子上のゲノム重複とその後に起きた突然変異の蓄積により多様化し，そのうち生存に適した集団が生き残り進化したと考えられている（ゲノムについては4章参照）．

A. ゲノム重複は，どのように進化にかかわったのか

a. 脊椎動物の進化とゲノム重複

　脊椎動物が形成された初期進化過程において，2回から3回の全ゲノム重複があったという考えが大野 乾によって提起された．ゲノム重複とは，ゲノムを構成する染色体セットがすべて倍加することである．その結果，余剰の遺伝子が大量に生じることになったが，これらは，進化の過程でそれぞれ違った位置に突然変異が入ることで，よく似た機能をもちつつアミノ酸配列の違う転写産物を生じる別の遺伝子となってゆき，それが生物の進化を進めていったと考えられる．同じ物質を基質とし，同じ生成物を生じるが，そのアミノ酸配列や化学的性質の違う酵素群をアイソザイムという．このアイソザイムは，ゲノム重複とその後の突然変異の蓄積により生じたと考えられている．消化酵素である膵アミラーゼと唾

大野 乾，1928〜2000年．日本の生物学者．米国シティ・オブ・ホープ医学研究所終身特別研究員．

1.3　遺伝子の多様性と進化　　13

A. ヒトアミラーゼ

膵アミラーゼ	1	MKFFLLLFTIGFCWAQYSPNTQQGRTSIVHLFEWRWVDIALECERYLAPKGFGGVQVSPP	60
唾液アミラーゼ	1	MKLFWLLFTIGFCWAQYSSNTQQGRTSIVHLFEWRWVDIALECERYLAPKGFGGVQVSPP	60
膵アミラーゼ	61	NENVAIYNPFRPWWERYQPVSYKLCTRSGNEDEFRNMVTRCNNVGVRIYVDAVINHMCGN	120
唾液アミラーゼ	61	NENVAIHNPFRPWWERYQPVSYKLCTRSGNEDEFRNMVTRCNNVGVRIYVDAVINHMCGN	120
膵アミラーゼ	121	AVSAGTSSTCGSYFNPGSRDFPAVPYSGWDFNDGKCKTGSGDIENYNDATQVRDCRLTGL	180
唾液アミラーゼ	121	AVSAGTSSTCGSYFNPGSRDFPAVPYSGWDFNDGKCKTGSGDIENYNDATQVRDCRLSGL	180
膵アミラーゼ	181	LDLALEKDYVRSKIAEYMNHLIDIGVAGFRLDASKHMWPGDIKAILDKLHNLNSNWFPAG	240
唾液アミラーゼ	181	LDLALGKDYVRSKIAEYMNHLIDIGVAGFRIDASKHMWPGDIKAILDKLHNLNSNWFPEG	240
膵アミラーゼ	241	SKPFIYQEVIDLGGEPIKSSDYFGNGRVTEFKYGAKLGTVIRKWNGEKMSYLKNWGEGWG	300
唾液アミラーゼ	241	SKPFIYQEVIDLGGEPIKSSDYFGNGRVTEFKYGAKLGTVIRKWNGEKMSYLKNWGEGWG	300
膵アミラーゼ	301	FVPSDRALVFVDNHDNQRGHGAGGASILTFWDARLYKMAVGFMLAHPYGFTRVMSSYRWP	360
唾液アミラーゼ	301	FMPSDRALVFVDNHDNQRGHGAGGASILTFWDARLYKMAVGFMLAHPYGFTRVMSSYRWP	360
膵アミラーゼ	361	RQFQNGNDVNDWVGPPNNNGVIKEVTINPDTTCGNDWVCEHRWRQIRNMVIFRNVVDGQP	420
唾液アミラーゼ	361	RYFENGKDVNDWVGPPNDGVIKEVTINPDTTCGNDWVCEHRWRQIRNMVIFRNVVDGQP	420
膵アミラーゼ	421	FTNWYDNGSNQVAFGRGNRGFIVFNNDDWSFSLTLQTGLPAGTYCDVISGDKINGNCTGI	480
唾液アミラーゼ	421	FTNWYDNGSNQVAFGRGNRGFIVFNNDDWTFSLTLQTGLPAGTYCDVISGDKINGNCTGI	480
膵アミラーゼ	481	KIYVSDDGKAHFSISNSAEDPFIAIHAESKL	511
唾液アミラーゼ	481	KIYVSDDGKAHFSISNSAEDPFIAIHAESKL	511

B. ヒトトリプシノーゲンとヒトキモトリプシノーゲン

トリプシノーゲン	1	*MNLLLILTFVAAVAAPFDDDDK*IVGGYICEENSVPYQVSL--NSGYHFC	48
キモトリプシノーゲン	1	*MAFLWLLSCWALLGTTFGCGVPAIAPVLSGLSR*IVNGEDAVPGSWPWQVSLQDKTGFHFC	60
トリプシノーゲン	49	GGSLISEQWVVSAGHC-YKSRIQVRLGEHNIEVLEGNEQFINAAKIIRHPKYNSRTLDND	107
キモトリプシノーゲン	61	GGSLISEDWVVTAAHCGVRTSDVVVAGEFDQGSDEENIQVLKIAKVFKNPKFSILTVNND	120
トリプシノーゲン	108	ILLIKLSSPAVINSRVSAISLPTAPP--AAGTESLISGWGNTLSSGADYPDELQCLDAPV	165
キモトリプシノーゲン	121	ITLLKLATPARFSQTVSAVCLPSADDFPPAGTLCATTGWGKTKYNANKTPDLQQAALPL	180
トリプシノーゲン	166	LSQAECEASYPGKITNNMFCVGFLEGGKDSCQGDSGGPVVSNGE----LQGIVSWGYGCA	221
キモトリプシノーゲン	181	LSNAECKKSWGRRITDVMICAG--ASGVSSCMGDSGGPLVCQKDGAWTLVGIVSWGSRTC	238
トリプシノーゲン	222	QKNRPGVYTKVYNYVDWIKDTIAANS	247
キモトリプシノーゲン	239	STTTPAVYARVAKLIPWVQKILAAN	263

図1.3 アミノ酸配列の比較
A ヒト膵アミラーゼとヒト唾液アミラーゼ
B ヒトトリプシノーゲンとヒトキモトリプシノーゲン B
共通するアミノ酸を赤字で示している.
トリプシノーゲンならびにトリプシンに関しては,アミノ末端側のイタリック体部分が,活性化によって切断される配列である.

液アミラーゼのほか,キモトリプシンは,そのDNA,アミノ酸配列の類似性や活性化のしくみの共通性から,トリプシンの重複遺伝子から生まれたと考えられている(図1.3).

b. ゲノム重複とホメオボックス遺伝子

多細胞生物には種内の多様性が見られるが,これはゲノムの親から子への垂直伝播を繰り返す間に生じた遺伝子変異の蓄積によると思われる.しかし,頭や手足など体をパーツ別に見てみると,それらの構造は非常によく保存されており,相同器官とよばれる.このように,あらゆる生物の形態形成にかかわる遺伝子をホメオボックス遺伝子という.ホメオボックス遺伝子は,種間の配列の違いが少なく,ゲノム上ではよく似た遺伝子配列が並んだ構造を取っている.これはホメオボックス遺伝子が遺伝子重複により生じ,さらに垂直伝播の過程で少しずつ遺伝子配列が変わることでそれぞれの機能に多様性が生まれ,その結果,生物ごとの多様性をもちつつ,かつパーツ別では基本的な形態や機能が種間で保存されたと考えられる(図1.4).

垂直伝播:遺伝子やゲノムが世代を超えて伝播すること.ウイルスなどによって外部から遺伝子が取り込まれるような種を超えて伝播する場合を水平伝播という.

図1.4 上肢における種間の保存性
［南雲保編著，やさしい基礎生物学第2版，p.197，羊土社（2011）］

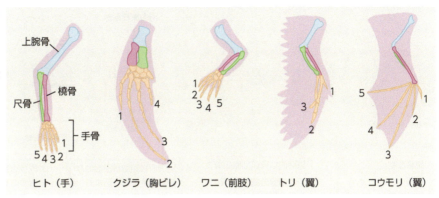

B. 偽遺伝子と進化：ヒトはなぜビタミンCを摂取しなければならないのか

ゲノムDNA配列のうち，遺伝子として機能していた配列に突然変異が入り，その機能を失ってしまったものを偽遺伝子という．遺伝子重複により類似機能をもつ遺伝子が残存していればその機能に影響を及ぼさないが，もし類似機能をもつ遺伝子がなければ，その遺伝子産物であるタンパク質がもっていた機能は失われる．ヒトと霊長類，モルモットにおいては，アスコルビン酸(ビタミンC)の生体内合成に必要な酵素グロノラクトンオキシダーゼの偽遺伝子化(ただし，ヒト・霊長類とモルモットでは原因となった突然変異が違う)により，グルコースからアスコルビン酸を合成することができない．よって，ヒトや霊長類，モルモットにおいては，アスコルビン酸は食物から必ず摂取しなければならないビタミンであるが，アスコルビン酸を合成できる他の動物種においては，アスコルビン酸はビタミンではない．

1.4 真核生物と原核生物

生物は，細胞構造，特に核構造の違いから，真核細胞からなる真核生物と原核細胞からなる原核生物に分類することができる．

A. 生物は，真核生物と原核生物に分類される

a. 原核生物とは

細菌類など原核細胞をもつ単細胞生物を原核生物という．原核細胞は，核膜をもたないことから真核細胞のような核，染色体をもたない代わりに，DNAの繊維が絡み合った核様体をもっている．

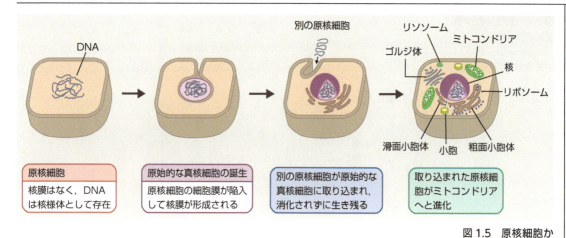

図 1.5 原核細胞から真核細胞への進化とミトコンドリアの誕生

b. 真核生物とは

原生生物, 菌類, 動植物は真核生物である. 真核生物は真核細胞から構成され, 単細胞生物も存在するが, その多くは多細胞生物である. 真核細胞内には核膜で区切られた核があり, その中には染色体として遺伝情報であるDNAが含まれる. そのほか, ミトコンドリアやリボソーム, 小胞体など多種類の細胞内小器官が存在している.

B. 真核細胞の誕生

a. 核膜の発生による原始的な真核細胞の誕生

原核細胞から真核細胞への進化には, それらを明確に区別している核膜の発生が重要であった. 細胞膜の一部が陥入して核様体がそれにくるまれることで後の核膜となり, 原始的な真核細胞が生じたと考えられる (図1.5).

b. ミトコンドリアや葉緑体の形成と, それに続く真核細胞の進化

真核細胞が酸素呼吸をする原核細胞を取り込み, それが消化されずに細胞内に生き残って細胞内共生したことがミトコンドリアの始まりだと考えられている. このときに取り込まれた原核細胞は, 進化の過程で自身の遺伝子の一部を核に送り込んだり, 不要な遺伝子を捨て去ったりしてミトコンドリアへと変わっていった. この痕跡は動物のゲノム上に見ることができる.

植物細胞に存在する葉緑体も, ミトコンドリアと同じような過程で真核細胞に取り込まれ, 葉緑体となったと考えられている. 葉緑体は, 光エネルギーを利用して二酸化炭素と水からグルコースを産生することで宿主に恩恵を与えた.

酸素呼吸, 糖質産生はいずれも真核細胞にとって有益なものであり, このような原始真核細胞における原核細胞の取り込みによる細胞内小器官の獲得が, 真核細胞の機能を向上させ, その後の進化に結び付いたと考えられる.

2. 細胞間の情報伝達

多細胞生物の細胞は，互いにさまざまな情報や物質をやりとりしている．細胞間で情報を交換する方法として，①互いの細胞表面の膜タンパク質が直接結合して伝達する，②細胞同士を結合させるギャップ構造を利用して物質（分子）を伝達する，③細胞外液に放出された伝達物質（分子）を受け取る，の3つがおもなものである（図2.1）．

図 2.1 細胞間の情報伝達のおもな方法

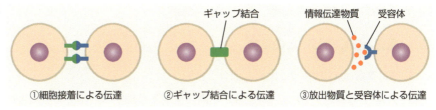

2.1 細胞の結合による伝達

細胞が互いに認識し合うとともに結合し，組織や器官を形成し，さらにこれらが集まることで多細胞生物の個体が形成されている．細胞接着は細胞同士の結合，細胞と細胞外マトリックスとの結合に大別される．

A. 細胞同士の結合

動物細胞の細胞接着には密着結合，接着結合，接着斑による結合，ギャップ結合などがある．

密着結合（タイト結合，タイトジャンクションともいう）とは，隣り合う上皮細胞をつなぐことで，さまざまな分子が細胞間を通過するのを防いだり，膜タンパク質や膜脂質の移動を制限することにより細胞膜の頭頂部（apical）と，側底部

(basolateral)を隔てる"フェンス"の役割をすることで，細胞の向き（極性）を維持するのに役立っていると考えられている．これにはクローディンといわれるタンパク質が重要な役割を果たしている．

接着結合（アドヘレンス・ジャンクション）とは，細胞の形態を保持するために用いられ，隣り合う細胞が接着帯で連結される．接着帯の膜タンパク質であるカドヘリン同士が結合し，接着帯の細胞質側にはアクチンフィラメントといわれるタンパク質が集積している．なお細胞間の接着にはカルシウムイオンが必要である．

一方，接着斑（デスモソーム）は帯状ではなく，点在する接着斑を形成している．接着斑の細胞質側には，中間径フィラメントが集積している．

ギャップ結合とは，隣り合う細胞をつなぎ，水溶性の小分子やイオンを通過させる細胞間結合のことである．ギャップ結合は2〜4 nmというごくわずかな隙間を隔てて細胞膜が接しており，隣り合う細胞膜部分を貫いた多数の筒型タンパク質（コネクソン）の集合体が存在する．筒型構造の中心部は，隣り合う細胞の細胞質をつなぐトンネル状構造となっていることから，このギャップ結合を介して分子量1,000以下の低分子，たとえばアデノシン三リン酸（ATP）やアミノ酸などを細胞間で融通することが可能となる．また細胞同士を電気的に結合することから，心筋組織などの興奮性伝播にもかかわっている．

B. 細胞と細胞外基質との結合

a. 細胞外基質（細胞外マトリックス）とは

細胞外基質（細胞外マトリックス）とは，組織を構成する細胞の外側にある繊維状あるいは網目状の構造体のことである．動物細胞の場合，コラーゲンやヒアルロン酸，プロテオグリカンなどがおもな成分である．細胞外基質成分の多い組織は結合組織（たとえば骨，軟骨，腱，真皮，血管壁，角膜など）といわれる．細胞成分が主体で細胞外基質成分の少ない組織においても，細胞外基質は細胞の増殖・分化や接着，細胞間相互作用調節において重要な役割を果たしている．

細胞外基質成分の役割については単なる支持組織か，むしろ細胞機能にとって邪魔な物質であるとも考えられていた．実際に肝硬変では肝実質細胞数が減少するとともに細胞外基質成分が増加することから，これら細胞外基質成分が正常な臓器機能を妨げているのではないかとも考えられていた．しかし最近の研究から，細胞外基質成分が多細胞生物の生命維持に極めて重要な働きをしていることが徐々に明らかにされつつある．

b. 細胞−細胞外基質接着の主役としてのインテグリン

インテグリンとは，細胞表面に存在する細胞接着分子としての機能を有するタンパク質である．細胞外基質の受容体として細胞−細胞外基質との接着（細胞基質接着）の主役であるとともに，細胞−細胞の接着にも関与する．インテグリンはα

図2.2 インテグリンの構造
RGD：多くの細胞接着性タンパク質に共通の細胞接着活性配列（Arg-Gly-Asp）である．

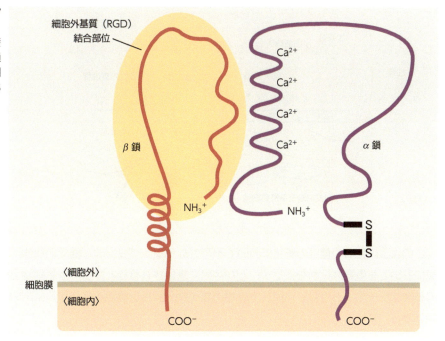

サブユニット：単位構造が会合して形成された構造物の単位構造に相当する部分

リガンド：特定の受容体に特異的に結合する物質

鎖とβ鎖の2つのサブユニットからなる二量体分子（ヘテロダイマー）であり（図2.2），異なるα鎖・β鎖が多数存在（ヒトでは少なくともαサブユニットが18種類，βサブユニットが8種類存在する）し，そのαβの組み合わせは24種類存在することが知られている．

　この二量体の組み合わせにより結合相手やインテグリン自身の機能などに多様性を生み出している．インテグリンのおもなリガンドは細胞接着性タンパク質や細胞外基質成分であり，たとえばフィブロネクチン，ビトロネクチン，ラミニン，フィブリノーゲンなどである．インテグリンの機能の中心は細胞接着であり，これをもとに細胞の進展や移動，細胞増殖，発生における組織形成，がんの転移，組織修復や血液凝固など極めて多彩な生理機能の発揮に深くかかわっている．

　細胞は細胞接着により特定の場所に固定されているだけのものではない．細胞接着を利用したり，細胞接着を解除することで血液の流れに乗って移動を行う細胞も存在する．白血球は，体外から侵入した細菌などの異物を排除する働き（免疫）を持つ．炎症が起こった組織には多数の白血球が集まってくるが，この作用に接着分子であるインテグリンがかかわっていることが知られている（図2.3）．また，がんの転移にも深くかかわることが知られている．すなわち，がん細胞が「原発巣から離れ」，血流などを介して体内を流れ，転移巣である標的組織を取り囲んでいる「細胞外基質成分を分解し」，「標的組織内に浸潤し」，標的組織内で増殖する，というしくみが明らかとなっている．

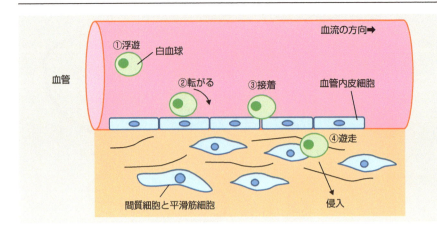

図 2.3 細胞接着と白血球の浸潤
①血液中を自由に浮遊している白血球細胞
②白血球が，血管内皮細胞にゆるく結合して，その上を転がる．
③内皮細胞表面を転がるうちに，両細胞間の接着分子（インテグリンなど）の結合が増えることで，細胞間の接着が強まる．
④白血球は変形して，血管内皮細胞の隙間をすり抜けて組織中に移動する．

　このように生命や健康の維持において不可欠なインテグリンは，種々の病態形成においても重要な役割を果たすことが容易に想像されることから，当然創薬上の重要なターゲットとして，現在さまざまなインテグリン機能を修飾する薬剤の開発が行われている．

2.2 情報伝達分子と受容体による伝達

　細胞同士が情報をやりとりする方法には細胞接着や細胞密着のほかに，細胞が信号となる物質（分子）を放出する方法がある．これにはその信号分子が効果を及ぼす範囲によって，①シナプスにおける神経細胞間情報伝達物質，②局所的化学伝達物質，③ホルモンの3種類に分けることができる．

A. シナプスにおける神経細胞間情報伝達メカニズム

　ヒトの脳には数百億個にも及ぶ神経細胞が存在するが，これらの神経細胞はシナプスといわれる接合装置を介して接続することで，脳の複雑な働きを実現している．あるニューロンの神経線維の末端は他のニューロンの神経細胞体の一部に接近し，シナプスを形成している．この部分は約150～200Åのシナプス間隙といわれる隙間を形成している．

　情報を出力する側の神経細胞が電気的に活性化されると，パルス状の電気活動は軸索に沿って伝導される．このパルスが神経の末端にまで到達すると，シナプス小胞が前末端膜に融合することで，小胞内の神経伝達物質を外へと放出する（エキソサイトーシス）．放出された神経伝達物質は，情報を入力する側の神経細胞の樹状突起や細胞膜上にある受容体に作用する．前末端に融合したシナプス小胞は

図 2.4 シナプスにおける神経細胞情報伝達のメカニズム

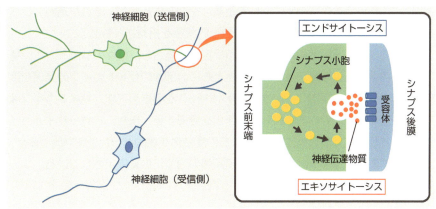

再び取り込まれ，また伝達物質を詰め込まれて再利用される（エンドサイトーシス）．このエンドサイトーシス/エキソサイトーシスのバランスを絶妙にコントロールすることで，持続的な情報伝達が可能となる（図2.4）．神経伝達物質および神経修飾物質としてはアセチルコリン，ノルアドレナリン，ドーパミンなど，現在までに数十種類が発見されている．

B. 局所的化学伝達物質

局所的化学伝達とは，ごく近傍の細胞に情報を伝達する方式のことである．局所的化学伝達物質をサイトカインといい，サイトカインは，分子量が概ね1万〜数万程度のタンパク質である．ホルモンとは異なり産生臓器は明確ではなく，比較的局所的に作用することが多い（パラクリン作用）．なお，サイトカインを分泌した細胞自身が受け取って反応する場合は自己分泌（オートクリン）という（図2.5）．がん細胞はオートクリン作用によって自身の生存や増殖を促進することがある．

IL：interleukin

IFN：interferon

TNF：tumor necrosis factor

代表的なサイトカインとしてインターロイキン（IL），インターフェロン（IFN），腫瘍壊死因子（TNF），ケモカイン，コロニー刺激因子，増殖因子などが挙げられる．いずれも免疫系の調節や炎症反応の惹起，細胞の増殖や分解の制御，抗腫瘍作用などに関係し，感染防御，生体機能の調節に深くかかわると考えられる．特に免

図 2.5 局所的化学伝達

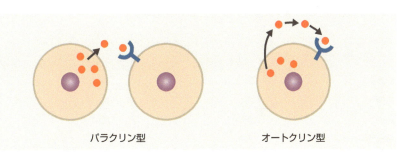

2.2 情報伝達分子と受容体による伝達

疫系による感染症への防御反応として重要な役割を果たすが，それが過剰なレベル（サイトカインストーム）となると，時に致死的状態を招くこともある．

　サイトカインは細胞表面の膜状にある受容体に結合し，個々のサイトカイン特有の細胞内情報伝達経路を活性化するとともに，ほかのサイトカインの発現を調節することで連鎖的反応（サイトカインカスケード）を引き起こす．サイトカインはこれら一連の経路を介して多様な生理作用を発揮する．また，これらサイトカインを標的とした抗体や治療，さらにそれらの受容体を標的とした生物学的製剤が，がん治療や関節リウマチなどの自己免疫疾患の治療に広く応用されている．

C. ホルモンによる伝達

　ホルモンとは，体内の特定の組織または器官で産生され，直接体液（血液）中に分泌されて運ばれ，特定の組織や器官の活動を極めて微量で調節することのできる化学物質の総称である．ホルモンは，サイトカインとはっきりとした区別があるものではなく，たとえばエリスロポエチン（造血ホルモン）やレプチン（摂食抑制ホルモン）のように両方に分類されるものもある．ホルモンについては次節で詳述する．

2.3 ホルモンと内分泌因子

A. ホルモンの特徴

　各ホルモンの標的器官に対する特異性は，標的器官に存在する受容体によって決定され，受容体を介して細胞内に情報を伝える．ホルモンは神経系と協調して生体の恒常性機能維持に機能している．神経系は電気信号によって瞬時に情報をやりとりすることが可能である（太い線維ほど伝達速度は速く，また有髄線維の方が無髄線維より伝達速度が速い．伝達速度は，最も早い線維でおよそ秒速120 m程度，遅い線維で秒速50 cm程度である）が，神経伝達物質は放出されると大部分がすぐに分解されるため，持続的に情報を流し続けることはできない．

	ホルモン系	神経系
到達	間接	直接
目標	広い	狭い
効果	遅い	速い
持続性	長期	瞬時

表2.1　ホルモン系の作用（神経系との比較）

これに対して，ホルモンは内分泌腺で合成・分泌され，血流を介して標的臓器に作用するまでに時間を要する（表2.1）．このため，神経系のような即効性ではなく，持続的な効果であるのが欠点であり利点でもある．またホルモンは極めて微量（$10^{-5} \sim 10^{-9}$ mol/L）しか存在しないことから，わずかなホルモン量の変動（ホルモンの欠乏あるいは過剰分泌）は特有の症状の発現につながることが多い．このため，内分泌の異常により生じる疾患の病態を理解するためには，ホルモンの合成・分泌機構およびその作用機構を十分に理解することが重要である．

B. ホルモンの合成と分泌

ホルモンはその化学的特徴から，アミノ酸誘導体ホルモン，ペプチドホルモン，ステロイドホルモンに分けられる（表2.2）．アドレナリンや甲状腺ホルモンといったアミノ酸誘導体ホルモンはチロシン（Tyr）やトリプトファン（Trp）などの前駆体アミノ酸から合成される．またペプチドホルモンは，その他のタンパク質と基本的に同じ経路で合成される．一方，ステロイドホルモンはすべて，コレステロールを原料としてつくられる．

ホルモンの分泌様式については，アミノ酸誘導体ホルモンとペプチドホルモン

表2.2　おもなホルモン

CRF：cortictropin-releasing factor, GnRF：gonadotropin-releasing factor, TRF：thyrotropin-releasing factor, GRF：growth hormone-releasing factor, TSH：thyroid stimulating hormone, GH：growth hormone, PRL：prolactin, ACTH：adrenocorticotropic hormone, FSH：follicle stimulating hormone, LH：luteinizing hormone, VP：vasopressin, OXT：oxytocin, CCK：cholecystokinin, GIP：gastric inhibitory peptide, CT：calcitonin, PTH：parathyroid hormone

アミノ酸ホルモン	アドレナリン（エピネフリン）	
	ノルアドレナリン（ノルエピネフリン）	
	トリヨードチロニン（T3）	
	チロキシン（T4）	
ペプチドホルモン（水溶性）	副腎皮質刺激ホルモン放出因子（CRF）	バソプレッシン（VP）
	性腺刺激ホルモン放出因子（GnRF）	オキシトシン（OXT）
	甲状腺刺激ホルモン放出因子（TRF）	グルカゴン
	成長ホルモン放出因子（GRF）	インスリン
	ソマトスタチン	ガストリン
	甲状腺刺激ホルモン（TSH）	セクレチン
	成長ホルモン（GH）	コレシストキニン（CCK）
	プロラクチン（PRL）	胃抑制ペプチド（GIP）
	副腎皮質刺激ホルモン（ACTH）	カルシトニン（CT）
	卵胞刺激ホルモン（FSH）	副甲状腺ホルモン（PTH）
	黄体形成ホルモン（LH）	
ステロイドホルモン（脂溶性）	グルココルチコイド類	
	ミネラルコルチコイド類（アルドステロン）	
	エストロゲン類	
	アンドロゲン類	
	プロゲステロン類（黄体ホルモン）	
	活性型ビタミンD（1,25(OH)$_2$D）	

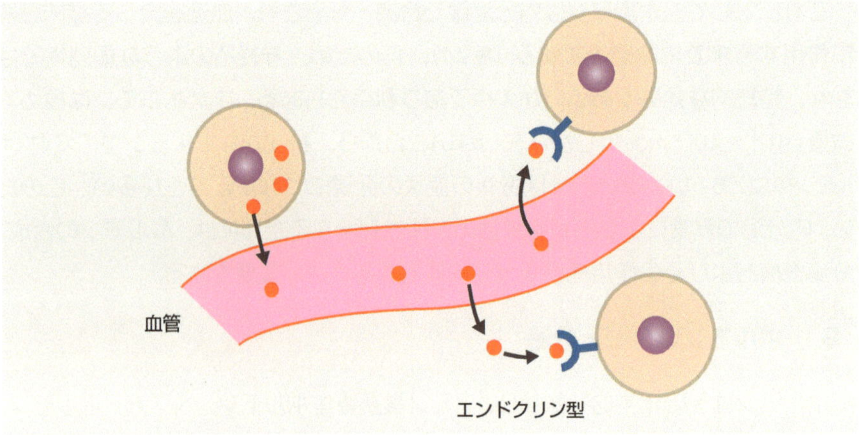

図 2.6 局所的化学伝達（ホルモン）

は分泌細胞内に蓄積され，外部からの刺激（上位ホルモンによる放出刺激）を受けて開口分泌（エキソサイトーシス）される．一方，脂溶性（疎水性）であるステロイドホルモンはその特性から細胞膜を自由に通過できるので，合成されたホルモンはそのまま血中に移行する．

このように血中を通して細胞間の伝達物質によって情報がやり取りされることをエンドクリン（内分泌）型という（図2.6）．

C. ホルモンの作用機構

(1) 脂溶性ホルモンと水溶性ホルモンの違い

ホルモンはその化学的特徴，特にホルモンが脂溶性（疎水性）か水溶性（親水性）であるかで大きく2つに分けられる（表2.3）．脂溶性ホルモンである甲状腺ホルモンやステロイドホルモンは単独で存在せず，ホルモンを運ぶための輸送タンパク質に結合した状態で血中に存在する．また，疎水性ホルモンの受容体は細胞内（細胞質もしくは核内）にあるが，これに対して親水性ホルモンの受容体は細胞膜に存在する．これは細胞膜が脂質二重層で構成されているためである．親水性ホルモンは細胞膜に存在する受容体と結合すると，いわゆるセカンドメッセンジャーを介して細胞内部に情報を伝達することから，情報伝達速度は速い．

一方，脂溶性ホルモンが作用するには細胞内部にまでホルモンが到達する必要

セカンドメッセンジャー：細胞内で外部からの情報を伝える役割をもつ物質

	脂溶性ホルモン（グループⅠ）	水溶性ホルモン（グループⅡ）
溶解性	脂溶性（水に溶けない）	水溶性（水に溶ける）
輸送タンパク質	必要	不要
受容体	細胞内（細胞質または核）に存在	細胞膜に存在
半減期	長い	短い
情報伝達速度	遅い	速い

表 2.3 脂溶性ホルモンと水溶性ホルモン

があることから，伝達速度は比較的緩やかである．また，脂溶性ホルモンは輸送タンパク質と結合した状態で存在することから半減期が長い．これに対して親水性ホルモンは半減期が短く，腎臓などで速やかに処理される．

(2) 脂溶性ホルモンの作用機構（核内受容体を介したホルモン応答）

脂溶性ホルモンである甲状腺ホルモンやステロイドホルモンは，細胞膜を通過して直接細胞質内に拡散し，核内あるいは細胞質に存在する核内受容体と直接結合する．細胞内の情報伝達については3章参照のこと．

(3) 水溶性ホルモンの作用機構（膜受容体を介したホルモン応答）

ペプチドホルモンは水溶性であることから直接細胞膜を通過できないが，標的細胞膜に存在する受容体に結合し，細胞内情報が伝わる．細胞内の情報伝達については3章参照のこと．

(4) ホルモンのフィードバック機構

ホルモンにとってフィードバック制御は非常に重要な意味をもつ．フィードバック制御には大きく分けて，正のフィードバックと負のフィードバックの2種類がある．

正のフィードバックとは，ある変化が起きたときに，その作用を強めるように働く場合のことである．代表的な例として出産時に働くオキシトシン（OXT）がある．オキシトシンが分泌されると子宮筋は強く収縮するが，これが刺激となり，さらにオキシトシンが分泌される．このようにしてオキシトシン分泌がきっかけとなり，さらなる分泌が促されるのである（図2.7）．

一方，血中ホルモン濃度が高くなるとホルモン産生を抑制しなければならない．このとき，すでに産生された（血中に分泌された）ホルモンが産生される前のホルモン（あるいは自分自身）に働いて不活化させるといった経路が存在し，これが負のフィードバックである．脳下垂体前葉から分泌されるホルモン（成長ホルモン，性腺

OXT：oxytocin

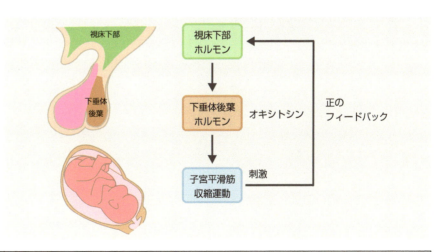

図2.7　正のフィードバック機構の例

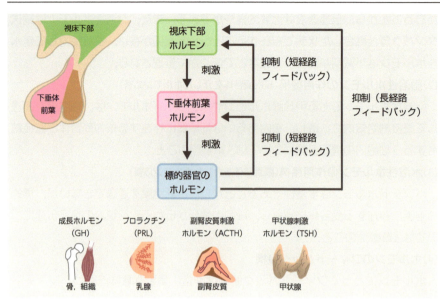

図2.8 負のフィードバック機構

刺激ホルモン，乳腺刺激ホルモン，甲状腺刺激ホルモン，副腎皮質刺激ホルモン）は他の内分泌器官におけるホルモンの合成や分泌を制御することから上位ホルモンともいわれる．これらのホルモン分泌はさらに上位に位置する視床下部からの制御を受けている．視床下部ホルモンは脳下垂体前葉ホルモンの合成と分泌を促し，分泌された下垂体前葉ホルモンは次に各標的器官のホルモン産生を増加させる．しかし，後者の血中濃度が高くなったときは，視床下部ホルモンの産生およびその作用を低下させることによってこの経路を阻害する．このとき標的器官のホルモンがその上位ホルモン（下垂体前葉ホルモン）に作用することを短経路フィードバック，さらにその上位のホルモン（視床下部ホルモン）に作用することを長経路フィードバックという（図2.8）．血液中のホルモン濃度はこのようにフィードバック機構の働きがあることで厳密に調節されている．

3. 細胞内の情報伝達

　生物は多様であるが，細胞を生命の基本単位としていることは共通している．細胞の構造と化学物質の働きをみていこう．

　外界からの情報の多くは，化学物質の形で細胞膜上の受容体（レセプター）に到達する．細胞膜上や細胞内にある受容体に情報伝達物質が結合すると，受容体タンパク質の構造が変化し，その変化が細胞内に伝えられ，それぞれ特有の反応を引き起こす．この受容体から細胞内反応（応答）に至る過程を，細胞内情報伝達系という．

3.1 細胞の構造

　細胞は生命体の構造と働きの基本単位である．図3.1に示すように，細胞は核と細胞質からなり，細胞膜で覆われている．ここでは細胞の構造とともに各器官の働きの概要を解説する．

A. 細胞膜

　細胞膜は，リン脂質の親水基を膜の外側に，疎水基を膜の内側にして並んだ脂質二重層の構造を基本に，コレステロールやタンパク質が入り込んだ構造をしている（図3.2）．リン脂質の疎水基は脂肪酸であり，不飽和脂肪酸では二重結合の位置で疎水基が折れ曲がるため，疎水基部分にすき間ができて膜に流動性が生まれる．

　コレステロールは，ヒドロキシ基（–OH，水酸基）を膜の外側に向け，ステロイド骨格と炭化水素鎖を膜の内側に向けて存在する．コレステロール含有量は，膜の流動性に影響を与える．含有量が多いと流動性が低下し，膜の弾力性が小さくなる．

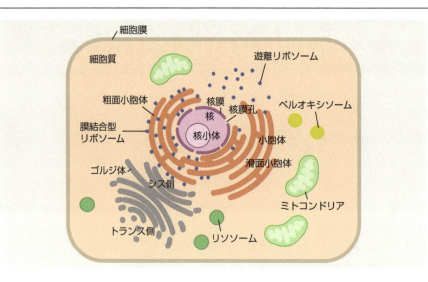

図 3.1　動物細胞の構造

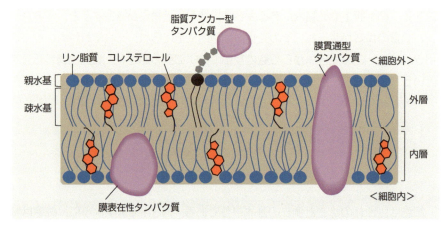

図 3.2　細胞膜の構造

　タンパク質には，細胞膜の片側の膜表面に存在する膜表在性タンパク質，細胞膜の両側に貫通して存在する膜貫通型タンパク質（膜内在性タンパク質ともいう），膜脂質につながった脂質アンカー型タンパク質がある．膜貫通型タンパク質にはグルコーストランスポーターや，後述するGタンパク質共役型受容体やイオンチャネルなどが含まれ，おもに細胞内外の物質の移動や情報の伝達に役立っている．

B.　細胞小器官

　ヒトの細胞に含まれる小器官には，核，小胞体，リボソーム，ゴルジ体，ミトコンドリア，リソソーム，ペルオキシソームなどがある．
　核には，遺伝情報をもつ遺伝子が染色体として存在する．染色体は，DNAとヒストンタンパク質の複合体であるクロマチンが高密度に折りたたまれてできている（詳細は図4.3参照）．核内ではmRNAとtRNAが合成され，核小体ではrRNA

が合成される．核膜は脂質二重層でできており，転写によって合成された mRNA は核膜孔から細胞質に出てくる．また，核内で働く核タンパク質は，細胞質で合成された後に核膜孔を通って核内に運ばれる（図3.3参照）．

小胞体は，脂質二重層で囲まれた網目状の構造をしており，おもにタンパク質と脂質の合成を行っている．リボソームが結合した粗面小胞体ではタンパク質を合成し，リボソームのない滑面小胞体ではおもに脂質を合成する．リボソームは rRNA とタンパク質の複合体であり，mRNA からのタンパク質の合成（翻訳）を行う．

ゴルジ体は，膜で囲まれた袋状の構造が何層も重なったような形をしており，小胞体側からシス部，中間部，トランス部の3区画に分けられる．ゴルジ体では，小胞体で合成されたタンパク質の糖鎖付加やリン酸化などの翻訳後修飾を行う．

ミトコンドリアは外膜と内膜の2つの膜で囲まれており，好気的代謝により ATP を合成する．また，ミトコンドリア DNA をもつ．

リソソームにはさまざまな酸性加水分解酵素があり，細胞内で不要になった物質を分解する．

ペルオキシソームは小胞体の一部から合成され，過酸化水素の分解や長鎖脂肪酸の酸化分解を行う．

3.2 細胞内輸送

A. 膜結合型リボソーム合成型タンパク質の輸送

mRNA からのタンパク質の合成（翻訳）は，リボソームで行われる．細胞外への分泌タンパク質，細胞膜タンパク質，リソソームタンパク質は，小胞体膜に結合した膜結合型リボソームで合成される（図3.3）．

リボソームで合成し始めたタンパク質のアミノ末端（N末端）に疎水性アミノ酸からなる特定のシグナル配列がある場合には，細胞質にあるシグナル認識粒子（SRP）がポリペプチド鎖のシグナル配列に結合し，シグナル認識粒子が小胞体上のシグナル認識粒子受容体に結合することによってリボソームが小胞体に引き寄せられ結合する．合成されたタンパク質は，小胞体でシグナル配列が切断され，小胞体内に取り込まれる．タンパク質は小胞体で糖鎖付加された後，輸送小胞によってゴルジ体シス部に運ばれる．

ゴルジ体では，タンパク質の糖鎖付加，リン酸化，硫酸化，ペプチドの除去などの翻訳後修飾が行われ，ゴルジ体トランス部から輸送小胞によってさらに輸送

SRP：signal recognition particle

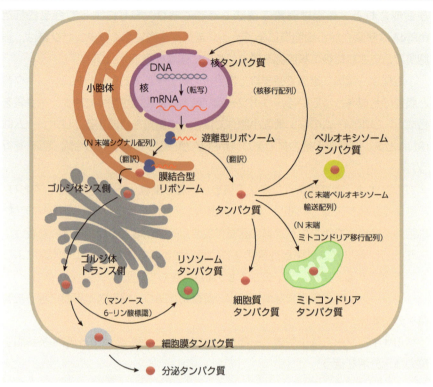

図3.3 タンパク質の細胞内輸送

される．タンパク質のうち，糖鎖にマンノース6-リン酸をもつものは，ゴルジ体トランス部に存在するマンノース6-リン酸受容体によって選択され，リソソーム行きの輸送小胞によって運ばれていく．一方，マンノース6-リン酸をもたないタンパク質は，ゴルジ体トランス部から細胞膜行きの輸送小胞によって細胞膜や細胞外へと運ばれる．

B. 遊離型リボソーム合成型タンパク質の輸送

　細胞質タンパク質，核タンパク質，ミトコンドリアタンパク質，ペルオキシソームタンパク質は，遊離型リボソームで合成される（図3.3）．これらのタンパク質にはアミノ末端（–NH₂，N末端）にシグナル配列がないため，タンパク質合成時にリボソームは小胞体に移動せず，細胞質内で合成が完了する．

　合成されたタンパク質のうち核移行シグナルをもつものは，核輸送タンパク質であるインポーチン（importin）によって核に運ばれる．アミノ末端にミトコンドリア移行シグナルをもつものはミトコンドリアへ，カルボキシ末端（–COOH，C末端）にペルオキシソーム移行シグナルをもつものはペルオキシソームへ，それぞれ輸送される．一方，特定のシグナル配列をもたないタンパク質は，細胞質タンパク質になる．

3.3 | 細胞内情報伝達

ホルモン，増殖因子，一部の栄養素などは，細胞膜や細胞内（細胞質や核内）に存在する受容体に結合することによって，さまざまな細胞応答を起こす（表3.1）. ここでは，特に栄養学において重要な情報伝達のしくみを取り上げて概説する.

A. Gタンパク質共役型受容体による情報伝達

a. 情報伝達のしくみ

グルカゴンやアドレナリンなどのホルモンは，細胞膜に存在するGタンパク質共役型受容体によって細胞内に情報を伝達する. Gタンパク質共役型受容体は7回膜貫通型タンパク質という特徴的な構造をもち（図3.4），細胞外側にホルモンなどのリガンドが結合し，細胞質側でα, β, γサブユニットからなるGタンパク質と相互作用する（図3.5）.

リガンドの結合によって受容体が活性化すると，Gタンパク質のαサブユニットのGDPがGTPに変換されて活性化する. Gタンパク質の活性化によってエフェクターとなる酵素の活性が変動し，セカンドメッセンジャーを介してさまざまな細胞応答が起こる. 時間が経つとGタンパク質αサブユニットはGTPをGDPに

GDP：guanosine diphosphate, グアノシン二リン酸

GTP：guanosine triphosphate, グアノシン三リン酸

エフェクター：タンパク質に選択的に結合し，その生理活性を制御する分子.

表3.1　ホルモンなどの受容体とリガンド
EGF：epidermal growth factor, GABA：gamma-aminobutyric acid, RAR：retinoic acid receptor, RXR：retinoid X receptor, VDR：vitamin D receptor, PPAR：peroxisome proliferator activated receptor

受容体の種類	受容体	おもなリガンド
Gタンパク質共役型受容体	アドレナリン受容体 グルカゴン受容体 セロトニン受容体 光受容体	アドレナリン グルカゴン セロトニン 光
チロシンキナーゼ型受容体	上皮成長因子（EGF）受容体 インスリン受容体 エリスロポエチン受容体 レプチン受容体	EGF インスリン エリスロポエチン レプチン
イオンチャネル型受容体	アセチルコリン受容体 グリシン受容体 グルタミン酸受容体 γ-アミノ酪酸（GABA）受容体	アセチルコリン グリシン グルタミン酸 GABA
核内受容体	レチノイン酸受容体（RAR） レチノイドX受容体（RXR） ビタミンD受容体（VDR） ペルオキシソーム増殖剤応答性受容体（PPAR） エストロゲン受容体 アンドロゲン受容体 グルココルチコイド受容体 ミネラルコルチコイド受容体 甲状腺ホルモン受容体	all-*trans*-レチノイン酸 9-*cis*-レチノイン酸 活性型ビタミンD 脂肪酸 エストロゲン アンドロゲン グルココルチコイド ミネラルコルチコイド 甲状腺ホルモン

3.3　細胞内情報伝達

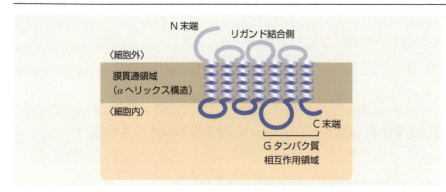

図 3.4 7回膜貫通型タンパク質

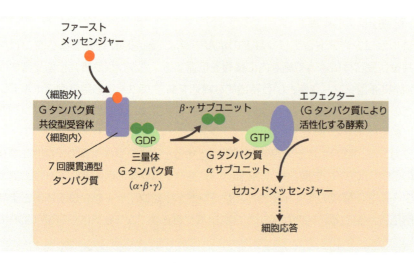

図 3.5 Gタンパク質共役型受容体による情報伝達のしくみ

加水分解し，エフェクターの活性化とセカンドメッセンジャーの産生が停止する．

b. グルカゴンの情報伝達

空腹時にグルカゴンの血中濃度が上昇すると，グルカゴンが肝臓のグルカゴン受容体に結合することによって受容体が活性化し，Gタンパク質の活性化を介してエフェクターであるアデニル酸シクラーゼを活性化する（図3.6）．アデニル酸シクラーゼはATPをセカンドメッセンジャーであるcAMPに変換するため，細胞内cAMP濃度が上昇する．その結果，cAMP依存性プロテインキナーゼ（PKA）が活性化する．

PKAは，グリコーゲンホスホリラーゼを活性化させるとともにグリコーゲンシンターゼを不活性化させることによって，肝臓に貯蔵していたグリコーゲンを分解してグルコースを産生させる．

また，PKAはピルビン酸キナーゼをリン酸化によって不活性化させ，核内ではcAMP応答配列結合タンパク質（CREB）を活性化させることによってホスホエノールピルビン酸カルボキシキナーゼ（PEPCK）の遺伝子発現を誘導する．これらの結果，糖新生が促進される．

PKA：protein kinase A

CREB：cAMP response element binding protein

PEPCK：phosphoenolpyruvate carboxykinase

図 3.6　G タンパク質共役型受容体による情報伝達の例（肝細胞）
CRE：cAMP response element

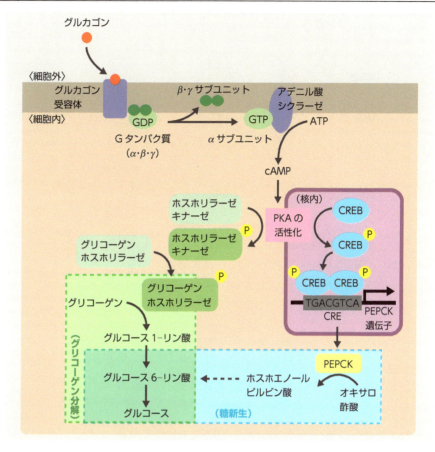

c. アドレナリンの情報伝達

　アドレナリンが脂肪組織のアドレナリン受容体に結合すると，アデニル酸シクラーゼが活性化して細胞内cAMP濃度が上昇し，PKAが活性化する（図3.7）．PKAはホルモン感受性リパーゼを活性化するため，脂肪組織に貯蔵されていたトリアシルグリセロール（トリグリセリド，中性脂肪）が脂肪酸に分解される．

d. 光刺激の情報伝達

　網膜では，薄明視をつかさどる桿体細胞と明るい場所での色彩を感知する錐体細胞が視覚に関与している．桿体細胞のロドプシンは，タンパク質であるオプシンにビタミンAから合成される11-*cis*-レチナールが結合した光受容体である．ロドプシンに光が当たると11-*cis*-レチナールがall-*trans*-レチナールに変化し，オプシンの構造変化が起こる．

cGMP：cyclic guanosin monophosphate

　Gタンパク質の活性化によってエフェクターであるcGMPホスホジエステラーゼが活性化し，セカンドメッセンジャーであるcGMPの細胞内濃度が低下する（図3.8）．この濃度の低下によって細胞膜に存在するcGMP依存性イオンチャネルが閉じ，細胞膜が過分極して神経伝達物質の細胞からの放出が減少する．この情報

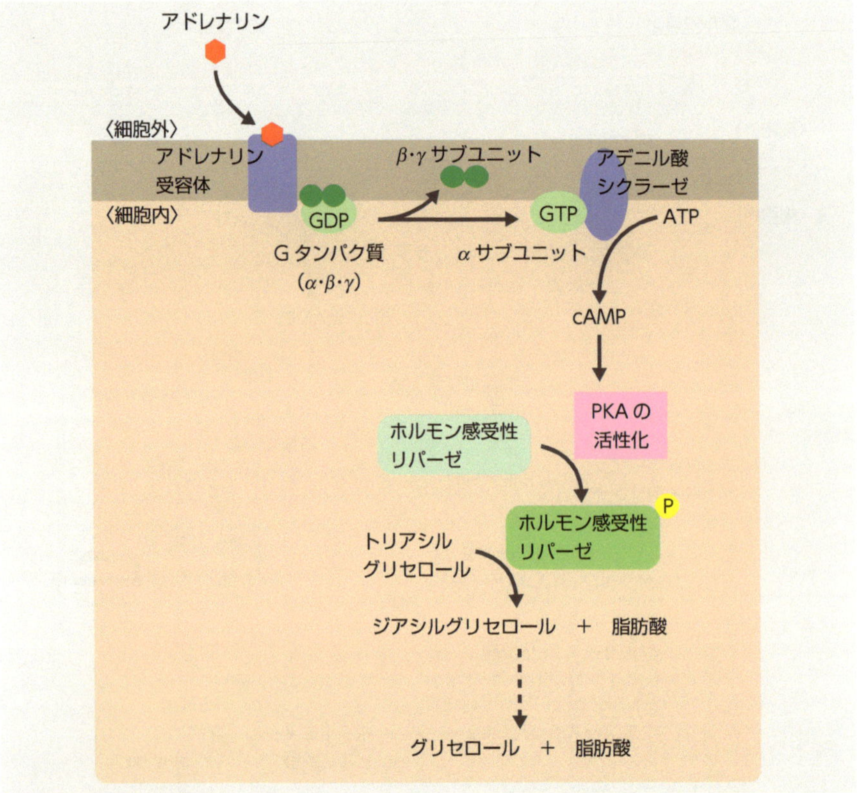

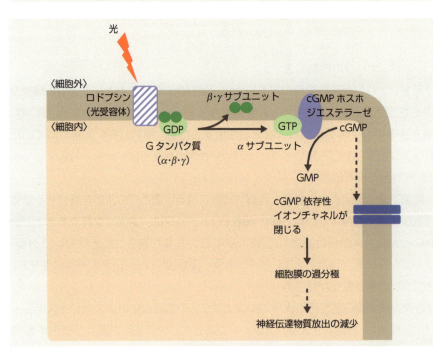

図 3.7 Gタンパク質共役型受容体による情報伝達の例（脂肪細胞）

図 3.8 Gタンパク質共役型受容体による情報伝達の例（網膜桿体細胞）

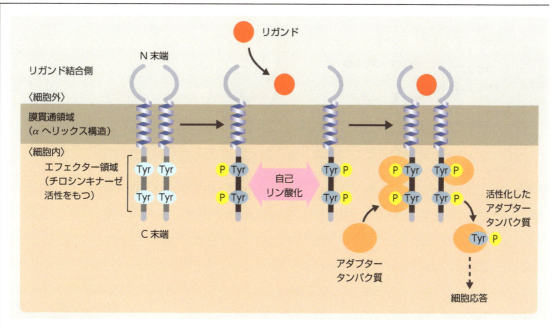

図3.9 受容体のチロシンキナーゼ活性を介した情報伝達

が中枢神経に伝わって脳が明るさを感知する．

B. チロシンキナーゼによる情報伝達

a. 情報伝達のしくみ

インスリンやレプチンなどのホルモンは，細胞膜に存在する受容体や細胞内因子のアミノ酸残基（チロシン，セリン，トレオニン）がリン酸化，脱リン酸化することによって，細胞内に情報が伝えられる．

受容体タンパク質がチロシンキナーゼ活性をもつ場合には，リガンドの結合によって活性化した受容体が，受容体同士の自己リン酸化によって細胞質側のチロシン残基をリン酸化する（図3.9）．生成したリン酸化チロシンに，情報伝達に関与するアダプタータンパク質が結合し，その後のさまざまな細胞応答が起こる．

b. インスリンの情報伝達

受容体型チロシンキナーゼであるインスリン受容体は，細胞外に存在する α サブユニットと細胞膜を貫通する β サブユニットから構成される四量体タンパク質である（図3.10）．

食後に血中のインスリン濃度が上昇すると，インスリンがインスリン受容体に結合し，インスリン受容体の自己リン酸化が起こる．次に，細胞質に存在するインスリン受容体基質（IRS）が受容体のチロシンキナーゼ活性によってリン酸化されて活性化し，その後さまざまな因子のリン酸化，脱リン酸化を経てインスリンの生理作用が発揮される．

IRS : insulin receptor substrate

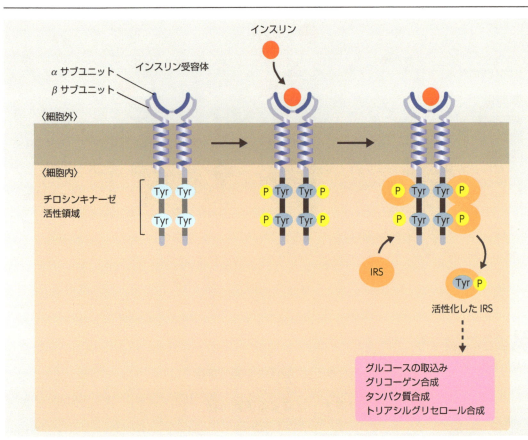

図 3.10 チロシンキナーゼによる情報伝達の例（インスリン）

c. レプチンの情報伝達

視床下部に多く存在するレプチン受容体はチロシンキナーゼ活性をもたず，JAK–STAT経路を介して情報を伝達する（図3.11）．

レプチン受容体はレプチンの結合によって二量体となり，細胞質に存在するチロシンキナーゼであるJanusキナーゼ（JAK）によって受容体の細胞質側のチロシン残基がリン酸化される．さらに，STATが受容体のリン酸化チロシンに結合し，JAKによってリン酸化されて活性化する．STATは二量体となって核内に移行し，α-メラノコルチン刺激ホルモン（α-MSH）の前駆体であるプロオピオメラノコルチン（POMC）の遺伝子発現などを調節することによって，摂食抑制作用を発現する．

C. イオンチャネル型受容体による情報伝達

細胞膜を貫通するイオンチャネル型受容体は，特定のリガンドが受容体に結合すると，閉じていたイオンチャネルが開いてイオンを通過させる．

ニコチン性アセチルコリン受容体は，4回膜貫通型タンパク質が5つ集まった

JAK：Janus Kinase

STAT：signal transducers (transduction) and activator of transcription（情報伝達兼転写活性化因子）

POMC：pro-opiomelanocortin

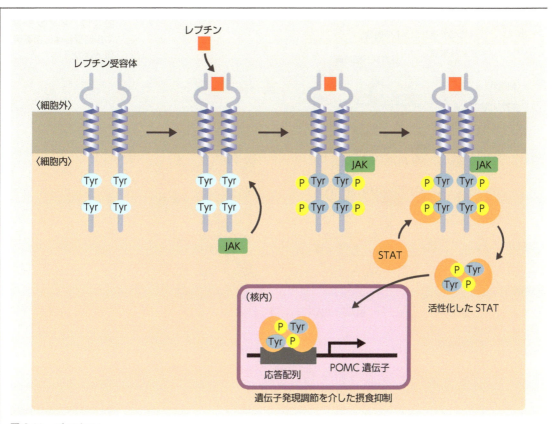

図3.11 チロシンキナーゼによる情報伝達の例（レプチン）

五量体構造をしている（図3.12）．通常は受容体の細胞外側に存在するロイシン残基がイオンチャネルの入り口を塞ぐような立体構造をしているが，受容体にアセチルコリンが結合すると受容体の5つのサブユニットがそれぞれねじれてロイシン残基の位置がずれるため，イオンチャネルの入り口が開いてカルシウムイオンなどが通過できるようになる．

グリシン受容体，グルタミン酸受容体，γ-アミノ酪酸（GABA）受容体などもイオンチャネル型受容体である．

D. 核内受容体による情報伝達

a. 情報伝達のしくみ

核内受容体は，リガンド結合領域とDNA結合領域をもち，特定のリガンドが結合することによって活性化し，核内でゲノムDNAの特定の応答配列に結合して転写調節を行う．

ステロイドホルモンやビタミンA，ビタミンDなどは，核内受容体のリガンドとして作用する．ステロイドホルモンの核内受容体は核移行シグナルをもち，通常は細胞質内に存在する．リガンドと結合して活性化すると，核内に移行して転

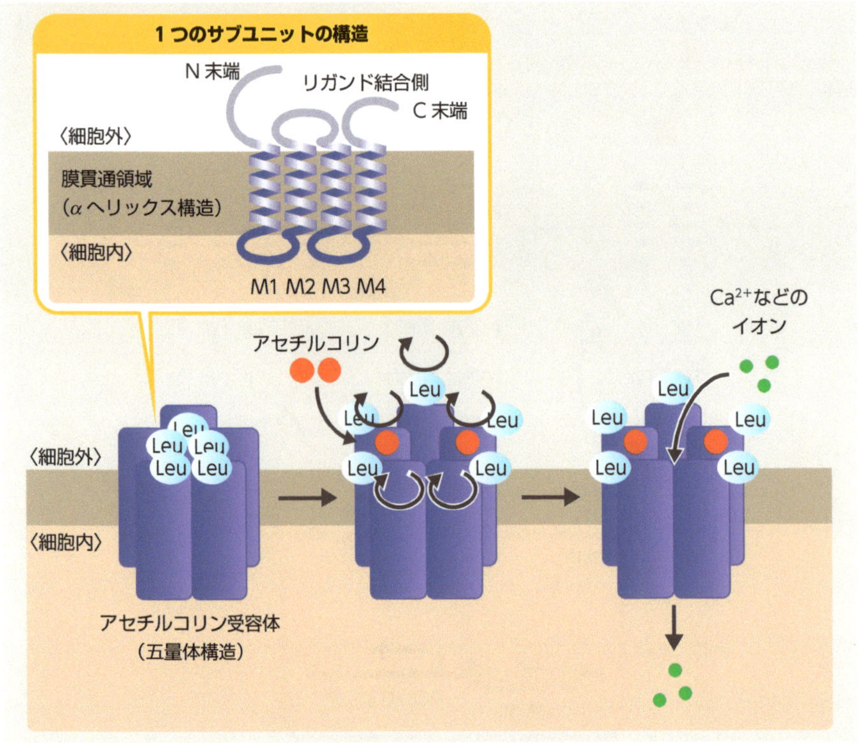

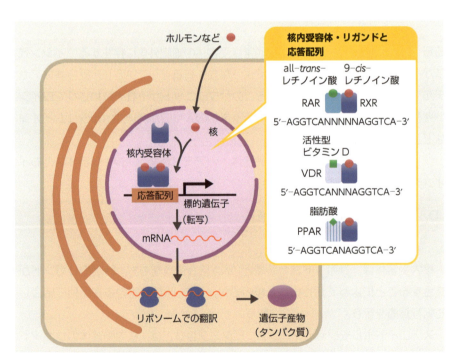

図3.12 イオンチャネル型受容体による情報伝達の例

図3.13 核内受容体による情報伝達のしくみ

写を調節する．一方，ビタミンＡ，ビタミンＤ，甲状腺ホルモンなどの核内受容体は常に核内に存在し，核内に入ってきたリガンドと結合して活性化されると転写調節を行う(図3.13)．

b. ビタミンＡの情報伝達

レチノール（ビタミンＡ）から体内で合成されるall-*trans*-レチノイン酸と9-*cis*-レチノイン酸は，核内でレチノイン酸受容体(RAR)とレチノイドＸ受容体(RXR)にそれぞれ結合し，遺伝子の上流に存在する応答配列に結合して，おもに細胞の分化や増殖に関与する遺伝子の転写を調節する．

RAR：retinoic acid receptor

RXR：retinoid X receptor

c. ビタミンＤの情報伝達

ビタミンＤから肝臓と腎臓で2段階の水酸化を経て合成される活性型ビタミンＤは，核内でビタミンＤ受容体(VDR)に結合し，RXRとヘテロ二量体を形成して応答配列に結合する．おもにカルシウム・リン代謝に関与する遺伝子の転写を調節する．

VDR：vitamin D receptor

d. 脂肪酸の情報伝達

脂肪酸（おもに多価不飽和脂肪酸）は，核内でペルオキシソーム増殖剤応答性受容体(PPAR)に結合し，RXRとヘテロ二量体を形成して応答配列に結合する．おもに脂質代謝やエネルギー代謝に関与する遺伝子の転写を調節する．

PPAR：peroxisome proliferator-activated receptor

分子栄養学の理解に必要な
基礎知識編

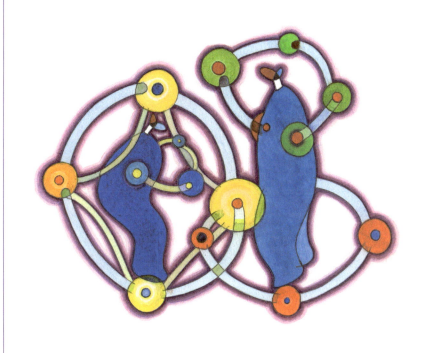

4. 遺伝子の発現とその制御

　私たちの体はタンパク質，脂質，糖質，デオキシリボ核酸(DNA)といった高分子化合物で構成されている．これら生体高分子のなかで，DNAは遺伝子として生物の遺伝情報を担っている．

　遺伝子発現とは，DNAの遺伝子の情報がmRNAからタンパク質へと翻訳され，生体内で機能することをいう．真核生物の遺伝子発現は高度に制御されており，その過程には生体組織や細胞の種類ごとに栄養状態やホルモンなどの変化に応答して違いが生み出される．

4.1 遺伝子構造と染色体

　DNAの遺伝情報に基づいて子孫に受け継がれる特徴を遺伝形質といい，遺伝形質を決める因子を遺伝子という．DNAは4種類のヌクレオチド(図4.1)の重合

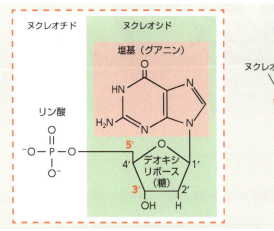

図 4.1　ヌクレオチドの構造（グアニル酸）
A：アデニン，G：グアニン，T：チミン，C：シトシン，P：リン，D：デオキシリボース

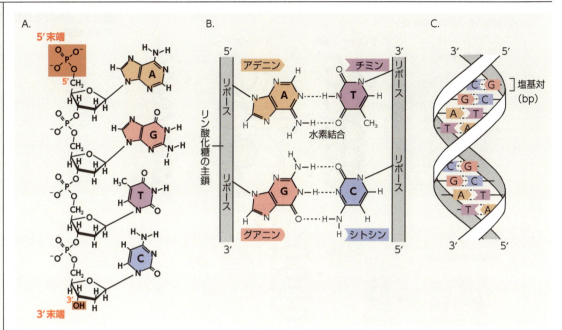

図 4.2 二本鎖 DNA の構造
リン酸基の付いたデオキシリボースの5′位の炭素が向いている側を5′末端，OH基の付いたデオキシリボースの3′位の炭素が向いている側を3′末端という．

体（ポリヌクレオチド鎖）である．ポリヌクレオチドはデオキシリボースの3′位ヒドロキシ基に次のヌクレオチドの5′リン酸がホスホジエステル結合で結合して鎖状となっている．ヌクレオチドの塩基部分は相補的に対合（グアニン（G）とシトシン（C），アデニン（A）とチミン（T））して水素結合により結びつき，2本のポリヌクレオチド鎖が二重らせん構造を形成している（図4.2）．

生物の遺伝情報の一揃えをゲノムといい，ゲノムDNAは分割されて染色体という構造をとっている．ヒト1人のDNAが線状の分子とするとその長さは5×10^{10} kmにもなり，これは地球125,000周分で，細胞1個あたりでも2 mに相当する．ゲノムDNAは核の中に納められているが，5種類のヒストンタンパク質を中心とする核タンパク質とともに折りたたまれ，染色体の基本的な構造であるクロマチンといわれる複合体を形成している（図4.3）．

4.2 DNA 複製のしくみ

ゲノムDNAは細胞分裂ごとに，鋳型依存的にDNAを合成するDNAポリメラーゼの働きにより複製される（図4.4）．二本鎖DNAは互いの鎖が相手の塩基配列と相補的に結合しているため，複製はそれぞれの鎖が新たなDNA鎖の鋳型となることで，正確に行われている．DNAの複製は複製起点と呼ばれる場所から始まり，

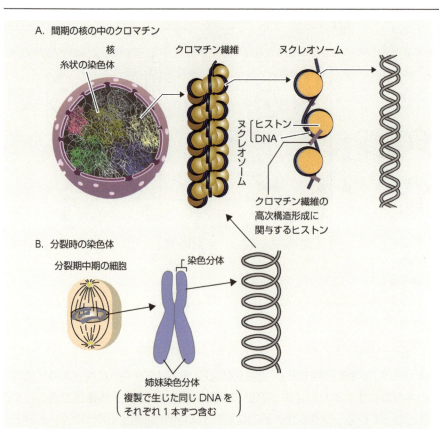

図 4.3 染色体とクロマチン繊維

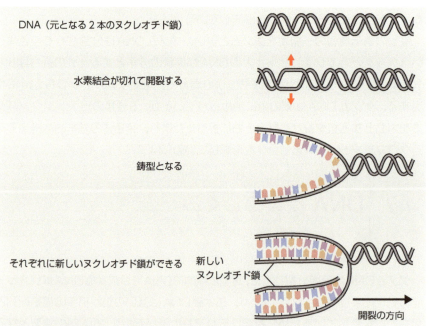

図 4.4 DNA の複製

真核生物では多数の複製起点がある．DNAの二重らせん構造は塩基間の水素結合により安定な構造をとっているため，DNAの複製を始めるにはDNAの二本鎖構造を引き離す必要がある．開始タンパク質は二本鎖を引き離し，そこへDNAヘリカーゼなどのタンパク質が集合して複製装置を作り上げる．ほどけたそれぞれのDNA鎖を鋳型にしてDNAの複製が進行する．

　DNAは紫外線やDNA結合物質などのさまざまな物理的，化学的な環境因子によって損傷を受ける．損傷には１つの塩基が置き換わる点突然変異や余分な塩基が加わる挿入，抜け落ちる欠失，さらにはDNAの切断がある．損傷を受けたDNAは遺伝情報を正確に伝えることができなくなるため，細胞にはDNA複製を開始する前に損傷を修復するしくみが備わっており，DNAポリメラーゼもまた損傷を修復する役割を担っている．

4.3 転写因子と転写調節

　細胞はゲノムDNA上の遺伝情報をもとに必要なタンパク質を合成する（図4.5）．この遺伝情報をタンパク質のアミノ酸配列情報に置き換えるための作業に重要な働きをしているのが転写である．すなわち，転写とは，核内でDNAを鋳型にして，

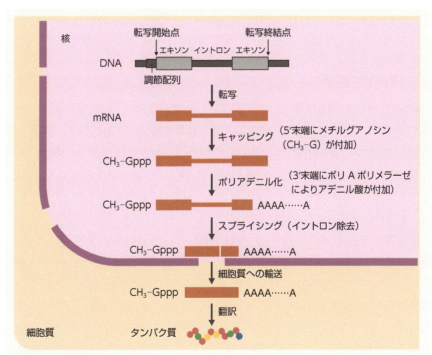

図4.5　ゲノム上の遺伝情報から必要なタンパク質を合成する過程
PPP：３つのリン酸基

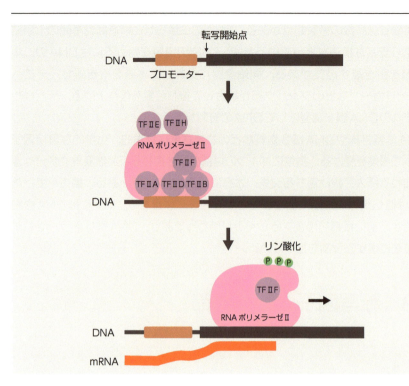

図 4.6 転写
TF：transcription factor
転写開始部位に存在するプロモーターに基本転写因子（TF ⅡA など）と RNA ポリメラーゼⅡが結合することで転写（mRNA の合成）が開始される．

それと相補的な RNA を合成することであり，DNA 上に刻まれた遺伝情報を写し取ることである．遺伝子の発現調節はおもに転写レベルで行われており，組織や細胞に対する刺激に応じて，どの遺伝子が RNA に転写されるかが決定されている．転写には少なくとも大きな役割を担う 2 つのタンパク質が関与している．1 つは RNA 合成酵素である RNA ポリメラーゼであり，もう 1 つが転写因子である．

A. 転写因子とは

転写開始部位に存在するプロモーターといわれる領域に，基本転写因子（詳細は後述）と RNA ポリメラーゼが結合することで転写が開始される（図4.6）．真核生物では RNA ポリメラーゼだけでは正しい位置から転写を開始できず，複数の基本転写因子が必要である．プロモーターが規定できるのは基本量の転写のみであり，転写調節因子といわれるタンパク質が特定の遺伝子の転写を特異的に活性化したり，あるいは抑制したりしている．

転写調節因子は DNA 結合タンパク質であり，1,000 種類以上が知られている．転写調節因子は基本転写因子と直接的に，あるいはコアクチベーターと呼ばれるタンパク質を介して間接的に相互作用することで転写開始複合体を安定化し，結果的に転写を活性化する（図4.7）．転写因子には DNA 結合ドメインが存在し，それぞれが特定の DNA 配列と結合する．遺伝子がどの転写因子を利用するかを決定するのは転写開始部位周辺の DNA 配列，つまりプロモーターの構造である．

図4.7 転写の活性化
エンハンサーは存在する位置（遺伝子の上流，下流），距離ならびに方向性にかかわらず強い転写活性化能を発揮する．

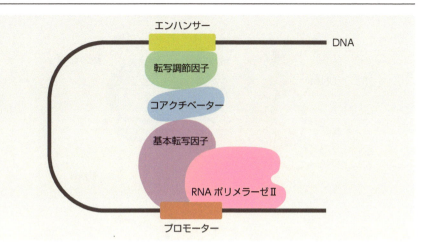

B. 転写調節

転写は，転写因子のDNAへの結合，転写の活性化，転写の伸長，転写の終結の各過程に分けることができる．転写開始後はどの遺伝子の転写もその伸長と終結はほぼ一定の速度で進むため，転写の活性化が遺伝子発現制御の重要な鍵をにぎっている．転写は遺伝子上の配列であるエンハンサーによって活性化が制御されている（図4.7）．エンハンサーは転写調節因子の結合部位であり，強い転写活性化能を示す．存在する位置（遺伝子の上流，下流），距離ならびに方向性にかかわらず効果を発揮する．

4.4 RNA合成，RNAプロセシング

RNAのおもな役割は，DNAに保存されている遺伝情報をタンパク質に置き換えることを助けることであり，その機能によりおもにメッセンジャーRNA（mRNA），リボソームRNA（rRNA），トランスファーRNA（tRNA）に分けられる．

mRNAはタンパク質を合成（翻訳）するための鋳型となる．rRNAは翻訳装置としてもリボソームに含まれるRNAであり，細胞内に存在するRNAの大半を占める．tRNAはリボソームがタンパク質を合成する際に，mRNA上のアミノ酸の遺伝暗号（コドン，表4.1参照）に対応して各アミノ酸を運搬するアダプター分子である（図4.8）．20種類のアミノ酸それぞれに対応するtRNAが存在する．

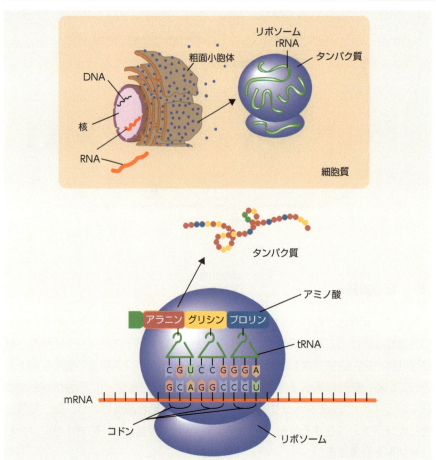

図 4.8 mRNA 上にある遺伝情報のリボソームによる翻訳過程.
U：ウラシル

A. RNA 合成

　RNAはリボヌクレオチドの重合体であり，塩基としてグアニン (G)，アデニン (A)，シトシン (C)，ウラシル (U) を含んだ一本鎖である．DNAを鋳型としてリボヌクレオチドを重合させることで，RNAを合成する酵素をRNAポリメラーゼという．

　mRNAは二本鎖DNAを鋳型とするRNAポリメラーゼⅡによって合成される．RNAポリメラーゼⅡは二本鎖DNAの一方の塩基配列（アンチセンス鎖）を読み取りながら，もう一方のDNA鎖（センス鎖）のコピーのRNA鎖を合成する．この際，チミン (T) はウラシル (U) に置き換わる．転写により，RNAポリメラーゼⅡの鋳型となるゲノム上の領域，つまり，プロモーターから転写の終結を指示する配列までを遺伝子という．

　リボソームを構成するrRNAはRNAポリメラーゼⅠによって，tRNAはRNAポリメラーゼⅢによって合成される．RNAの合成は鋳型DNAと部分的に相補的

なDNA・RNA結合を形成しながら進む．鋳型となるDNA鎖はRNAポリメラーゼが通過後，元の二本鎖DNAに戻る．

3種類のRNAポリメラーゼの働きは互いに異なるが，配列特異的転写因子が特定のDNA領域に結合し，続いて他の因子が結合することでRNAポリメラーゼをリクルートするという点は共通である．RNAポリメラーゼIIによって転写される多くの遺伝子の転写開始点の約30塩基上流には，TA（チミンとアデニン）に富んだTATAWAW（WはTまたはA）領域が存在する．この配列はTATAボックスといわれ，RNAポリメラーゼIIによる転写開始点の決定に重要な役割を果たしている．ハウスキーピング遺伝子（どこでも発現する遺伝子）などに多く見られる．

RNAポリメラーゼIIが転写する遺伝子の転写開始には，少なくとも6種類の基本転写因子（TFIID，TFIIA，TFIIB，TFIIF，TFIIE，TFIIH）からなる複合体がプロモーター領域に結合する必要がある．その最初の標的となる配列がTATAボックスである．6種類の基本転写因子の中で，最初にTFIIDがTFIIAとともにTATAボックスに結合する．続いてTFIIDとの相互作用によりTFIIBがリクルートされ，このTFIIBにTFIIFが結合したRNAポリメラーゼIIがリクルートされる．さらに，TFIIEとTFIIHが結合し，このTFIIHがRNAポリメラーゼIIをリン酸化する．リン酸化されたRNAポリメラーゼIIは転写を開始できるようになる（図4.6）．

B. RNAプロセシング

真核生物の遺伝子からRNAポリメラーゼIIによって転写されたRNAを一次転写産物という．この一次転写産物にはイントロンといわれる介在配列（タンパク質をコード（指定）する*配列であるエキソンを分断する配列）が存在するが，RNAスプライシングという過程で除去される（図4.5）．スプライシングを受けなかったRNAは核内で分解される，もしくは，仮に細胞質へ輸送されても機能をもったタンパク質としては翻訳されない．

エキソンは順番に正しく連結しなければならず，たとえば，エキソン1とエキソン3が連結してその間に存在するエキソン2がmRNAから欠落してしまうと，その領域を欠損したタンパク質が生じる．こうした現象は，選択的RNAスプライシングといった過程でみられる．選択的RNAスプライシングではエキソンの組み合わせ方により単一の一次転写産物から多様なmRNAが産生される．選択的RNAスプライシングは細胞特異的に生じ，さまざまなタンパク質の発現制御に関与している．

たとえば，膜結合型の免疫グロブリンを発現しているB細胞は，抗原刺激によりプラズマB細胞へと分化すると分泌型の免疫グロブリンを発現するようになる．このB細胞分化の過程において，膜結合型の免疫グロブリン重鎖の一次転写

*遺伝情報がある特定のアミノ酸を指定していることをコードするといい，アミノ酸をコードするとはタンパク質が指定されることになる．

産物は選択的RNAスプライシングを受けることで分泌型の免疫グロブリン重鎖mRNAを産生するようになる.

　選択的RNAスプライシング以外に，同じRNAから異なったタンパク質が産生される分子機構としてRNA編集がある．RNA編集は転写後のmRNA上の塩基がRNA編集酵素の働きにより置換されることによって生じる．

　たとえば，脂質輸送に関与するアポリポタンパク質（アポB）は，肝臓で産生される場合（アポB-100，分子量549,000），6,666番目の塩基がシトシンであるが，腸で産生される場合（アポB-48，分子量264,000），RNA編集による塩基置換によってウラシルに変換される．その結果，腸ではグルタミンのコドンが終始コドンとなり，翻訳が途中で止まった形の低分子型のアポBであるアポB-48が産生される．

　真核生物では転写開始後，RNA鎖の5′末端にはDNAにコードされていない7-メチルグアノシンが付加される．こうした過程をキャッピングという（図4.5）．真核生物では原核生物と異なり，1つのmRNA分子からは1つのタンパク質だけが生成される．それは，真核生物のリボソームがメチル化されたキャップを認識することで翻訳を開始するからである．また，キャッピングにはRNA分解酵素によるmRNAの分解を保護する働きもある．一方，RNA鎖の3′末端にはポリAポリメラーゼによってアデニル酸が付加され，およそ200個のアデニル酸がポリAテールとして連なっている（ポリアデニル化，図4.5）．ポリAテールのおもな役割はエキソヌクレアーゼ（核酸分解酵素）による分解からmRNAを保護することにあると考えられている．

テール：尾部，ポリA鎖ともいう．

　RNAのキャッピング，スプライシング，ポリアデニル化はいずれも核内で行われ，成熟したmRNAは細胞質へと輸送される．

4.5 タンパク質合成，翻訳後修飾，タンパク質分解

　タンパク質はアミノ酸が鎖状につながった巨大分子であり，折りたたまれて複雑な立体構造をしている．タンパク質分子の中でアミノ酸はペプチド結合によってつながっており，その配列順序を一次構造という．一次構造はタンパク質をコードするmRNAの塩基配列で決定される．ペプチド鎖の部分的な折りたたみ構造を二次構造といい，線維状タンパク質と球状タンパク質に分類される．二次構造を形成した部分が三次元的に折りたたまれてできた構造を三次構造という．こうして立体構造をとったタンパク質分子が集合した状態を四次構造という．タンパク質の二次構造以上の構造が壊れることをタンパク質の変性という．

A. タンパク質合成

　mRNAの塩基配列は，合成すべきタンパク質のアミノ酸配列を表現している．一方，mRNAには4種類の塩基しかなく，タンパク質を構成している20種類のアミノ酸を塩基1つで対応することはできない．mRNAの塩基配列3つを単位として1つのアミノ酸を表現する規則がコドンである（表4.1）．4の3乗＝64通りの塩基配列の組み合わせのすべてに意味があり，すべての生物でほぼ共通である．AUGはメチオニンをコードするとともにほとんどのタンパク質の合成（翻訳）は，このコドンから始まることから開始コドンという．開始コドンから順番に読み取られていき，UAA，UGA，UAGのいずれかが塩基配列上に現れた場合，翻訳は終結することからこれらは終止コドンという．開始コドンから終止コドンまでの一続きを読み枠（open reading frame：ORF）という．

　mRNAがもつコドンと相補的なアンチコドンをもつtRNAがアダプター分子として働き，コドンの並び通りにアミノ酸をタンパク質合成装置であるリボソームに運搬する．この場合，アミノ酸は各アンチコドンに対応したtRNAに結合した分子（アミノアシルtRNA）として存在する．リボソームはmRNAの遺伝情報の通りにアミノアシルtRNAを並べてアミノ酸をペプチド結合でつないでいく（図4.8）．

表 4.1　コドン表

		2番目の塩基			
		U	C	A	G
1番目の塩基	U	UUU／UUC フェルニアラニン (Phe, F)／UUA／UUG ロイシン (Leu, L)	UCU／UCC／UCA／UCG セリン (Ser, S)	UAU／UAC チロシン (Try, Y)／UAA／UAG 終止コドン	UGU／UGC システイン (Cys, C)／UGA 終止コドン／UGG トリプトファン (Trp, W)
	C	CUU／CUC／CUA／CUG ロイシン (Leu, L)	CCU／CCC／CCA／CCG プロリン (Pro, P)	CAU／CAC ヒスチジン (His, H)／CAA／CAG グルタミン (Gln, Q)	CGU／CGC／CGA／CGG アルギニン (Arg, R)
	A	AUU／AUC／AUA イソロイシン (Ile, I)／AUG 開始コドン（メチオニン (Met, M)）	ACU／ACC／ACA／ACG トレオニン (Thr, T)	AAU／AAC アスパラギン (Asn, N)／AAA／AAG リシン (Lys, K)	AGU／AGC セリン (Ser, S)／AGA／AGG アルギニン (Arg, R)
	G	GUU／GUC／GUA／GUG バリン (Val, V)	GCU／GCC／GCA／GCG アラニン (Ala, A)	GAU／GAC アスパラギン酸 (Asp, D)／GAA／GAG グルタミン酸 (Glu, E)	GGU／GGC／GGA／GGG グリシン (Gly, G)

リボソームはrRNAとタンパク質からなる巨大分子であり，大小2つのサブユニットから構成されている．小サブユニットはmRNAと結合し，mRNA上を移動しながらコドンとtRNAのアンチコドンを対応させている．一方，大サブユニットはペプチド結合を触媒している．翻訳の開始には開始因子eIF2のメチオニルtRNAへの結合やmRNAのキャッピング構造に対するeIF4Fの結合が関係している．リボソームによる翻訳の伸長反応には伸長因子といわれるタンパク質がアミノアシルtRNAに結合し，リボソームへのアミノアシルtRNAの運搬を適切かつ円滑にすすめている．リボソームが終止コドンにたどり着くと終止コドンに対応するアンチコドンをもつtRNAは存在しないので翻訳は終了する．

eIF：eukaryotic
initiation factor

B. 翻訳後修飾

多くのタンパク質は翻訳された後，さまざまな化学修飾を受ける．代表的な修飾の1つが糖鎖付加である．糖鎖が付加されたタンパク質を糖タンパク質といい，糖鎖が結合するアミノ酸残基の違いにより，アスパラギン残基に結合するN型糖鎖と，セリンもしくはスレオニン残基に結合するO型糖鎖に大別される．

1つの糖タンパク質分子上に複数の糖鎖が付加されている場合，その構造は結合部位ごとに異なっており，タンパク質の一次構造のようにコドンで規定されるような規則性はない．タンパク質糖鎖の機能として，高次構造の維持，血液中の糖タンパク質の安定化，細胞と細胞が相互作用するための接着分子としての役割などがある．

糖鎖以外にもタンパク質はリン酸化，メチル化，アセチル化，ユビキチン化などの修飾を受けることが知られている．ヒストンのメチル化は一般的に遺伝子の転写を抑制するが，アセチル化は遺伝子発現を活性化させ，脱アセチル化は遺伝子の転写を抑制している場合が多い．

C. タンパク質の分解

タンパク質は加水分解酵素の一種であるタンパク質分解酵素（プロテアーゼやペプチダーゼ）によって分解される．消化酵素としてのタンパク質分解酵素はチモーゲンという不活性化状態で分泌され，消化管腔内で活性化される．タンパク質分解酵素にはタンパク質の末端からアミノ酸を1分子ずつ遊離させるエキソ型プロテアーゼとタンパク質分子内の特定のアミノ酸配列を切断するエンド型プロテアーゼがある．たとえば，エンド型プロテアーゼの一種であるトリプシンはリジンまたはアルギニンのカルボキシ基側を切断する．

細胞内におけるタンパク質の量は，合成と分解のバランスによって調節されている．生体内において不要となったタンパク質はペプチド結合を切断するタンパク質分解酵素によって分解されるが，不要なタンパク質の分解システムとしてリ

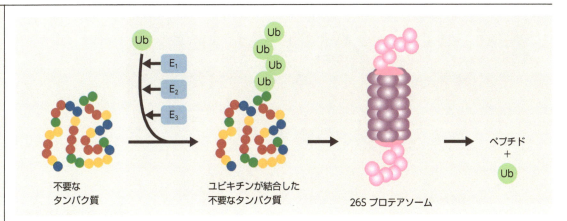

図4.9 不要なタンパク質のユビキチン化とその分解過程
E1, E2, E3：酵素.
Ub：ユビキチン

ソソーム系とユビキチン・プロテアソーム系との2つが知られている．

　リソソームは細胞内小器官であり，その内部には酸性領域に至適pHを有するプロテアーゼ，脂質分解酵素，核酸分解酵素などの加水分解酵素が多種類存在しており，タンパク質などの細胞内物質を分解している．一方，ユビキチン・プロテアソーム系では，ユビキチンといわれるアミノ酸76個からなるタンパク質が商品タグのように結合したタンパク質のみが分解されることから，この分解系はタンパク質の品質管理システムとして働いているとされている．ユビキチンとタンパク質の結合にはATPのエネルギーと3種類の酵素（E1, E2, E3）を必要とする（図4.9）．ユビキチン化されたタンパク質は26Sプロテアソームに運ばれ分解される．

5. ヒトゲノム

　ゲノムとは，ある生物がもつ遺伝情報のすべてをさす言葉である．ヒトゲノムは，核ゲノムとミトコンドリアゲノムで構成されている（図5.1, 図5.2）．

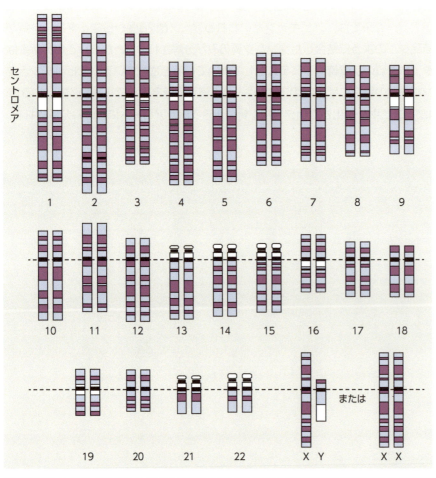

図 5.1　ヒトの染色体地図（核ゲノム）
染色体は長いものから順に 1〜22 までの常染色体と，X と Y の性染色体がある

図 5.2 ミトコンドリアDNA

□は13種類のタンパク質を指定する遺伝子，□は2種類のリボソームを指定する遺伝子，□は転移RNAを指定する遺伝子．黒は何も指定しないDループ領域

[右図：宝来聰，DNA人類進化学，岩波書店 (1997)]

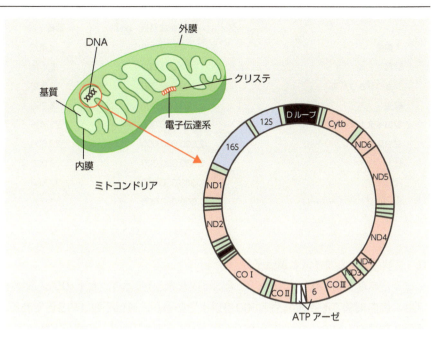

5.1 ヒトの遺伝子と多様性

A. ヒトゲノムの構成

a. 核ゲノムとミトコンドリアゲノム

核ゲノムは，細胞の核に含まれる．約30億塩基対*からなり，23対の染色体（22対の常染色体と1対の性染色体（男性はXY，女性はXX））として，線状DNAに分かれている（図5.1）．

核ゲノムの構成は複雑で，高度に保存された配列と個人差が大きい配列が存在する．高度に保存された配列は核ゲノム全体の約5%に過ぎず，タンパク質をコードする配列（1.1%）とタンパク質をコードしない配列（約4%）が存在する．それ以外は，トランスポゾン（ゲノム上の位置を移動することができるDNA配列）に基づく配列（約45%），構成的ヘテロクロマチン（約6.5%），その他の配列（約44%）である．

一方，ミトコンドリアゲノムは，原核生物と似た特徴を示す16,600 bpの環状DNAで，細胞内に存在するミトコンドリア内にそれぞれ複数コピー存在している（図5.2）．ミトコンドリアゲノムには，タンパク質をコードする13個の遺伝子と，タンパク質をコードしない24個の非コードRNA（non-coding RNA：ncRNA）が存在する．

*塩基対の単位をbp：base pairという．

	ゲノムサイズ（総塩基数，bp）	遺伝子数
大腸菌	4,639,000	4,405
酵母	12,068,000	6,144
ショウジョウバエ	180,000,000	13,338
線虫	100,000,000	18,256
シロイヌナズナ	125,000,000	25,706
マウス	2,600,000,000	23,000
ヒト	2,880,000,000	23,000
イネ	389,000,000	37,500
axolotl（ウーパールーパー）	32,000,000,000	23,000

表5.1　生物のゲノムサイズと遺伝子数
これまでにゲノム解読された代表的な生物のゲノムサイズと遺伝子数.
ゲノムサイズは，解読された領域の塩基数を示す.

b. 生物のゲノムサイズと遺伝子数

さまざまな生物のゲノムサイズと遺伝子数を表5.1に示す．ヒトのゲノムサイズは，腸内細菌である大腸菌の600倍以上であるが，遺伝子数は約5倍である．モデル動植物の線虫，ショウジョウバエ，シロイヌナズナなどの遺伝子数はヒトに近いが，そのゲノムサイズは小さい．イネのように，ゲノムサイズはヒトより小さいが，遺伝子数は多い生物もある．このように，生物学的な分類とゲノムサイズは必ずしも相関しておらず，ヒトは他の動植物に比べて遺伝子数が多くはないことがわかる．

c. ヒトゲノムの反復配列

ヒトゲノムの1つの特徴は，同じ配列がくり返して多く存在していることである（反復配列）．多数の同じ配列がゲノム上に散在して存在し，ゲノム上を動くトランスポゾンと類似の構造をもつものは，散在反復配列といわれている．その長さによってLINE（long interspersed nuclear element）とSINE（short interspersed nuclear element）の2種類がある．これ以外に，短い塩基配列が隣接して多数繰り返す配列（縦列反復配列）や，大きな断片の重複が存在する．このような反復配列は，ゲノム全体の半分以上になる．

B. ゲノム情報を利用した進化学

ゲノム配列を用いて，分子進化解析を行うことが多い．ヒトとチンパンジー，アカゲザルのゲノム比較を行った結果，ヒトとチンパンジーの塩基配列の相違は1.2%，ヒトとアカゲザルの相違は6.5%であることがわかった．すなわち，「チンパンジーはアカゲザルよりヒトに近い」ということが判明した（図5.3）．ホモサピエンスの進化は多くの疑問点が残っているが，脳の容積が約2倍に増加した（200万年前）こととと関連して，火を用いて加熱調理を始めた（約100万年前）ことは，後に農業を始めたこととともに，ヒトの進化に大きく貢献したと考えられる．ヒ

図 5.3 ヒト，チンパンジー，アカゲザルの比較

■ は存在した期間
[松沢哲郎，想像するちから，岩波書店（2011）]

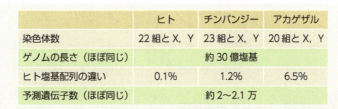

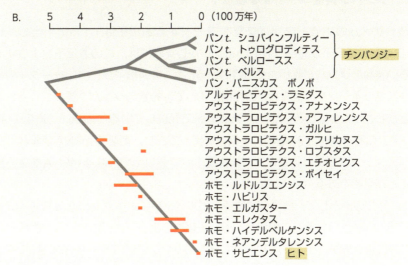

トは，咀嚼力の関与する側頭筋のミオシン重鎖遺伝子の変異（約240万年前）によって，類人猿のなかでも側頭筋が非常に貧弱である．このヒトの変異が，固い木の実や肉などの食糧を食べやすいようにする調理の必要性に関与しているかもしれない．

また，ミトコンドリアのDNAは，母親から子へと引き継がれること（父親のミトコンドリアDNAは，受精後に消滅する）を根拠に，現生人類の起源とその移動を推察する研究に利用されている．たとえば，16～20万年前にアフリカに生存していたと推測される女系祖先が，人類すべてのミトコンドリアの祖先であるという仮説が発表されている．

C. ヒトゲノムの多様性

ヒトゲノムの解析を進めていく過程で，個人のゲノムに違いがあることが明らかとなった．同じ染色体領域であっても，一塩基の違いや挿入／欠失がみられる箇所が多数見つかっている．この場所も個人によって異なっており，遺伝子のコピー数が異なるものも多数存在する．このようなゲノムの多様性は，個人の体質の違いや疾病へのかかりやすさに関連することとして注目されている（後述）．

5.2 タンパク質をコードする遺伝子

A. タンパク質をコードする遺伝子

　ヒトゲノムの中で，タンパク質をコードする遺伝子は1.1%に相当し，約23,000個の遺伝子が報告されている．しかし実際には，この遺伝子数よりずっと多い種類のタンパク質がつくられている．1つの遺伝子からプロモーターの相違やスプライシングの相違などの機構によって，複数のタンパク質がつくられることがわかってきている．たとえば，神経系で発現している*Neurexin-3*遺伝子は，2つのプロモーターと24個のエキソンを持っており，前駆体mRNAが異なったスプライシングを受けることで，理論上1,000個以上の異なるmRNAを生み出すことが可能である．

　もう1つの例として，解糖系律速酵素ピルビン酸キナーゼ (PK) の4種類のアイソザイムが挙げられる．この場合，遺伝子重複によって，L型 (PKL) とM型 (PKM) の2つの遺伝子が存在する．PKLでは，第1エキソンのプロモーターの違いによって，肝臓型 (L-PK) と血液型 (R-PK) がつくられる．一方，PKMでは第9エキソンの選択的スプライシングにより，M_1-PK (筋肉型) と M_2-PK (未分化細胞型) がつくられる (図5.5)．第9エキソンをコードしている部分が，この酵素のアロステリッ

遺伝子領域と非遺伝子領域

DNAのコドンにはタンパク質をコードする遺伝子として働く遺伝子領域と，タンパク質をコードしない非遺伝子領域がある (図5.4)．遺伝子の名称はアルファベットと数字で表し，イタリック体 (斜体) で示す．同じ名称のタンパク質名(酵素名)などはローマン体(立体)で示す．

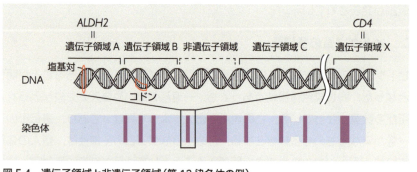

図5.4　遺伝子領域と非遺伝子領域 (第12染色体の例)

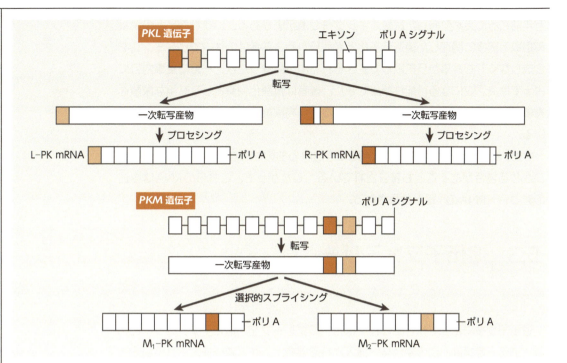

図5.5 ピルビン酸キナーゼ遺伝子
PK：ピルビン酸キナーゼ

ク制御にかかわるアミノ酸コード領域であるため，スプライシングの違いにより，M_1-PKのみが非アロステリック酵素として働く．ヒトの身体はさまざまな細胞や組織からできているが，異なる種類の細胞であっても同じゲノムを持っている．しかし，ゲノムに存在するすべての遺伝子が発現するのではなく，組織ごとに発現パターンが異なり，細胞に特異的なタンパク質ができ，生体の機能にかかわっているのである．

B. 偽遺伝子

　かつては遺伝子産物（特にタンパク質）をコードしていたが，現在はその機能を失っているものをいう．偽遺伝子は構造から3つのタイプに分けることができる．1つ目は，もとの遺伝子からイントロン配列が取り除かれ，3′末端にポリA配列がついたmRNAのような構造をとるタイプである．これはプロセス型偽遺伝子といわれる．2つ目は，ゲノム内でもとの遺伝子配列が重複し，その一部のコピーが突然変異の蓄積によって機能を失ったもので，重複偽遺伝子または非プロセス型偽遺伝子といわれる．3つ目のタイプは，ゲノム内の単独遺伝子がそのまま突然変異によって機能を失ったものである．これは，その遺伝子の産物が環境の変化などによって，生物の生存に必要なくなったことを意味する．

　3つ目タイプの例として，ヒトでは約6,300万年前に突然変異したL-グロノラクトンオキシダーゼ（ビタミンC合成に関与する酵素）遺伝子と，2,800万年〜2,400

万年前ころに突然変異した尿酸オキシダーゼ遺伝子がある．いずれもヒトの栄養素摂取と密接に関連した偽遺伝子化と考えられる．前者は，体内でビタミンCを合成しなくても食事から摂取して生きられるようになったが，一方で食事内容によっては欠乏症になる可能性が出てきた．後者は抗酸化物質として有用な尿酸を食事からの供給で保持できるようになったが，高尿酸血症（痛風）の原因になっている．

なお，偽遺伝子のなかにはRNAに転写されるものがあり，遺伝子発現制御にかかわる場合があることも報告されている．したがって，これらのRNAは後述の非コードRNAの1種と分類される．

5.3 遺伝子ファミリーとは

遺伝子重複によって作り出された遺伝子のグループを，遺伝子ファミリーという．遺伝子重複は，別の染色体へ挿入される場合と，すぐ隣へ挿入される場合とがある．哺乳類では，ゲノムの倍化が進化の過程で2回にわたって起きたことで生じる4倍体化によって，遺伝子ファミリーを形成していることが多い．ここでは，感覚センサー遺伝子を例に挙げる（表5.2）．

ヒトにおいて最も大きな遺伝子ファミリーは，嗅覚受容体で約800個の遺伝子（偽遺伝子を含む）からなっている．嗅覚受容体は，Gタンパク質共役型受容体（GPCR）ファミリーに属し，哺乳類では中生代初期に誕生し，その数を増やしていった．これは，恐竜が全盛であった中生代に，哺乳類は生き延びるために夜行

GPCR：G protein-coupled receptor

	視覚受容体	嗅覚・フェロモン 受容体			味覚受容体				温冷受容体
	オプシン	OR	V1R	V2R	T2R	T1R1	T1R2	T1R3	TRPチャネル
ヒト	4	388(802)	5(約100)	0(約12)	26(36)	1	1	1	27(28)
マウス	3	1,037(1,391)	187(352)	61(172)	35(41)	1	1	1	28
ゼブラフィッシュ	9	98(133)	1	88(106)	2～7	1	2	1	39
フグ	4(5)	40(94)	1	約15(約30)	2～6	1	2	1	29
ショウジョウバエ	6	62			68				11
線虫	1	約500(843)							17

表5.2 さまざまな生物種における感覚センサーの遺伝子数

（　　）内は偽遺伝子を含めた全遺伝子数．[郷康弘ほか，五感の遺伝子からみたヒトの進化，日経サイエンス，**3**，32–41 (2006)]

性となり，嗅覚を鋭敏にする必要があったためと考えられる．その後，恐竜が絶滅すると，昼行性の哺乳類が増え，嗅覚受容体の多くが偽遺伝子化した．実際にヒトで機能する嗅覚受容体遺伝子は388個で，マウス（1,037個）の半分以下である．

　鳥や恐竜は，4種類の視覚受容体遺伝子（オプシンファミリー）をもつ4色視（赤，緑，青，紫外線）である．一方，恐竜全盛期に夜行性であった哺乳類は，2つの色識別遺伝子を失い，2色視（赤，青，明暗反応の3つのオプシン遺伝子）となった．その後，ヒトでは新たな遺伝子重複が起き，3色視（赤，緑，青，明暗反応の4つのオプシン遺伝子）となった．これは，X染色体上にある赤色識別遺伝子から，遺伝子重複によって新規に緑色識別遺伝子が生じたもので，男性に色覚異常が多いことも説明できる．

　味覚受容体のうち，毒を感知する苦味受容体T2Rの遺伝子数は，マウス（35個）に比べてヒト（26個）は少なく，偽遺伝子数も少ない．なお，GPCRファミリーに属するヒト味覚受容体遺伝子は，甘味（*T1R2／T1R3*）とうま味（*T1R1／T1R3*）を感知するヘテロ二量体タンパク質もコードしている．

5.4 遺伝子多型

　ヒトゲノムの解析から，疾病の原因となる疾患遺伝子の変異ではなく，直接重篤な疾患に影響を及ぼさない変異が，遺伝子上に非常に多く存在することがわかった（図5.6）．このような変異が，健常なヒト集団における遺伝子の多様性を示しており，その頻度が1％以上の遺伝子変異を遺伝子多型（genetic polymorphism）という．

図 5.6　個人の遺伝的特徴（遺伝子多型）
SNP：single nucleotide polymorphism

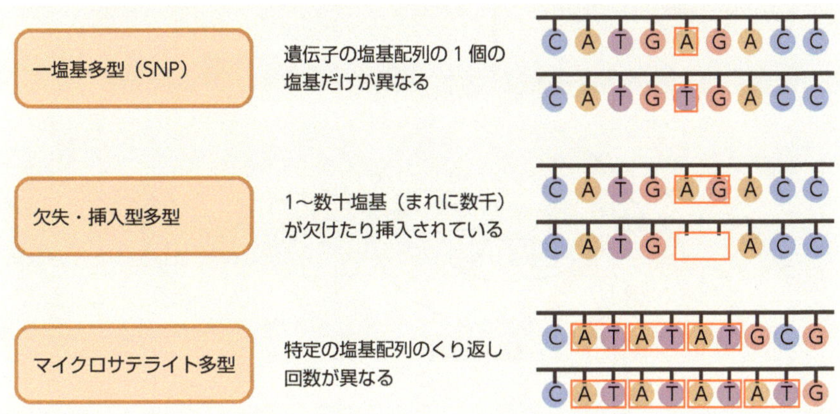

A. 一塩基多型

　染色体の同じ位置の1つの塩基が個人によって異なっていることを，一塩基多型（single nucleotide polymorphism：SNP）という．ヒトでは，1,000〜2,000塩基に1塩基の配列の違いが見つかる．SNPを網羅的に収集する国際プロジェクトの進展に伴い，その数は膨大になっている．現在，データベースに登録されているSNPの数は，数千万か所にも達している．たとえば，酒に対する強さを規定するアルコールデヒドロゲナーゼ2（ALDH2）にはSNPが報告されている．504番目のアミノ酸をコードするコドンがGAA（グルタミン酸のコドン）である遺伝子から作られるALDH2は，酵素活性が高い．一方，コドンの最初の塩基がGからAに一塩基置換され，AAA（リジンのコドン）となった遺伝子から作られるALDH2は，ほとんど酵素活性を示さないため，アセトアルデヒドが血中に蓄積し気分が悪くなる．

　もう1つの例として，葉酸代謝酵素である5,10-メチレンテトラヒドロ葉酸還元酵素（MTHFR）を紹介する．図5.7に，葉酸・メチオニンの代謝経路を示した．不可欠（必須）アミノ酸のメチオニンから合成されるホモシステインは，メチオニン合成酵素の作用で，5-メチルテトラヒドロ葉酸からメチル基を転移し，再メチル化されることでメチオニンとなる．この反応でメチル基供与体となる5-メチルテトラヒドロ葉酸は，MTHFRの作用によって生成される．MTHFRをコードする遺伝子には，677番目の塩基がCからTに置換される多型が報告されてい

MTHFR：methylenetetrahydrofolate reductase

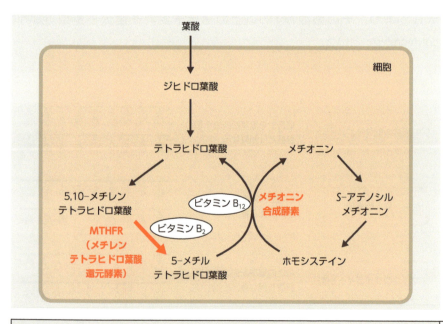

図5.7　葉酸・メチオニン代謝

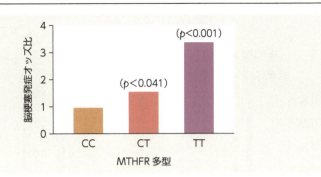

図 5.8 5,10-メチレンテトラヒドロ葉酸還元酵素（MTHFR）遺伝子多型と脳梗塞発症危険率
C：シトシン，T：チミン．
脳梗塞患者群（325名）および対照者群（325）名のMTHFR遺伝子多型を調べ，脳梗塞患者群においてヘテロおよびホモ変異型が対照者群の何倍存在しているか（オッズ比）を算定した．オッズ比は，その疾患の起こりやすさを示す指標である．
677番目の塩基が両方ともシトシンであるCC型，片方がシトシンからチミンに変異したCT型，両方ともチミンに変異したTT型がある．
[資料：Morita H. et al., Arterioscler. Thromb. Vasc. Biol., **18**, 1465-1469 (1998)]

る．このSNPによって，222番目のアラニンがバリンに変異すると，酵素タンパク質の構造が不安定になるため，MTHFRの酵素活性が低下する．その結果，5-メチルテトラヒドロ葉酸が不足し，ホモシステインからメチオニンへの代謝が阻害され，血漿ホモシステイン濃度が上昇する．血漿ホモシステイン濃度の上昇は，脳梗塞や虚血性心疾患のリスクファクターであることから，MTHFR遺伝子多型ではこれらの疾患の発症危険率が高くなることが報告されている（図5.8）．

なお，メチオニンから合成されるS-アデノシルメチオニンは，DNAメチル化においてメチル基供与体として作用するため，葉酸はエピジェネティック制御においても重要な栄養素である（6.2および9.2.C参照）．

B. 反復配列の多型

ヒトゲノムは，前述したように，反復配列を持つことが特徴である．遺伝子以外の配列として，多数の散在反復配列（LINEとSINE）と，短い塩基配列が繰り返される領域が存在する．後者には，マイクロサテライトDNA（1〜5塩基の配列を繰り返す領域）およびミニサテライトDNA（数〜数十塩基の配列を繰り返す領域）が含まれ，この繰り返し数にも個人差が認められる．マイクロサテライトおよびミニサテライトの多型は，塩基配列の挿入／欠失と捉えることができる．

3塩基対（トリプレット）の繰り返し数が異常に増大することで生じる疾患もあり，ハンチントン病などの遺伝病が報告されている．CAG（グルタミンをコードするコドン）トリプレットリピート病の場合，産生されるタンパク質には過剰なポリグルタミンがある．このタンパク質は神経細胞に蓄積することによって神経疾患を生ずることが知られており，ポリグルタミン病といわれている．

C. コピー数多型

遺伝子は，2本の相同染色体に1コピーずつ，2コピー存在すると考えられていたが，染色体の領域の一部が欠失または重複した場合，1コピーまたは3コピー以上となり，遺伝子のコピー数に個人差があることが明らかとなった．これを，

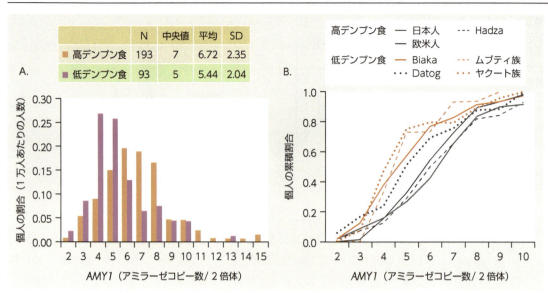

図5.9 高デンプン食と唾液アミラーゼのコピー数多型 (CNV)
A：伝統的に高デンプン食あるいは低デンプン食を摂取する集団における唾液アミラーゼ(AMY1)遺伝子のコピー数多型．2倍体あたりの割合を示している．
B：Aで用いたそれぞれの集団におけるAMY遺伝子の2倍体あたりのコピー数多型における蓄積割合．
[Perry G. H., Nat. Genet., 39, 1256-1260 (2007)]

コピー数多型（copy number variation：CNV）という．現在，コピー数の変化が，さまざまな疾患を規定したり，疾患へのかかりやすさを規定したりすることが明らかにされつつある．

　唾液中のデンプン分解酵素アミラーゼをコードするAMY1遺伝子には，コピー数多型があり（2〜15コピー，2倍体），日本人を含むデンプン摂取量の多い集団では，コピー数が多く，唾液アミラーゼ活性が高いことが報告されている．たとえば，日本人（高デンプン食）では，コピー数4以下の割合は20％に満たないが，ヤクート族（低デンプン食）は50％程度である（図5.9）．コピー数多型は，染色体異常を伴う疾患に関与するだけでなく，幅広いヒトの形質にかかわっている可能性が示されつつある．

5.5 非コードRNA

　DNA上の遺伝子配列は，転写され，タンパク質に翻訳されて，機能を発揮する（セントラルドグマ）．このようにタンパク質として機能するDNA配列は，ヒトゲノムの約1.1％である．一方で，ヒトゲノムの約76％はRNAに転写されていることがわかり，タンパク質をコードしていないRNA分子の役割が注目されるようになった．このようなRNAを総称して非コードRNA（ncRNA）という．ncRNAは，20ヌクレオチド程度から100 kbに至るものまでさまざま報告されている．現在，ncRNAの機能として，タンパク質合成と核外への輸送，RNAの

kb：kilo base. DNAの塩基対1,000個を表す単位．

成熟，DNA合成，遺伝子発現調節，トランスポゾンの制御などが挙げられる．ここでは，マイクロRNA（miRNA）による遺伝子発現調節について例を挙げて紹介する．

　miRNAは，20 〜 25塩基で形成され，特定のmRNA（3′側非翻訳領域）に相補的な配列をもっている．miRNAはまず前駆体の形で転写され，核で部分切断されてpre-miRNAとなり，核外に出て成熟miRNAとなる．成熟miRNAは，相補的な配列をもつ特定のmRNAと結合することで，翻訳の阻害やmRNAの分解を引き起こすと考えられている．miRNAには多くの種類が存在する．たとえば，膵臓と脳での発現が報告されているmiR–375の発現増加は，ホルモン合成や分泌制御に関与するmyotrophin遺伝子の発現抑制を介して，インスリン分泌の低下を引き起こすと考えられている．また，miR–375を欠損させた遺伝的肥満マウスでは，膵B細胞が減少し，インスリン分泌不全を起こすことも報告されている．

6. エピゲノム

DNAの塩基配列は，親から子，子から孫へと，細胞が分裂した後も正確に受け継がれていくことが確立した概念となっている．しかし，DNA塩基配列以外にも受け継がれる情報があることが最近明らかになってきた．たとえば，一卵性双生児はDNA配列が同一であるにもかかわらず，成育環境の違いによって異なる体質(個人差)を創出する．このようなDNA塩基配列以外の情報を，エピジェネティックな情報といい，細胞が分裂した後も，次世代細胞に受け継がれる．

6.1 エピゲノムとは

ゲノムとは，生物の遺伝情報の一揃えをいい，DNAの塩基配列情報のすべてのことである．エピゲノム（epigenome）とは，そのゲノムDNAの塩基配列情報は変化させずに，DNAやヒストンへの化学修飾で規定される遺伝情報の全体をいう．

エピジェネティクスとは，「DNAの塩基配列の変化を伴わずに，染色体における変化によって生じる，安定的に受け継がれる表現型のこと」をさし，ゲノムに書かれた情報伝達を変えることなく，遺伝子発現を制御する現象の総称である．分子レベルで実際に起きている変化は，①DNAのメチル化と，②ヒストンの化学修飾（メチル化，アセチル化，リン酸化，ユビキチン化）が主で，クロマチンの構造に影響を与えて，遺伝子発現を調節する．

A. エピジェネティックな変化と遺伝子発現

a. クロマチンの構造変化

真核細胞のDNAは，ヒストンタンパク質と強固に結合した，ヌクレオソーム構造として存在している（図4.3参照）．ヌクレオソームはさらに折りたたまれて，

図 6.1　エピジェネティクス機構
ヒストンと DNA の 2 本鎖の 1 巻きをヌクレオソームという．ヌクレオソームは折りたたまれて，クロマチン繊維を形成し，染色体が構成されている．①は DNA のメチル化として，メチル基（Me）がシトシン（C）に結合している様子を示す．②はヒストンの化学修飾として，メチル基（Me）やアセチル基（Ac）が結合している様子を示す．

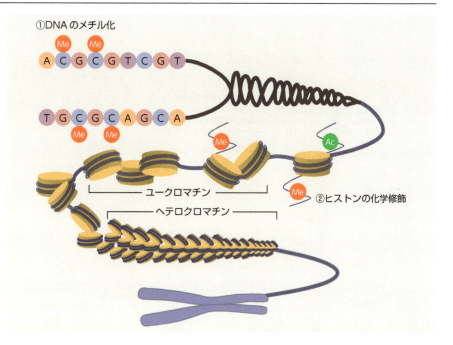

クロマチン繊維を形成している．クロマチンのうち，ユークロマチンといわれる領域は，遺伝子の転写が活発な領域で，クロマチンが弛緩した状態にある．一方，ヘテロクロマチンといわれる領域は，クロマチンが強く折りたたまれて凝集し，転写が不活発な領域である（図6.1）．クロマチン構造の変化は細胞の種類によっても異なり，遺伝子の発現をはじめ，DNA の修飾に積極的な役割を果たしていることがわかってきている．これらの変化は発生，分化のみならず，発がんや精神疾患などにかかわっていることが明らかになってきている．

B.　DNA のメチル化

a.　DNA メチル化による転写抑制

真核細胞では，シトシン（C）塩基の5位にメチル基（-CH$_3$）が入り，DNA がメチル化を受ける（図6.2）．このメチル基は，S-アデノシルメチオニン（SAM）から DNA メチルトランスフェラーゼ（DNA methyltransferase：DNMT）の触媒により転移する．C 塩基の次にグアニン（G）塩基が続く配列は CpG と表記されるが，脊椎動物ではこの塩基配列のみがメチル化の標的となり，CpG 配列の C 塩基がメチル化される（図6.3）．

CpG の p はホスホジエステル結合（phosphodiester bond）の p である．

ゲノム上の CpG 配列の多くは，遺伝子のプロモーター領域に島状に散在しており，CpG アイランドといわれている．ヒトやマウスのゲノム DNA では，CpG 配列のうち約70%がメチル化されており，その多くは転写が抑制された遺伝子のプロモーターに分布している．一方，転写が活発な遺伝子のプロモーター

6.1　エピゲノムとは

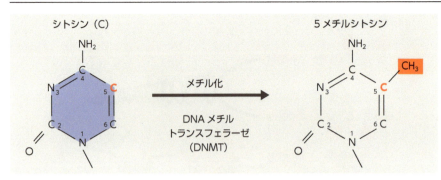

図 6.2 シトシン塩基のメチル化

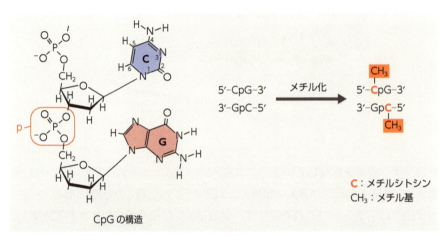

図 6.3 メチル化標的のCpG配列

領域のCpG配列のC塩基は，ほとんどメチル化されていない．つまり，CpG配列のC塩基にメチル基が付加されると，プロモーターは不活性となり転写は抑制されることになる．

　DNAメチル化によって転写が抑制されるしくみとして，2つ考えられている．1つは，プロモーター領域の転写因子結合配列に存在するCpG配列がメチル化されることで，転写因子が結合できなくなるためというものである．もう1つは，メチル化されたDNAを特異的に認識して結合するタンパク質が，プロモーターに結合することで，ヒストン修飾が変化し，クロマチンの構造が変わるためというものである．

b. DNAメチル化状態の調節

　DNAのメチル化状態は，メチル化・脱メチル化によって調節されている．DNAへのメチル基の付加は，DNAメチルトランスフェラーゼによって触媒される．哺乳類では相同遺伝子産物である5種類のDNAメチルトランスフェラーゼが知られている．このうち，DNAに新たなメチル基を導入する酵素は，DNMT3aとDNMT3bで，*de novo* メチル化にかかわると考えられている．一方，

細胞が分裂する際，DNA複製と協調して次世代細胞にDNAメチル化のパターンが伝達されるときには，DNMT1がメチル化を触媒する（維持メチル化）. DNMT2のメチル化活性は非常に弱く，機能はよくわかっていない. DNMT3Lは，メチル化活性はもっていないが，ゲノムインプリンティング（ゲノム刷り込み）のDNAメチル化にかかわることが判明している.

　メチル化を消去する脱メチル化の機構については，未だ不明な点が多い. DNA複製の際にDNMT1が働かなくなり，メチル化が維持されず消えてしまうという機構と，DNA複製に依存しない（能動的にメチル基が除去される）機構などが考えられている.

c. ゲノムインプリンティングとDNAメチル化

　哺乳類では，父親由来，母親由来の2組の遺伝子セットをもっているが，全体の約1%に相当する特定の遺伝子群では，同じDNA配列をもっているにもかかわらず，どちらの親由来の遺伝子かによって，異なる発現調節を受ける. このわかりやすい例は，異なった種の動物を交配して作られた異種間雑種動物である. 雄のライオンと雌のトラの交配で生まれる異種間雑種はライガーといわれ，両親より大きく成長し，トラと似た縞模様をもつ. 一方，雄のトラと雌のライオンの交配によるものは，タイゴンといわれる. 両親より体は小さめで，トラのような縞模様をもつ場合とヒョウのような斑紋をもつ場合がある. 仔のゲノムは同じ（ライオンとトラが半々）であるにもかかわらず，どちらが父親でどちらが母親であるかによって，生まれてくる仔の姿形に大きな違いが生じている. このような結果は，同じゲノムDNAをもっていても，精子と卵子がもつ遺伝情報が異なっていることを示している.

　これは，精子または卵子の形成時に，将来の発現を決定する目印が特定の遺伝子に付加され，継承されるために起こると考えられており，おもにDNAメチル化が関与している. このような現象を，ゲノムインプリンティング（ゲノム刷り込み）という. 哺乳類で見られ，個体の発生，胎児の成長，胎盤形成，脳の発達などにかかわっている. マウスでは，網羅的解析によってインプリンティングされている遺伝子領域が同定され，16種類の染色体上に100個以上が報告されている. ヒトではマウスのように解析することは困難であるが，マウスでインプリンティングされている遺伝子は，多くのヒト相同遺伝子においてもインプリンティングされていることがわかっている.

d. X染色体不活性化とDNAメチル化

　ヒトの性染色体は，女性ではX染色体が2本（XX），男性ではX染色体とY染色体（XY）である. このため，女性のX染色体上の遺伝子は男性に比べて2倍あり，何もしなければ，これらの遺伝子の発現量は女性で男性の2倍となる. しかし，わずかな発現量の変化が重大な障害を引き起こすことがある. たとえば，ダウン

症候群は，通常2本ある染色体が3本ある（21番染色体トリソミー）ために起こる疾患で，特定遺伝子の発現が1.5倍になることが原因と考えられている．女性では2本のX染色体からの過剰な量の遺伝子の発現を避ける（遺伝子量補償）ために，X染色体の1本は発生の初期過程の比較的早い段階に，必ず不活性化している．不活性化されたX染色体のDNAは，高度にメチル化されていることが明らかになっている．母親由来，父親由来どちらのX染色体が不活性化されるかは，細胞ごとにランダムに決まり，ひとたび不活性化するとその状態は変化しない．

X染色体のランダムな不活性化は，三毛猫で観察できる．常染色体にある白色となる遺伝子と，2本のX染色体のうち，片方に茶色を発現するO遺伝子，もう片方に茶色を発現しないo遺伝子（劣性遺伝子）をもっているメス猫が，三毛猫となる．2本のX染色体にO遺伝子とo遺伝子が存在していても，細胞ごとにランダムなX染色体の不活性化が起こり，ある細胞ではどちらかしか機能しない．O遺伝子が発現する場合は茶色，o遺伝子が発現する場合は茶色ではなくバックグランドの黒色となる．一方，X染色体を1本しかもっていないオス猫では，茶色か黒色のどちらかになる．X染色体の不活性化は，受精後にランダムに起こるので，一卵性であっても三毛猫の模様（色のパターン）は同じにはならない．

C. ヒストン修飾

a. ヒストンの構造と化学修飾

真核生物では，DNAはヒストンに巻き付いて折りたたまれ，細胞の核の中に収納されている（図6.1）．いわば，ヒストンタンパク質という糸巻きが，DNAの糸を巻き付けている状態である．

ヒストンタンパク質は，H1，H2A，H2B，H3，H4の5種類に分けられる．このうち，H1はリンカーヒストン，H2A，H2B，H3，H4の4種類はコアヒストンといわれる．コアヒストンは，それぞれ2分子ずつが集まって八量体（ヒストンオクトマー）を形成している．1つのヒストンオクトマーは，約150塩基対のDNAを約1.7回巻き付けて，クロマチンの最小単位ヌクレオソームを形成している（図6.1）．

コアヒストンのN末端に存在する20～30個のアミノ酸は直鎖状に並んでおり，これをヒストンテールという．塩基性アミノ酸のリジンやアルギニンを多く含んでいるため，正電荷を帯びている．

ヒストンテールには，アセチル化，メチル化，リン酸化，ユビキチン化など，さまざまな化学修飾がみられる．これら化学修飾の組合せによってクロマチンの構造変化が惹起され，遺伝子の発現が変化する．クロマチンが開いた状態になったときは，遺伝子発現が活性化する．一方，クロマチンが閉じた状態では，遺伝子の発現は抑制される．なお，ヒストンの修飾は，エピジェネティックな遺伝子

表6.1 ヒストン修飾と転写の活性化・抑制の関係
Kはリジン残基の略号

修飾の種類	H3K4	H3K9	H3K14	H3K27	H3K79	H4K20	H2BK5
モノメチル化	活性化	活性化		活性化	活性化	活性化	活性化
ジメチル化	活性化・抑制	抑制		抑制	活性化		
トリメチル化	活性化	抑制		抑制	活性化・抑制		抑制
アセチル化		活性化	活性化	活性化			

発現の調節にかかわる暗号となっているという意味で，ヒストンコード（ヒストン暗号）といわれている．

b. ヒストンのアセチル化

ヒストンのH3，H4がアセチル化されると，転写が活性化される．ヒストンテールに，負の電荷をもつアセチル基（CH_3CO-，Ac）が結合すると電気的に中和状態になり，その結果DNAのヒストンへの巻き付きが緩くなり，転写しやすい状態になると考えられる．また，アセチル化されたヒストンテールのリジン残基が転写因子をリクルートし，転写が活性化されるとも考えられている．細胞中には，多種類のヒストンアセチル化酵素（HAT）とヒストン脱アセチル化酵素（HDAC）が存在し，ヒストンのアセチル化を調節している．

HAT：histone
acetyl transferase

HDAC：histone
deacetylase

c. ヒストンのメチル化

ヒルトンのメチル化は，アセチル化とは異なり，ヒストンタンパク質のどの部位がメチル化されるかによって，活性化と抑制が決まる．ヒストンのメチル化は，リジン残基で起こることが多く，メチル基が1個から3個結合した，3つの状態（モノメチル化，ジメチル化，トリメチル化）があり，それぞれで遺伝子の転写が活性化されたり抑制されたりする．ヒストンのメチル化は可逆的な反応で，脱メチル化酵素によりメチル基が外れると，それに応じて転写活性も変化する．ヒストンH3のN末端から4番目のリジン（リシンともいう．Lys，1文字表記はK）がメチル化されると，転写の活性化が起こることがわかっている（H3K4メチル化）．H3K4メチル化がジメチル化したもの（H3K4me2）は，転写の活性化と抑制の両方で見られるが，トリメチル化されたもの（H3K4me3）は転写が活性化している遺伝子領域で見いだされている．その他のヒストンのメチル化部位と遺伝子の転写について，表6.1にまとめた．

d. ヒストンのリン酸化

リンカーヒストンのH1と，コアヒストンのH2A，H2B，H3がリン酸化の標的となる．H3のセリンのリン酸化は，細胞周期において重要な役割を担い，細胞分裂期での染色体濃縮および分配にかかわっていると考えられている．さらに，別のヒストンのリン酸化が，DNA切断修復やアポトーシスにかかわっていることがわかっている．

e. ヒストンのユビキチン化

ユビキチンは，76個のアミノ酸からなるタンパク質で，タンパク質分解，DNA修復，翻訳調節，情報伝達などさまざまな生命現象にかかわっている．ヒストンがユビキチン化されると，遺伝子発現が活性化されたり抑制されたりする．特に，コアヒストンのH2A，H2Bのユビキチン化と遺伝子発現の関連性が明らかにされている．

6.2 エピゲノムと栄養

DNAやヒストンのメチル化は，葉酸・メチオニン代謝経路において生成するS-アデノシルメチオニン（SAM）から，メチル基転移酵素によりメチル基が供給されることにより生じる．S-アデノシルメチオニンの合成には，葉酸，ビタミンB_{12}，メチオニン，コリンなどの食事由来の栄養素が重要である（図6.4）．したがって後述するように，妊娠期の母親でこれら栄養素の摂取過不足が生じると，胎児

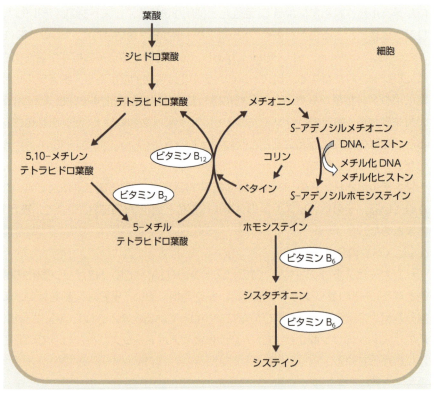

図6.4 葉酸・メチオニン代謝

のDNAやヒストンのメチル化が変化し，遺伝子発現変動を介して表現型（個人差）に影響を与える可能性が指摘されている．

たとえば，マウスを用いた体毛色に関する研究で，妊娠雌マウスにメチル基ドナー（葉酸，ビタミンB$_{12}$，ベタイン*）が欠乏した食餌を与えると，産仔の体毛色の決定にかかわる遺伝子のプロモーター領域での低メチル化と，体毛色の変化が生じることが報告されている．また，この表現型は，次世代にも及ぶことが示されている．さらに，妊娠期にメチル基ドナーの摂取が制限された母ヒツジから生まれた仔ヒツジは，DNAメチル化がゲノムワイド（全ゲノム領域）に変化し，インスリン抵抗性や高血圧を呈するという報告もなされている．これらの結果は，栄養が個体レベルのエピゲノムに影響することを示している．

*分子全体としては電荷をもたない(CH$_3$)$_3$N+CH$_2$COO$^-$で表わされる化合物の総称．自然界では植物や海産物などに広く存在し，甘味やうま味，保湿に関係している．

6.3 生活習慣病とエピゲノム

A. 胎児期の栄養環境と生活習慣病

環境因子によるエピゲノムの変化の観点から，特に生活習慣病との関係が注目されている．DNAのメチル化やクロマチン修飾は，環境因子によって変化しうるが，影響を与える環境因子には，栄養状態，生活環境，生活習慣，薬剤・化学物質などがある（図6.5）．

疫学調査や動物モデルを用いた研究から，胎児期の栄養環境が何らかの形で記憶され（メタボリックメモリー），その後の生活習慣病などの発症率に影響を与えるという概念（developmental origins of health and disease：DOHaD）が提唱されている．この記憶のしくみとして，エピジェネティクスの関与が想定されている．胎児期に曝露された栄養状態によって，代謝関連遺伝子のDNAメチル化やヒストン修飾などが変化し，その後維持されることで，代謝関連遺伝子の発現量に変化が生じ，成人期の肥満や生活習慣病の発症に影響を与えると考えられている（図14.6参照）．

DOHaDの概念は，1980年代にイギリスのDavid Barker博士が行った疫学調査がもとになっている．彼らは，出生体重が小さくなるほど，その児が成人になったときの心疾患，II型糖尿病，肥満，精神疾患などの発症率が有意に高いという報告をしている．その仮説（Barker仮説）として，母体内で低栄養状態にあった低出生体重児は，胎児期に少ない栄養を効率よくエネルギー源にできるように適応しているが，出生後に通常の栄養を受ける環境に置かれた場合には，過栄養の状態に陥りやすいと推察されている．そして，胎児は低栄養状態に適応するよ

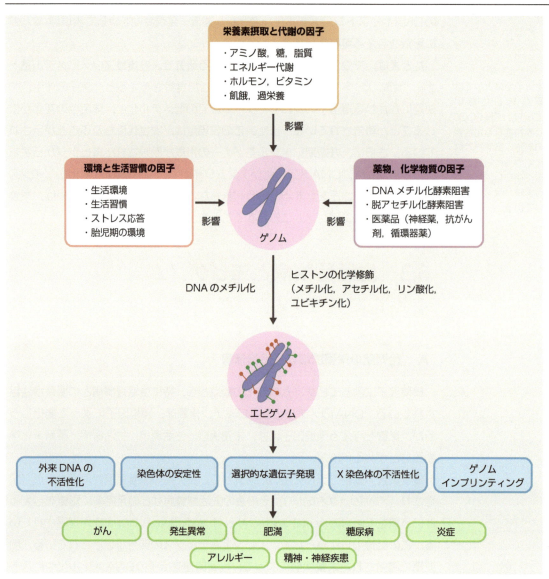

図 6.5 エピゲノムに影響する多様な環境要因

うに，エピゲノム修飾を獲得するのではないかと解釈されている．

　胎児期の低栄養を再現する実験動物モデルとして，妊娠期の母体のエネルギー制限，子宮動脈結索などにより得られる子宮内発育遅延(IUGR)がある．このモデルの産仔は，成長後にⅡ型糖尿病を発症しやすいが，これには膵B細胞機能に重要な転写因子の遺伝子プロモーター領域におけるDNAメチル化増加やヒストン修飾の変化が伴うことが報告されている．またIUGRモデルでは，骨格筋への糖の取り込みを担う遺伝子のプロモーター領域のヒストン修飾が変化し，次世代へと維持されるという報告もある．

　日本では若年女性のやせが増加し，低出生体重児(2,500 g以下)の増加と平均出

生体重の低下が問題になっている．上述のように，母体の低栄養による胎生期の
エピゲノムの変化が示唆されている現在，エピジェネティクスの視点から次世代
の健康を担う女性の栄養・食生活の重要性を周知する必要がある．

B.　がんとエピゲノム

　がんにおけるDNAメチル化の異常は，DNA高メチル化状態と低メチル化状
態が挙げられる．DNA高メチル化は遺伝子発現抑制，低メチル化状態は遺伝子
発現上昇に関与する．がんでは，ゲノムワイドな低メチル化を示す一方で，特定
遺伝子のプロモーター領域CpGアイランドの高メチル化が認められる．前者は
染色体の不安定性，後者は遺伝子の転写抑制により不活性化を引き起こすとされ
る．異常メチル化は，細胞周期調節，DNA修復，アポトーシス関連など，さま
ざまな遺伝子が不活性化される．DNAメチル化の異常は，がんの病態に影響す
ると考えられ，このことを利用したがん診断（腫瘍マーカー）や抗がん剤感受性指標
への応用が進められている．

　がんの形成に関与するエピジェネティクスの異常には．ヒストン修飾による遺
伝子の不活性化も関与している．抑制性のヒストン修飾であるH3K9メチル化は，
DNAメチル化と共存し，強力な遺伝子不活性化を引き起こす．同じく抑制性の
ヒストン修飾であるH3K27トリメチル化は，DNAメチル化非依存的に，遺伝子
の発現を抑制する．がん細胞では複数のエピジェネティクス機構が相互に作用し，
がんの発生・進展にかかわっていると推測されている．

C.　エピゲノム解析

　ゲノム解析の急速な進歩によって，疾患の遺伝的素因を特定しようとする研究
が行われ，ゲノムワイド関連解析または全ゲノム関連解析（Genome-Wide
Association Study：GWAS）といわれている（13.2A参照）．しかし多くの疾患は，遺
伝的素因と栄養状態に代表されるような環境因子との相互作用によって発症に至
る．一方で，環境因子はエピジェネティックな変化を細胞に引き起こし，遺伝子
発現量の変動をもたらす．

　このようなエピジェネティクスの状態と疾患を含む表現型との関連を探索する
研究は，GWASに習い，Epigenome-Wide Association Study（EWAS）とい
われている．EWASはGWASでは特定できない新たな疾患感受性変異の発見を
可能にすると期待されている．しかし，エピジェネティクスの状態は細胞，組織
ごとにさまざまであり，基本的にどの細胞も同一の配列をもつゲノムの解析に比
べると，エピゲノム解析は複雑で難易である．

　現在，次世代シークエンサーを用いた，包括的なDNAメチル化解析（メチロー
ム解析）やゲノムワイドなヒストン修飾解析が進められている．細胞・組織特異的

なエピジェネティクスの状態を把握することは，生活習慣病を含むさまざまな疾患の診断，創薬，再生医療などに極めて重要で，エピゲノム解析は今後の生命科学の新たな分子基盤になると考えられる．

7. テーラーメイド栄養学とニュートリゲノミクス

　個人に合わせた栄養摂取量を決めるためには，遺伝子の個人差を考慮する必要がある．ヒトの遺伝子の塩基配列は，個人間で違う部分が多く存在し，栄養代謝に関係する遺伝子にも多くの遺伝子多型が報告されている．また，環境要因などが遺伝子に影響を与えるエピジェネティクス制御も知られている．さらに，食品に対する好き嫌いなどの個人差も存在し，それらを考慮した栄養指導・栄養教育の確立は，最も重要な栄養学の課題である．テーラーメイド栄養学は，個人差に合わせた栄養推奨量を考慮するために必要な学問である．

　ニュートリゲノミクスは，ニュートリション（栄養）とゲノミクス（遺伝子の網羅的解析）による造語である．栄養学に遺伝情報を取り入れた新しい研究分野として注目されている．ニュートリゲノミクスは食品成分や栄養素が生体の遺伝情報にどのような作用を及ぼすかについて網羅的に解析する技術であり，システムバイオロジーとバイオ情報科学ツールを用いたオミクス（omics）解析技術のことをいう．

　将来，テーラーメイド栄養学に貢献するニュートリゲノミクスとして，たとえば脂肪を代謝しやすくなる機能性食品の標的をニュートリゲノミクスで調べ，遺伝子A，遺伝子B，遺伝子Cの3つの遺伝子であることがわかったとする．大多数のヒトでは効果があるが，これらの遺伝子に変異をもつ一部のヒトに限りこの機能性食品の効果が出にくいことがわかれば，事前にその遺伝子をもっているかを調べ，効果が期待できるかを確認することができる．このように遺伝子の個人差によって生じる効果の違いに対応し，個人の遺伝子情報に基づいて食生活を改善したり，効果的な機能性食品を選択できるようになると考えられる．

7.1 テーラーメイド栄養学

　テーラーメイド（taylormade）とは，和製英語のオーダーメイドの英語であり，

同様の意味をもつ，テーラーメイド医療として浸透してきた．テーラーメイド医療とは，患者の個人差を考慮して，各個人に最適な医療 (治療) を提供することをいう．年齢，性別，体重，体質，病状などを考慮した薬物投与などから，近年は遺伝子診断によって得られる遺伝子情報に基づいて行われるようになっている．

このテーラーメイド医療のなかでも，生活習慣病といわれる高血圧症，脂質異常症，糖尿病などで，個人差に応じた栄養指導教育による治療の実践を行うための研究をテーラーメイド栄養学という．

テーラーメイド栄養学によって，個々に何をどれだけ食べればよいのかを，個人差や体質により解明することは一次予防となり，また，発症後の治療としても今後必要となる．

6章までに遺伝子のはたらきとは，遺伝子の情報を読み取り，ヒトの体に必要なタンパク質を合成することとして学んだ．遺伝子型は両親からの遺伝により，一生変化のない遺伝子の配列であったが，遺伝子発現は遺伝子からmRNAによりタンパク質が合成されるもので，変化する．そのため，遺伝子発現を調節することが可能であれば，それが，テーラーメイド栄養学に基づいた食事などの環境要因によって疾患の発症を抑制することができるのではないかというのが疾患予防への今後の大きな期待である．

7.2 単一遺伝子病と慢性疾患

一般的な遺伝的変異に一塩基多型 (SNP) や塩基の反復・挿入・欠失やコピー数多型(CNV)などの遺伝的変異がある．

フェニルケトン尿症 (phenylketonuria：PKU) は，常染色体劣性遺伝で，単一遺伝子の単一変異により，特定の栄養素の代謝に異常が現れたものである (図7.1)．タンパク質の消化により生じるアミノ酸のフェニルアラニンをチロシンに変換させる酵素を作る遺伝子の塩基が変化しているため，フェニルケトンが蓄積し，チロシンが欠乏する．フェニルケトン尿症の食品の対応策として，アスパルテームを含む食品にはフェニルアラニン含有の表示が義務付けられている．

単一遺伝子の単一変異とは異なり，骨粗鬆症，糖尿病，心血管疾患のような慢性疾患では，複数の遺伝子がかかわるために，栄養素への応答も複雑である．多数のSNPやコピー数多型による影響を調べて栄養素に応答する遺伝的変異を解析するゲノムワイド関連解析 (GWAS) は，最新技術を用いた取り組みの1つである．栄養素の代謝にかかわる複数の遺伝子の変異の検出が注目される．遺伝子の変異などを検出するための情報サイトもあり，ウェブサイトを用いて利用するこ

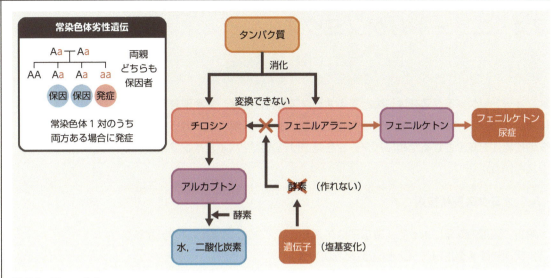

図7.1 フェニルケトン尿症

とができる．

7.3 葉酸代謝とテーラーメイド栄養

プレセニリン：アルツハイマー病に関連する遺伝子群の総称．14番目の染色体にあるプレセニリン1は，アルツハイマー病の普遍的な原因遺伝子である．

　5.4節でも触れた葉酸還元酵素（MTHFR）については，エピジェネティクスにもかかわる．アルツハイマー型認知症において，葉酸欠乏によりアミロイド前駆体とプレセニリン1（presenilin1, PS1）の転写調節部位のCpGアイランドのDNAメチル化が低下し発現抑制が解除されるため，その遺伝子発現増加およびタンパク質合成が促進する．健常者でも高ホモシステイン値は脳の委縮と相関するとの報告があり，高ホモシステイン血症では認知症発症の危険率が増加する．米国では食品に葉酸を強化した結果，血清葉酸値は上昇し，血清ホモシステイン値は低下したと報告している．これにより脳卒中死亡率が著しく減少し，また認知症予防に効果があると報告されている．葉酸代謝酵素のSNPを保持するハイリスク者へのテーラーメイド栄養ケアに活用できる研究例である．

　そのほかにもビタミンD受容体（VDR）遺伝子多型と骨密度，骨格筋量や強度との関連などが報告されているが，ハイリスク者に対する栄養ケアを適切に行っていくために，日本人の遺伝子多型と食事要因の関係についてエビデンスの蓄積およびテーラーメイド栄養指導が今後求められる．

7.4 ニュートリゲノミクス

　ニュートリゲノミクスをはじめとするオミクス解析技術は，生命現象を包括的に解析・解明するため，近年盛んに行われている．オミクス解析から得られたデータの複雑性を減少させるためにパターンを見つける方法をバイオインフォマティクスという．

A. オミクス解析技術

　解析・測定の対象によって，遺伝子はゲノミクス，タンパク質はプロテオミクス，代謝物はメタボロミクスという（図7.2）．

a. ゲノミクス
　生物のゲノムに関する研究領域であり，DNA配列の変異，およびDNA機能に及ぼすDNAとヒストン修飾の影響（エピジェネティクス）も含まれる．

b. トランスクリプトミクス
　遺伝子から転写される転写産物ならびに選択的スプライシング転写産物をトランスクリプトーム解析により網羅的に解析する技術である．一次的な初期の調節とそれに続く二次的な調節を反映したものである．cDNAアレイなどを用いる．

c. プロテオミクス
　タンパク質の発現，局在，物理的特性，翻訳後修飾，構造ならびに機能を網羅的に解析する技術である．同時に全範囲を測定することはできず，リン酸化プロテオーム，ミトコンドリアプロテオーム，血清プロテオーム，膜タンパク質プロテオームなど，部分的なプロテオームが行われる．この方法で用いられる技術は，

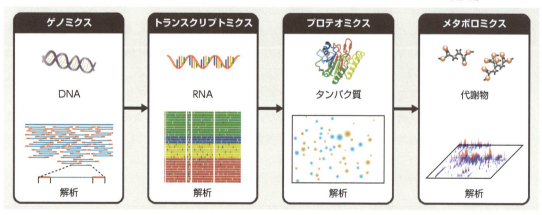

図7.2　オミクス解析技術

二次元電気泳動法やタンデム質量分析法である．

d. メタボロミクス

特定の生理状態における細胞内の代謝産物のレベルを同時に測定して解析を行う研究分野である．メタボロームは電気泳動やクロマトグラフィーにより分離し，質量分析や核磁気共鳴イメージング（nuclear magnetic resonance：NMR）分析を組み合わせて評価する技術である．細胞内部位や化学的特徴による部分的なメタボロームが一般に行われている．

B. バイオインフォマティクス

バイオインフォマティクス（bioinformatics）は，生命情報科学と訳され，生物学のデータを情報科学の手法により解析する学問や技術をいう（図7.3）．手法のおもなものとして，クラスタリング，パスウェイマッピング，ネットワーク解析，数学的モデルなどがある．種々の解析ツールがウェブサイトから利用できる．

a. クラスタリング

解析される対象が数万に及ぶ場合には，フィルタリングや統計解析を行っても有意なパターンを見出しにくい．その場合に用いられるのがクラスタリングで，情報を部分集合（クラスタ）に分け，それぞれの部分集合に含まれる情報がある共通の特徴を持つようにする解析手法である．クラスタリングの特徴は，多くの場合，類似性やある定められた距離尺度に基づく近さで示されることである（図7.4）．

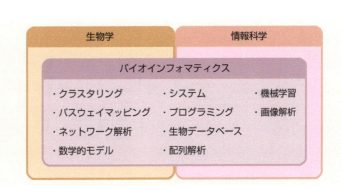

図7.3 バイオインフォマティクス

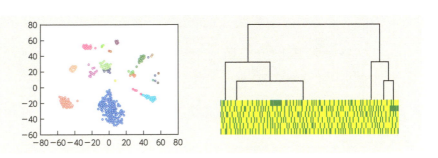

図7.4 クラスタリングによる図の例

一般的な方法はツリーに基づいた階層的クラスタリングである．

b. パスウェイマッピング

　パスウェイ(pathway)は「経路」のことで，遺伝子やタンパク質の相互作用を経路図として表したものである．生物学的な関連性の変化を解析するための方法で，遺伝子存在量解析(gene set enrichment analysis：GSEA)に基づいて，オミクスデー

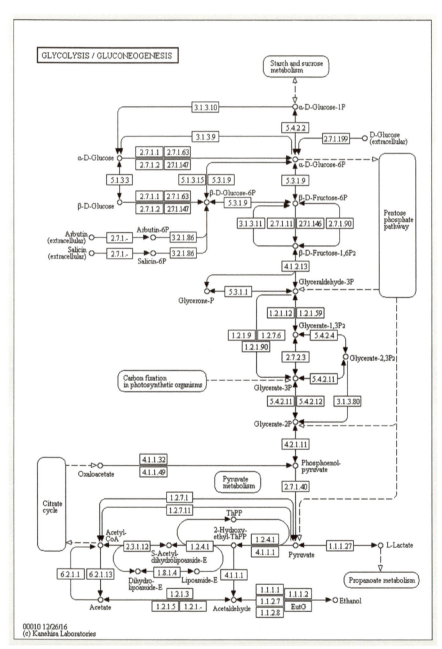

図7.5　代謝経路のパスウェイの例
[出典：http://www.genome.jp/kegg/pathway/map/map00010.html]

タをグループ化するためにプログラムが開発された．代謝経路や情報伝達，タンパク質間相互作用，遺伝子制御情報も含めてパスウェイがマップとして表現されている(図7.5)．特定の生理学的，また疾患のプロセスにおいて重要な因子のグループがどのように蓄積していくか，その変化をグループ化してグラフやパスウェイの図に表すことができる．

c. ネットワーク解析

生体における調節制御にかかわる分子間相互作用として，タンパク質間，タンパク質とDNA，核酸，タンパク質と代謝産物などがある．ネットワークを作成してこれらの相互作用を解析する方法である．

7.5 ニュートリゲノミクスを用いた栄養学研究

トランスクリプトーム解析による研究を紹介する．

A. 肥満と炎症の関連

2004年Clement K.らによって発表された研究報告（*FASEB J.* **18**, 1657-1669）では，肥満者に対して28日間のエネルギー制限を行い，脂肪組織のトランスクリプトーム解析を行った結果，脂肪組織での炎症性関連遺伝子群の発現が低下し，逆に抗炎症関連遺伝子の発現が上昇したことから，肥満と炎症の関連が明らかになった．

B. 糖尿病患者における遺伝子発現の低下

2003年Mooyha V. K.らによって発表された研究報告（*Nat Genet,* **34**, 267-273）では，糖尿病患者における骨格筋のトランスクリプトーム解析から，酸化的リン酸化やミトコンドリア機能に関する遺伝子発現が低下することが明らかにされた．

これらの変化は，ミトコンドリアによるグルコースや脂肪酸の酸化を低下させ，細胞内脂肪代謝物が増加することにより，インスリン抵抗性を惹起すると考えられている．

C. 健常者の骨格筋における遺伝子発現の低下

2005年Sparks L. M.らによって発表された研究報告（*Diabetes,* **54**, 1926-1933）では，高脂肪食を3日間摂取した健常者の骨格筋でも，トランスクリプトーム解析から，酸化的リン酸化やミトコンドリア機能に関する遺伝子発現が低下すると

ともに，それら遺伝子の調節因子であるPGC-1αの発現量が低下することが示されている．

　これらの変化も，骨格筋におけるインスリン抵抗性を惹起すると考えられる．

栄養素による遺伝子発現や分子機能の調節編

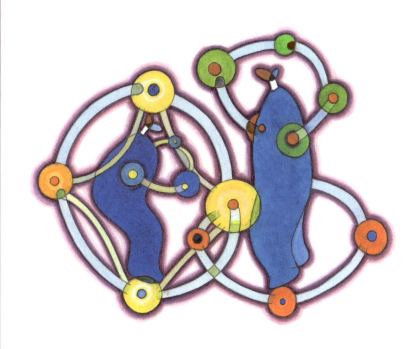

8. 糖質，脂質，タンパク質と遺伝子発現

遺伝子の情報が細胞の構造や機能に変換される過程を遺伝子発現といい，DNAの情報をRNAに写しとる転写レベル，スプライシング，mRNAの分解などの転写後レベル，mRNAからタンパク質への翻訳レベル，タンパク質のリン酸化/脱リン酸化・アセチル化/脱アセチル化などの修飾やアロステリック調節，分解などの翻訳後レベルなど，さまざまなレベルで調節されている．

糖質，脂質，タンパク質，ビタミン，ミネラルなどの栄養素は，これらの各段階に作用して遺伝子発現を調節する．特に，栄養素による遺伝子の転写調節に関しては近年多くの知見が得られてきている．各種の栄養素に応答して転写制御に関与しているエレメントとして栄養素応答エレメント（nutrient responsive element：NRE）が存在し，それに特異的な転写因子が結合する．次に，コアクチベーターなどの転写共役因子と相互作用して標的遺伝子の転写が促進される．おもなNREの塩基配列と結合する転写因子について，表8.1に示した．

8.1 糖質による遺伝子発現

私たちは，日々の食事を通して，食物中に含まれる栄養素を体内に取り込み，

表8.1 栄養素応答性エレメント（NRE）とおもな結合タンパク質
C, A, T, G：塩基，N：任意の塩基

炭水化物応答性エレメント（ChoRE）		CANNTG NNNNN CANNTG	ChREBP
		C/TTAATG	PDX1（IPF1）
ステロール調節エレメント（SRE）		TCACNCCAC	SREBP-1a, SREBP-1c, SREBP-2
脂質応答性エレメント	direct repeat（DR）	AGGTCA N AGGTCA	PPARs, LXR, SXR, RXR
	inverted repeat（IR）	TGACCT N AGGTCA	FXR
	half-site	AGGTCA	LRH-1
アミノ酸応答性エレメント		ATTGCATCA	ATF4

エネルギーに変換して生命活動を営んでいる．ただ，1日複数回に分けて摂食しているため，数時間単位で絶食と摂食のサイクルを繰り返している．したがって，生体のおかれる環境は時々刻々と変化しているといえる．しかし，多少の幅はあるものの恒常性の維持（ホメオスタシス）機構のために，体内環境はほぼ一定レベルで推移できている．この調節にはおもに内分泌系（ホルモン）による末梢組織の代謝方向の調節が関係し，絶食が長く続いた場合でも血糖値はほぼ一定に保たれるのである．

A. グルカゴンによるGタンパク質の活性化

空腹時には膵A細胞から分泌されるグルカゴンが作用する（図3.6参照）．グルカゴンは，標的器官の肝細胞膜上の7回膜貫通型Gタンパク質共役型受容体であるグルカゴン受容体に結合して，三量体Gタンパク質を活性化する．次に，アデニル酸シクラーゼが活性化されて細胞内でセカンドメッセンジャーであるcAMP濃度が上昇する．すると，cAMP依存性プロテインキナーゼ（PKA）が活性化される．PKAは転写因子CREBをリン酸化して活性化する．CREBは糖新生系酵素のホスホエノールピルビン酸カルボキシキナーゼ（*PEPCK*）遺伝子や転写共役因子*PGC-1α*（peroxisome proliferator-activated receptor γ coactivator-1α）などの標的遺伝子の転写制御領域に存在するCRE（cAMP response element）に結合して転写を促進する．これにより糖新生系が促進され，肝臓からの糖の放出が盛んとなり血糖が上昇する．

B. インスリンによる血糖低下

糖質を摂取すると，はじめに消化管内でその構成単位である単糖類にまで消化される．これらのうちグルコースは小腸での吸収後に血中に入り，生体を一時的に高血糖状態へと導く．K_m値が大きいため，血糖値が上昇したときにだけグルコースを取り込むことができるグルコーストランスポーター GLUT2が膵B細胞には発現している（図8.1）．

高血糖に応答して，B細胞内へのグルコースの流入が増大すると，グルコースセンサーである解糖系のグルコキナーゼ（glucokinase：GK）により代謝が開始される．すると，細胞内のATP量が増大して，ATP／ADP比が大きくなり，細胞膜上のATP依存性K^+チャネルが抑制されて細胞膜が脱分極する．最終的に電位依存性Ca^{2+}チャネルが開き，Ca^{2+}の細胞内流入が生じてインスリンが分泌される．

インスリンは，血中を介して主要標的器官である筋肉・脂肪細胞・肝臓に作用する．インスリンが標的器官の細胞膜上に存在するチロシンキナーゼ型受容体（インスリン受容体）に結合するとさまざまな情報伝達経路が活性化される．筋肉・脂肪細胞では，細胞内小胞に局在していたGLUT4が細胞膜上へと移行し，血中グ

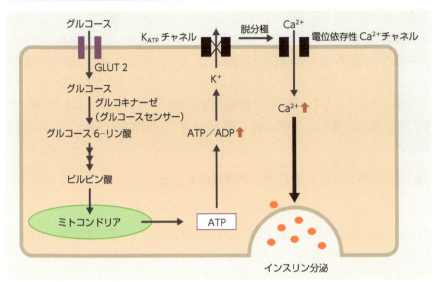

図 8.1 膵 B 細胞からのインスリン分泌

ルコースの細胞内への取り込みを促進するため，血糖値の急激な低下が生じる．

C. 肝臓におけるグルコースによる遺伝子発現の調節

肝臓では，GLUT2によるグルコースの取り込み促進とともにインスリンによる*GK*遺伝子の発現誘導と*PEPCK*遺伝子の発現抑制が生じる．これにより解糖系が促進され，糖新生系が抑制される．すると，グルコース情報伝達経路が活性化される（図8.2）．したがって，糖質摂食後には，生体では，はじめにインスリン情報伝達経路が，次にグルコース情報伝達経路が活性化される．

糖質摂食により，生体内では数多くの遺伝子の発現が調節される（表8.2）．肝臓では，解糖系酵素の*GK*やL型ピルビン酸キナーゼ(*L-PK*)，脂肪酸合成系酵素の脂肪酸合成酵素(*FAS*)や脂肪酸合成系転写因子(*SREBP-1c*)およびSpot 14 (*S14*)などの遺伝子の発現が誘導される．*GK*遺伝子はインスリンにより転写が促進され，*SREBP-1c*遺伝子はインスリンとグルコースの両方により発現が制御される．*L-PK, FAS, S14*の3つの遺伝子の転写制御領域にはグルコース濃度の上昇に依存した転写促進に関与する炭水化物応答エレメント（ChoRE）が同定されている．これらは共通して，5 bpのスペーサー配列に介在された2コピーの不完全なE box配列(5′-CANNTG-3′)から構成されている（表8.1）．

a. 炭水化物応答エレメント(ChoRE)

ChoREには炭水化物応答エレメント結合タンパク質（ChREBP）/Max-like protein X-β（MLX-β）ヘテロ二量体が結合して転写を促進する．ChREBPの活性はリン酸化（不活性型）/脱リン酸化（活性型）により調節される（図8.2）．肝細胞内でインスリンにより誘導されたGKがグルコースをグルコース6-リン酸に変換す

FAS：fatty acid synthase

SREBP-1C：sterol regulatory element-binding protein-1c

図 8.2 肝臓におけるグルコースによる遺伝子の転写調節
ChREBP：carbohydrate-responsive element-binding protein（炭水化物応答性エレメント結合タンパク質），PP-2A：protein phosphatase 2A（タンパク質脱リン酸化酵素2A），ChoRE：carbohydrate response element（炭水化物応答性エレメント），NSL：nuclear localization signal（核局在化シグナル），bHLH：basic helix-loop-helix（塩基性領域ヘリックス–ループ–ヘリックス），MLX-β：Max-like protein X-β

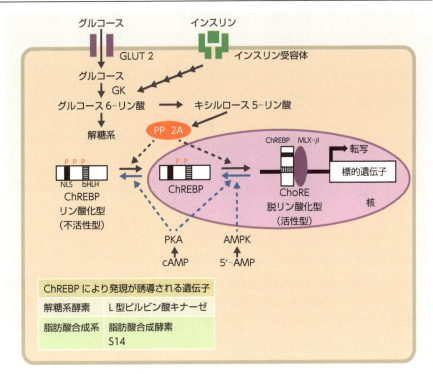

表 8.2 エネルギー産生栄養素（三大栄養素）により発現が制御されている遺伝子の例

糖質により発現が制御される遺伝子	糖代謝系酵素・タンパク質	グルコキナーゼ，アルドラーゼ B，L 型ピルビン酸キナーゼ，グルコース-6-ホスファターゼ，ホスホエノールピルビン酸カルボキシキナーゼ，グルコース-6-リン酸脱水素酵素，6-ホスホグルコン酸脱水素酵素，GLUT2
	脂質代謝系酵素・タンパク質	アセチル CoA カルボキシラーゼ，ATP-クエン酸リアーゼ，脂肪酸合成酵素，グリセロール-3-リン酸アシルトランスフェラーゼ，アセチル CoA 合成酵素，ステアロイル CoA デサチュラーゼⅠ，Spot14（S14），SREBP-1c
脂質により発現が制御される遺伝子	脂肪酸により発現が制御される遺伝子	グルコキナーゼ，L 型ピルビン酸キナーゼ，グルコース-6-リン酸脱水素酵素，アセチル CoA カルボキシラーゼ，ATP-クエン酸リアーゼ，脂肪酸合成酵素，S14，SREBP-1c
	コレステロールにより発現が制御される遺伝子	HMG-CoA 合成酵素，HMG-CoA 還元酵素，ファルネシルピロリン酸合成酵素，スクアレン合成酵素，LDL 受容体，アセチル CoA カルボキシラーゼ，脂肪酸合成酵素，グリセロール-3-リン酸アシルトランスフェラーゼ
アミノ酸により発現が制御される遺伝子	アミノ酸欠乏により発現が抑制される遺伝子	脂肪酸合成酵素，プレプログルカゴン，アルブミン
	アミノ酸欠乏により誘導される遺伝子	アミノ酸トランスポーター，インスリン様成長因子結合タンパク質-1，CAAT/enhancer-binding protein-homologous protein（CHOP），アポリポタンパク質 B100，アスパラギン合成酵素，アルギニノコハク酸合成酵素，リボソームタンパク質 L17
	アミノ酸補充により誘導される遺伝子	アルギニノコハク酸合成酵素，オルニチン脱炭酸酵素，コラゲナーゼ，tissue inhibitor of metalloproteinases（TIMPs）

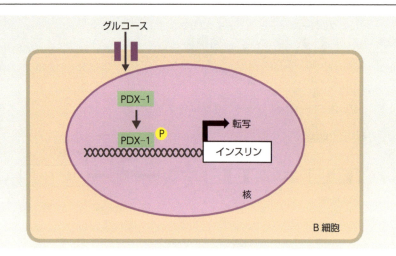

図 8.3 膵 B 細胞での PDX-1 によるインスリン遺伝子の転写

る．グルコース6-リン酸は解糖系以外にもペントースリン酸経路で代謝され，キシルロース5-リン酸を生じる．キシルロース5-リン酸は，タンパク質脱リン酸化酵素（PP-2A）の活性を誘導し，ChREBPを脱リン酸化することにより，核内移行とChoREへの結合能を増大させて標的遺伝子の転写を促進する．

b. 炭水化物応答エレメント結合タンパク質（ChREBP）

ChREBPは，N末端から核局在化シグナル（NLS）と塩基性領域ヘリックス-ループ-ヘリックス（bHLH）/ロイシンジッパーモチーフを含んでいる．PKAによるNLS近傍のリン酸化により核移行が阻害され，bHLH領域内のリン酸化によりDNAへの特異的結合が阻害される．また，5′-AMP-活性型プロテインキナーゼ（AMPK）によるリン酸化でもDNAへの結合が阻害される．

D. 膵 B 細胞での PDX-1 によるインスリン遺伝子発現の調節

膵B細胞は，血糖値の上昇に応答してインスリンを分泌する．ホメオドメイン型転写因子であるPDX-1（pancreatic and duodenal homeobox 1；ヒトではIPF1という）は膵臓の発生やB細胞分化に重要な役割を果たしている．PDX-1は，高濃度のグルコース存在下ではリン酸化されDNA結合能が上昇し，インスリン（*insulin*）遺伝子の転写を促進する（図8.3）．PDX-1は，若年発症成人型糖尿病（maturity-onset diabetes of the young：MODY）4の原因遺伝子でもある．

8.2 脂質による遺伝子発現

昭和20年頃と比べて現代日本人では1日あたりの摂取エネルギー量は低下し

ている．にもかかわらず，インスリン抵抗性・糖尿病・高血圧・動脈硬化などの疾患は増え続けている．これは，食生活の欧米化による動物性脂肪の摂取量の増加，すなわち食事内容の変化が一因である．一方で，交通化社会・高度情報化社会がもたらした運動不足などが消費エネルギー量の低下も引き起こしている．このような生活習慣の変化が肥満を引き起こし，メタボリックシンドロームや生活習慣病の発症につながっているのである．

A. 脂質摂取により発現が調節される遺伝子

脂質摂取により発現が調節される遺伝子の例を表8.2に示した．ひとくちに脂質食といっても含まれる脂質成分は多様である．これを反映し，生体内では数多くの転写因子により脂質代謝系遺伝子の発現が調節されている．

a. 核内受容体の構造

脂肪酸，胆汁酸，イコサノイド，オキシステロールなどは，それぞれに特異的な核内受容体に結合して作用を発揮する．これらの核内受容体（NR）は，ステロイドホルモン受容体とよく似た構造・作用機序を有している（図8.4）．N末端側から転写活性化ドメイン（AF-1），2つの亜鉛フィンガー構造からなるDNA結合ドメイン（DBD），リガンド結合ドメイン（LBD）が存在する．C末端側にはリガンド依存的に転写を活性化する転写活性化ドメイン-2（AF-2）と二量体形成ドメイン（DD）も含まれる．

b. 核内受容体の作用機序

多くの核内受容体がリガンド結合後に，ビタミンA（9-cis-レチノイン酸）の核内受容体であるレチノイドX受容体（RXR）とヘテロ二量体を形成して，標的遺伝子のDNA上の2コピーの5′-AGGTCA-3′様配列からなるダイレクトリピート（DR）配列に結合して転写を促進する．このとき，リピート間に1～5 bpのどの長さのスペーサー配列をもつか（DR-1～DR-5）により，どの受容体が特異的に結合するかが決まる（表8.3）．

また，HNF4-α（hepatocyte nuclear factor 4-α）のようにホモ二量体として結

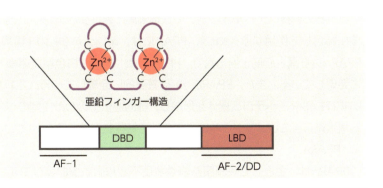

図8.4　核内受容体の構造
DBD：DNA-binding domain, LBD：ligand binding domain, AF：activation function, DD：dimerization domain

リガンド	受容体	結合配列	標的遺伝子を含む系
長鎖脂肪酸，多価不飽和脂肪酸，イコサノイド，フィブラート系薬剤	PPARα	DR-1	リポタンパク質リパーゼ，脂肪酸 β 酸化系
脂肪酸，プロスタグランジン J2，チアゾリジン誘導体など	PPARγ	DR-1	脂肪酸結合タンパク質 aP2，脂肪酸輸送体タンパク質，アディポネクチン
脂肪酸/プロスタグランジン I2	PPARδ (β)	DR-1	脂肪酸 β 酸化系，脱共役タンパク質
オキシステロール	LXR-α, β	DR-4	脂肪酸合成系，コレステロール逆輸送
胆汁酸	FXR	IR-1	胆汁酸代謝系
ND	LRH-1	half-site	胆汁酸合成系
ND	SHP	なし	PPAR-α, LRH-1, LXR, HNF-4α とヘテロ二量体を形成し，活性を制御

表 8.3 脂質成分とその核内受容体
DR：ダイレクトリピート，IR：inverted repeat

合したり，FXR（farnesoid X receptor）/RXRのようにIR（inverted repeat）配列に結合したり，LRH-1（liver receptor homologue-1）のようにダイレクトリピートのhalf-siteに単量体として結合するものもある.

一方，SHP（small heterodimer partner）は二量体形成ドメインとリガンド結合ドメインは有しているもののDNA結合ドメインを欠損している. したがって，他の核内受容体と結合することにより，それらのDNA結合活性を低下させることで標的遺伝子の転写を抑制する.

なお，HNF4-αはMODY1の原因遺伝子であり，SHP活性を低下させる変異は肥満と関連している.

B. 脂肪酸による遺伝子発現の調節

食事由来の脂肪酸はおもにトリアシルグリセロールを起源としている. 体内では脂肪酸はおもに肝臓で合成される. しかし，ヒトは，n-3系脂肪酸やn-6系脂肪酸を体内で合成することができないため，α-リノレン酸，リノール酸が必須脂肪酸となっている. このうち，α-リノレン酸からはイコサペンタエン酸やドコサヘキサエン酸などの多価不飽和脂肪酸が，リノール酸からはアラキドン酸が合成される. また，アラキドン酸からはプロスタグランジンやロイコトリエンなどのイコサノイドが産生される.

これらの物質は，ペルオキシソーム増殖剤応答性受容体（PPAR）といわれる受容体に結合して作用する（表8.3）. PPARには，α，γ，δ（β）の3種類が存在する. PPARαは肝臓・心筋・消化管で，PPARγ（特にγ2）は白色脂肪組織で組織特異的に発現している. また，PPARδ（β）は普遍的に発現している. これらのPPARはいずれもRXRとヘテロ二量体を形成し，標的遺伝子のDR-1型のペルオキシソーム増殖剤応答エレメント（PPRE）に結合して転写を促進する.

a. PPARα

PPARαは，主として長鎖脂肪酸や多価不飽和脂肪酸およびフィブラート系薬

表 8.4　SREBP-1c により発現が調節される遺伝子	脂肪酸合成	ATP-クエン酸リアーゼ
		アセチル CoA カルボキシラーゼ
		脂肪酸合成酵素
		ステアロイル CoA デサチュラーゼ-1
	トリグリセリド合成	グリセロール-3-リン酸アシルトランスフェラーゼ
	ペントースリン酸経路	グルコース-6-リン酸脱水素酵素

剤をリガンドとして，肝臓で脂肪酸のβ酸化にかかわる酵素やリポタンパク質リパーゼの遺伝子の転写を誘導する．同時に，脂肪酸合成に関与する遺伝子群の発現を制御するSREBP-1cの発現を抑制することにより，これらの合成を抑制している（表8.4）．

b. PPARγ

PPARγは，白色脂肪細胞分化のマスター遺伝子（主要遺伝子）であり，脂肪酸（およびその酸化誘導体）・プロスタグランジンJ2やインスリン抵抗性改善薬であるチアゾリジン誘導体をリガンドとして脂肪細胞の分化を誘導し，脂肪酸輸送に関与するタンパク質やトリグリセリド合成系酵素の遺伝子の転写を促進して脂質の輸送・貯蔵を行う．また，アディポネクチンのような脂肪細胞由来の分泌物質の発現を制御している．

c. PPARδ（β）

PPARδ（β）はPPARαと同様のリガンド特異性を示し，骨格筋では脂肪酸のβ酸化や脱共役タンパク質などの脂肪酸異化に関する遺伝子の転写を促進する．

C.　胆汁酸による遺伝子発現の調節

胆汁酸は，食事由来の脂質の消化・吸収に関与する．肝臓でコレステロールから一次胆汁酸として合成されたあと，胆管を通って胆汁として消化管に分泌され，一部は腸内細菌により二次胆汁酸に変換される．胆汁酸のほとんどは回腸で再吸収され，門脈から肝臓に戻る（腸肝循環）．

a. 肝臓

肝臓における胆汁酸量は，合成段階と輸送段階で調節されている．胆汁酸の合成は，核内受容体のLXR（liver X receptor）とFXRで制御されている（図8.5）．

コレステロールの代謝産物であるオキシステロールは，LXRに結合して，胆汁酸合成系の律速酵素であるコレステロール-7α-ヒドロキシラーゼ（CYP7A1）遺伝子の転写を促進し，胆汁酸合成を促進する．逆に，肝臓で高濃度になった胆汁酸は胆汁酸受容体であるFXRに結合して，SHP遺伝子の発現を誘導する．SHPは，LRH-1と直接結合して，LRH-1の制御下にあるCYP7A1遺伝子の転写を抑制して胆汁酸合成を抑制する．

8.2　脂質による遺伝子発現

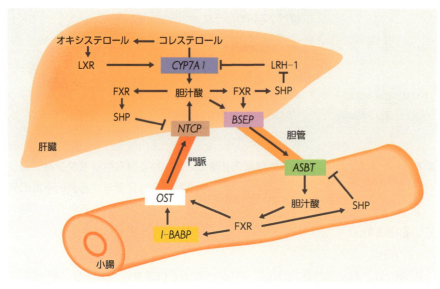

図 8.5 胆汁酸の腸肝循環と代謝・輸送調節にかかわる遺伝子発現
LXR：liver X receptor, CYP7A1：cholesterol 7 α-hydroxylase, LRH-1：liver receptor homologue-1, FXR：farnesoid X receptor, SHP：small heterodimer partner, NTCP：Na⁺/taurocholate cotransporting polypeptide, BSEP：bile salt export pump, OST：organic solute transporter, ASBT：apical sodium-dependent bile acid transporter, I-BABP：ileal bile acid-binding protein

　輸送段階では，肝臓で過剰になった胆汁酸はFXRと結合して，胆汁酸排出ポンプ (*BSEP*) 遺伝子の発現誘導とSHPを介した胆汁酸流入ポンプ (*NTCP*) 遺伝子の発現抑制を行う．すなわち，胆汁酸の肝臓への流入抑制と胆管への排出促進で胆汁酸量を低下させている．

b．小腸内

　消化管で吸収された胆汁酸は，胆汁酸輸送系に影響を及ぼす．小腸では，胆汁酸はFXRと結合して，胆汁酸結合タンパク質 (*I-BABP*) 遺伝子と胆汁酸排出トランスポーター (*OST*) 遺伝子の発現を誘導し，門脈を経た肝臓への輸送が促進される．また，SHPを介して胆汁酸取り込みトランスポーター (ASBT) の発現を低下させて，小腸内の胆汁酸量を低下させる．

D. コレステロールによる遺伝子発現の調節

　コレステロールは，すべての細胞で細胞膜成分として利用されるだけでなく，胆汁酸やステロイドホルモンなどの原料となっている．

　3-ヒドロキシ-メチル-グルタリル-CoA (HMG-CoA) 合成酵素やHMG-CoA還元酵素などのコレステロール合成系の酵素遺伝子や，細胞内へのコレステロールの取り込みに関与する低比重リポタンパク質受容体 (*LDLr*) 遺伝子などの発現は，細胞内コレステロール濃度の低下により遺伝子の転写が促進される．

　これらの遺伝子の転写制御領域に共通に見いだされる塩基配列として，ステロール調節エレメント (SRE, 5′-TCACNCCAC-3′) が同定されている (表8.1)．

表 8.5 SREBP-2 により発現が調節される遺伝子

コレステロール合成	HMG-CoA 合成酵素
	HMG-CoA 還元酵素
	ファルネシルピロリン酸合成酵素
	スクアレン合成酵素
コレステロール取り込み	LDL 受容体

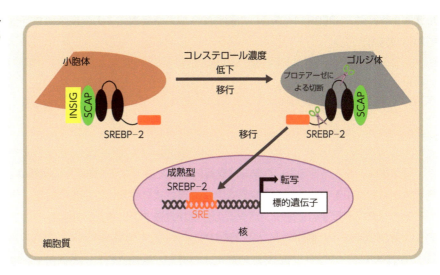

図 8.6 コレステロール濃度低下によるSREBP-2の活性化

SRE : sterol regulatory element

SREBP : sterol regulatory element-binding protein

INSIG : insulin-induced gene protein

a. SREBP

SREには，bHLH型転写因子であるSREBPが結合する．SREBPには，遺伝子座の異なるSREBP-1とSREBP-2が存在する．これらのうちSREBP-1はおもに脂肪酸合成系の酵素の遺伝子発現を調節している（表8.4）．SREBP-1には1aと1cの2つのアイソフォームが存在するが，両者はN末端の一部のアミノ酸配列が異なっている．また，SREBP-1aは普遍的に発現しているが，SREBP-1cは肝臓や脂肪組織で特異的に発現している．一方，SREBP-2は普遍的に発現しており，主としてコレステロール合成系の酵素の遺伝子発現を調節している（表8.5）．

SREBPは，前駆体として小胞体膜に局在する（図8.6）．SREBPは，小胞体膜で細胞内のコレステロール濃度を感知するタンパク質であるSREBP cleavage-activating protein（SCAP）とINSIGといわれるタンパク質と結合している．細胞内のコレステロール濃度が低下した場合，SCAPとINSIGが解離して，SREBP-SCAP複合体がゴルジ体へと移行する．さらに，プロテアーゼによる切断を2か所で受けることでC末端部分と切り離され，N末端部分が成熟型SREBPとなり，ゴルジ体から核内へ移行し，SREに結合してコレステロール代謝に関与する遺伝子群の転写を促進する．

b. オキシステロール

　細胞内コレステロール濃度の上昇に伴い，一部が酸化型コレステロールである
オキシステロールに代謝される．オキシステロールは，LXRに結合して，胆汁酸
合成系酵素遺伝子*CYP7A1*の転写を促進し，コレステロールから胆汁酸への合成
促進も行うため，LXRは生体におけるコレステロール量の負の調節を担っている
といえる(図8.5)．また，LXRは*SREBP-1c*遺伝子を標的としており，コレステロー
ル濃度上昇時に，SREBP-1cを介した脂肪酸合成系酵素遺伝子の発現誘導も行っ
ている(表8.4)．

8.3　タンパク質（アミノ酸）と遺伝子発現

　アミノ酸は，ペプチド結合してタンパク質になるだけでなく，糖新生の基質や，
誘導体としてホルモン・神経伝達物質を含むさまざまな生理活性物質になる．体
内でアミノ酸が不足すると筋タンパク質の分解が亢進する．また，細胞レベルで
アミノ酸が不足すると細胞内タンパク質のリソソームでの分解（オートファジーと
いう）が亢進する．タンパク質（アミノ酸）により発現が調節されている遺伝子を表
8.2に示した．

　タンパク質（アミノ酸）の低栄養により成長障害が生じることは古くから知られ
ている．たとえば，胎児期初期には胎盤を通して母胎から供給されるタンパク質
（アミノ酸）を用いて，胎児は発育している．インスリン様成長因子(IGF)は，骨の
成長，細胞増殖や分化促進，タンパク質同化などを行う．IGFに結合して活性を
低下させるタンパク質としてIGF結合タンパク質-1（IGFBP-1）がある．低タン
パク質食を摂取したラットでは，血中アミノ酸濃度の低下が生じ，肝臓で
IGFBP-1の合成が誘導され，IGF-1の活性が低下することで胎児の子宮内発育
不全が生じる．IGFBP-1以外にも，CHOP（CAAT/enhancer-binding protein-
homologous protein）やアスパラギン合成酵素遺伝子の発現もアミノ酸濃度の低下
により促進されることが知られている．これらの遺伝子の転写制御領域には，ア
ミノ酸応答エレメントが同定されており，転写因子ATF4（activating transcription
factor 4)が作用する(表8.1)．

　通常の生理的環境下では，生体の必要性に応じてmRNAからタンパク質が翻
訳され，タンパク質合成が進む．一方，飢餓や低タンパク質環境下で，細胞内の
アミノ酸が不足すると，オートファジーによる細胞内タンパク質のリソソームで
の分解が亢進し，生じたアミノ酸を細胞質へ供給するようになる．細胞内のアミ
ノ酸濃度の増減に応答したタンパク質の合成と分解の調節で重要な働きをしてい

るのが，タンパク質リン酸化酵素であるmTOR（mammalian target of rapamycin）である．mTORはさまざまなタンパク質と結合してmTORC1といわれる大きな複合体を形成している．アミノ酸濃度に依存したタンパク質合成活性やオートファジー活性とmTORC1の活性化は密接に関連している．

9. ビタミンの分子栄養学

ビタミンは，五大栄養素の1つであり微量で体内の代謝調節作用を発揮するため，タンパク質，ミネラルと並んで保全素（身体の機能を調節し，新陳代謝を順調にするために必要な物質）といわれている．また，ヒトの体内で合成されないか，合成されても必要量に満たないため，食物から摂取する必要のある不可欠（必須）栄養素でもある．ビタミンは，脂溶性ビタミンと水溶性ビタミンに大別され，脂溶性ビタミンは，ビタミンA，ビタミンD，ビタミンE，ビタミンK，水溶性ビタミンは，ビタミンB群（B_1，B_2，B_6，B_{12}，ナイアシン，葉酸，ビオチン，パントテン酸）とビタミンCからなる．

ほとんどの水溶性ビタミンは，補酵素として機能している一方，脂溶性ビタミンには，それ自体がホルモン作用に類似した生理活性物質として機能するものが多い．そのため，ビタミンは欠乏すると特有の欠乏症を呈し，過剰摂取により過剰症となる場合があることから，ビタミン摂取や体内でのビタミン合成は，生体調節（疾患発症）と密接な関係がある．ここでは脂溶性ビタミンと水溶性ビタミンに分けて分子生物学からみた代謝機序や遺伝子発現調節を介した生理学的な機能について解説する．

9.1 脂溶性ビタミンの分子栄養学

核内受容体（NR）は，核の中で機能する受容体型の転写因子であり，ステロイドホルモンやビタミンなどの脂溶性のリガンドが結合することで細胞核内でのDNAからRNA合成（転写）を調節する（表9.1）．ヒトでは48種類存在すると考えられている．脂溶性ビタミンには，ビタミンA，D，E，Kの4種が存在するが，ビタミンEを除くビタミンA，D，Kは，それぞれレチノイン酸受容体（RAR，RXR），ビタミンD受容体（VDR），ビタミンK受容体（SXR）と結合する（図9.1）．

表9.1 脂溶性ビタミンの核内受容体
DR：direct repeat，
ER：everted repeat

核内受容体（NR）	リガンド	DNAとの結合様式
RAR α, β, γ	all-trans-レチノイン酸	DR-5などヘテロ二量体
RXR α, β, γ	9-cis-レチノイン酸	DR-1などホモ二量体
VDR	活性型ビタミンD	DR-3ヘテロ二量体
SXR/PXR	ビタミンK_2	DR-3, DR-4, ER-6, ER-8ヘテロ二量体

図9.1 脂溶性ビタミンの作用機序の概要
NR：核内受容体，
HRE：hormone responsive element

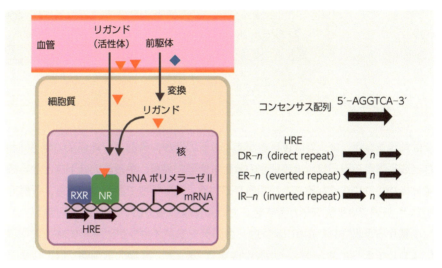

　リガンドと結合した受容体は，標的遺伝子の転写調節領域やDNA上に存在するホルモン応答配列（hormone responsive element：HRE）に結合する．HREへの結合様式には大きく分けて2通りある．1つは，核内受容体のうちエストロゲン受容体（ER），アンドロゲン受容体（AR），グルココルチコイド受容体（GR）などのステロイドホルモン受容体，ホモ二量体を形成してHREに結合する．もう1つは，RAR，VDR，SXR，脂肪酸や胆汁酸類をリガンドとするPPARやFXR，甲状腺ホルモン受容体（TR）などレチノイン酸受容体の1種であるレチノイドX受容体（RXR）とヘテロ二量体を形成することでHREに結合する．その後，RNAポリメラーゼⅡと基本転写因子からなる転写装置（転写開始前複合体）をリクルートする転写共役因子複合体との結合やクロマチン構造の変化を伴うことで標的遺伝子の転写活性が調節される．

A. ビタミンA

　体内でビタミンA活性を有する化合物は，レチノールやレチナール，レチニルエステル，ならびにβカロテン，βクリプトキサンチンなど約50種類が知られている．レチノールとレチナールは，網膜細胞の保護作用や視細胞における光刺激反応に重要な物質である．そのため，典型的なビタミンA欠乏症として，乳幼児

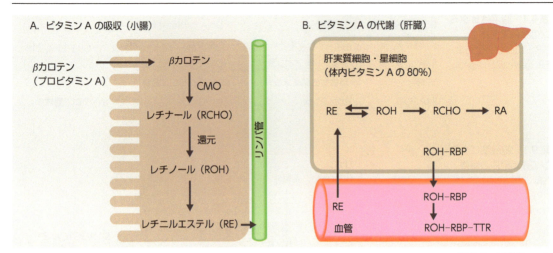

図9.2 ビタミンAの吸収と代謝の分子メカニズム

CMO：カロテンモノオキシゲナーゼ，RBP：レチノール結合タンパク質，TTR：トランスサイレチン．

ビタミンA（レチナール，レチノール，レチノイン酸（RA））は，ほぼすべての細胞機能にかかわっており，視覚，細胞間情報伝達，ムチン産生，胚形成，細胞増殖，細胞分化を制御している．レチナールが，網膜の桿体細胞と錐体細胞の中にある視物質の活性成分となり，視神経を興奮させ光を認識させる．

では角膜乾燥症，成人では夜盲症がある．そのほか，骨および神経系の発達抑制など成長障害もみられ，上皮細胞の分化・増殖の障害，免疫能の低下などから感染症にかかりやすくなることが知られている．過剰摂取で頭蓋内圧亢進，肝臓障害など，妊婦では胎児奇形が引き起こされる．なお，βカロテンには過剰症はない．

　小腸から吸収されたβカロテンは，カロテンモノオキシゲナーゼ（CMO）の作用によりレチナールやレチノールを生成する（図9.2）．肝臓の星細胞では，レチニルエステルとして貯蔵され，血液中にはレチノールに変換され循環する．レチノールは標的細胞で取り込まれ，レチナールアルデヒド脱水素酵素の作用によりall-trans-レチノイン酸（ATRA）または9-cis-レチノイン酸（9cRA）が生成される（図9.3）．ATRAまたは9cRAは，転写因子である核内受容体（レチノイン酸受容体；RAR，RXR）に結合する．RARはRXRとヘテロ二量体，RXRはホモ二量体を形成し，ゲノムDNA上に存在するRARE（all trans retinoic acid responsive element）やRXRE（9-cis retinoic acid responsive element）に結合することで標的遺伝子の発現制御を介して生理作用を発揮している．主としてRAREは，DR-5，RXREはDR-1である．

　遺伝子発現の調節に関する研究においては，特定の遺伝子を全身的または組織特異的に欠損させた遺伝子欠損マウスが，より詳細な解析に用いられている．ビタミンAの生理機能を解明する目的でRAR（α，β，γ），RXR（α，β，γ）の6種類のサブタイプ別の遺伝子欠損マウスを作製し各受容体の機能の評価が行われた．その結果，RARについては，いずれのサブタイプ欠損マウスでもビタミンA欠乏と同様の多様な表現型を示した．以上のことから，ビタミンAの作用には，RXRよりもRARが中心的な役割を果たしており，RXRのおもな役割としては，9-cis-レチノイン酸の生理作用のほか，前述したビタミンA，D，Kなどの作用を担う核内受容体の二量体パートナー分子としての役割が重要といえる．

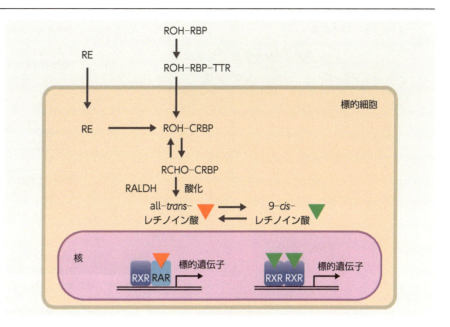

図 9.3 ビタミンAと遺伝子発現
RE：レチニルエステル, ROH：レチノール, RCHO：レチナール, RBP：レチノール結合タンパク質, TTR：トランスサイレチン, CRBP：細胞質レチノール結合タンパク質, RALDH：レチナールアルデヒド脱水素酵素.

B. ビタミンD

　ビタミンDのおもな生理作用として，小腸と腎臓でのカルシウムの吸収・再吸収の促進と骨形成がある．日光中の紫外線によって皮膚で合成されるもの（ビタミンD_3）と食物から摂取するもの（きのこ類にはビタミンD_2が多く，魚類にはビタミンD_3が多い）がある．どちらも肝臓で25位水酸化酵素（CYP2R1，CYP27A1）により，25位が水酸化され25水酸化ビタミンD（25(OH)D）となり，腎臓で25水酸化ビタミンD-1α位水酸化酵素（CYP27B1）により，1α位が水酸化され活性型ビタミンD（1,25$(OH)_2$D）に変換される（図9.4）．

　血液中の1,25$(OH)_2$Dは細胞膜を通過しVDRに結合する．1,25$(OH)_2$Dが結合したVDRは，RXRとヘテロ二量体を形成することで，ゲノムDNA上のビタミンD応答配列（vitamin D responsive element：VDRE）に結合し，標的遺伝子の発現を制御している．多くのVDREはDR-3といわれる配列である．

　生体ビタミンD産物の中で1,25$(OH)_2$DがVDRに最も親和性が高いことよりビタミンDの生理作用の大部分は1,25$(OH)_2$DのVDRを介した遺伝子発現の調節によることが知られている．VDRは特に小腸で多く発現し，1,25$(OH)_2$Dはカルシウムチャネル（TRPV6）やカルシウム輸送タンパク（CaBP-9k）の発現を亢進させることで小腸でのカルシウム吸収を促進している．

　ビタミンD欠乏症は，骨や軟骨の石灰化障害を呈し，乳幼児ではくる病，成人では骨軟化症を生じる．一方，過剰摂取では高カルシウム血症（日本人の食事摂取基準（2020年版）では男女成人許容上限量100 μg/日）を生じる．血中25(OH)D濃度

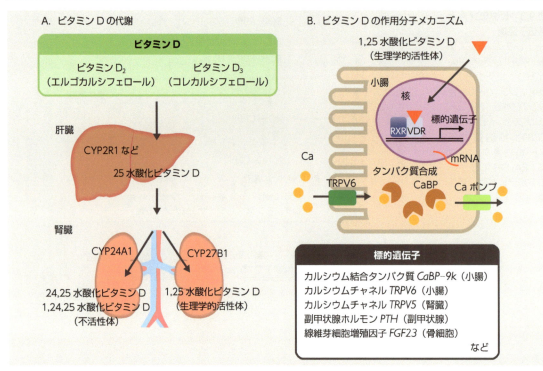

図 9.4 ビタミン D の代謝と作用分子メカニズム

は安定的に血中を循環していることから，生体内ビタミン D 状態を最もよく反映する指標であると考えられている．近年，くる病やビタミン D 欠乏の判定のため，血中 25(OH)D 濃度の測定が保険適用となった．また，ビタミン D 欠乏・不足の判定基準も提案され，血中 25(OH)D 濃度 20 ng/mL 以上 30 ng/mL 未満がビタミン D 不足，20 ng/mL 未満がビタミン D 欠乏と判定される（診断基準ではない）．

遺伝性の活性型ビタミン D 依存性くる病（骨軟化症）が知られている．ビタミン D 依存性くる病/骨軟化症は，通常生後数か月以内に，くる病所見（下肢骨の湾曲など）や，低カルシウム血症によるテタニーやけいれんで発症し，CYP27B1 遺伝子変異により腎臓でのビタミン D 活性化が障害されるビタミン D 依存症 I 型 (vitamin D-dependent rickets, type I：VDDR I) と，VDR 遺伝子の変異によりビタミン D 作用が障害されるビタミン D 依存症 II 型 (vitamin D-dependent rickets, type II：VDDR II) に分類される．

VDR 遺伝子欠損マウスは，正常に誕生するが離乳期以降で顕著な成長障害，骨石灰化異常および脱毛を認め，くる病患者と同様，低カルシウム血症，低リン血症，血中アルカリフォスファターゼ活性および 1,25(OH)$_2$D 値の高値などの所見を呈する．つまり，VDR は，胚形成や授乳期における成長よりも離乳以降の骨・ミネラル代謝に重要な役割を果たすことが示された．

C. ビタミンE

ビタミンEには，トコフェロールとトコトリエノールがあり，それぞれにα，β，γ，δ（同族体）があるが，ヒト体内ではおもにαトコフェロールが利用される．細胞膜のリン脂質二重層内に局在し，おもな生理作用としてビタミンC，グルタチオンなどの親水性の抗酸化物質とともに活性酸素種（フリーラジカル）を消去する抗酸化作用を有し，生体膜成分の酸化を防御する．トコフェロールのヒドロキシ基はペルオキシラジカルと反応し，トコフェロールはトコフェロキシラジカルになる．ビタミンCの作用によってトコフェロキシラジカルはもとの還元型に戻るというビタミンE再生機序がある（図9.5）．ビタミンC濃度が低い喫煙者では，ビタミンE消失速度が高いという報告がある．

小腸で吸収されたビタミンEは，キロミクロンに取り込まれてリンパ管に分泌される．血液中では，おもにリポタンパク質中に組み込まれ循環している．肝臓ではαトコフェロールがαトコフェロール輸送タンパク質（α-TPP）と結合して貯蔵され，他のビタミンE同族体は排泄されると考えられる．

リポタンパク質合成不良やα-TPPの遺伝的な欠損は，ビタミンE吸収不良やαトコフェロール輸送低下を招く．今後，肝臓α-TPPと循環αトコフェロール維持について，その分子メカニズムの解明が必要である．

動物におけるビタミンE欠乏実験では，不妊，脳軟化症，肝細胞壊死，腎臓障害，溶血性貧血，筋ジストロフィーなどの症状を呈する．また，過剰症は，出血傾向が上昇する．これまで通常の食品からの摂取において，ビタミンE欠乏症や過剰症は発症しないとされてきた．ビタミンEは人気のある栄養補助食品（サプリメント）の1つであり，ビタミンEのサプリメントを用いた多くの介入試験の結果では，冠動脈疾患の発症予防効果や，逆に死亡率増加の報告までさまざまである．

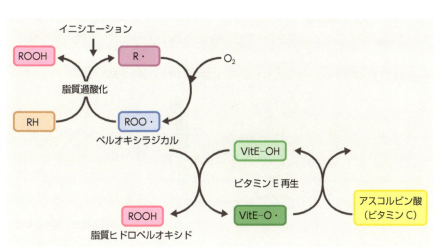

図9.5 ビタミンEによる抗酸化と再生機構
ROOH：脂質ヒドロペルオキシド，RH：多価不飽和脂肪酸（細胞膜の主要な成分）細胞膜やリポタンパク質はビタミンEによって過酸化反応から保護されている．ビタミンE自身は，アスコルビン酸によって還元状態に戻ることができる．

D. ビタミンK

ビタミンKには，フィロキノン類（ビタミンK$_1$）とメナキノン類（ビタミンK$_2$）があり，食事から摂取されるビタミンKは，コレステロール吸収輸送系を担うNPC1L1（Niemann-Pick C1 like 1）を介して標的組織へ移行すると考えられている．標的組織の細胞に移行したビタミンKは，細胞内の小胞体でビタミンKサイクルといわれる酸化還元サイクルにより代謝されると同時に，ビタミンK依存性γ-グルタミルカルボキシラーゼ（GGCX）の補因子として働き，ビタミンK依存性タンパク質を活性化する．その活性化の詳細は，タンパク質のグルタミン酸（Glu）残基がγ-グルタミルカルボキシル化（Gla化）され，γ-カルボキシグルタミン酸（Gla）を有するタンパク質が産生される．

ビタミンKの生理作用として，おもに肝臓においてプロトロンビンやそのほかの血液凝固因子をGla化し，血液の凝固を促進する働きがある．また，骨に存在するビタミンK依存性タンパク質のオステオカルシンをGla化し，骨形成を調節する．Gla化されたオステオカルシンは骨基質のヒドロキシアパタイトに結合し，正常な石灰化に必要である．さらに，ビタミンK依存性タンパク質MGP（matrix Gla protein）のGla化を介して動脈の石灰化を抑制することも知られている．

ビタミンK欠乏症には，血液凝固遅延や出血があるが，通常の食生活では，欠乏症は発症しないとされている．一方で，ビタミンK不足は骨折のリスクを増大させることが報告されていることから，わが国では，骨粗鬆症治療薬としてメナキノン-4（45 mg/日）が処方されており，これまでに安全性に問題はないことが証明されている．

血栓塞栓症などで血液凝固を抑制する必要があり，ワルファリン（ワーファリン）薬が処方されている場合は，ビタミンK含有の多い食品（納豆，クロレラ，青汁など）

図9.6 ビタミンK同族体のMK-4への変換
UBIAD1：UbiAプレニルトランスフェラーゼドメインコンテイニング1，GGCX：γ-グルタミルカルボキシラーゼ
ビタミンK$_1$であるフィロキノン（PK）やビタミンK$_2$（MK-n）は，小腸で吸収されると側鎖切断されてメナジオン（MD）となりリンパ管に入り，全身に運ばれる．組織に移行したMDは，小胞体やゴルジ体に存在するUBIAD1の作用により，メバロン酸代謝経路より産生されるゲラニルゲラニル-ニリン酸（GGPP）を側鎖源としてプレニル化反応を行い，MK-4へ変換される．

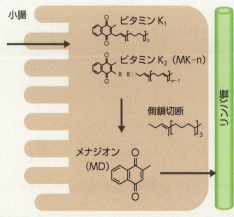

A. ビタミンKの吸収

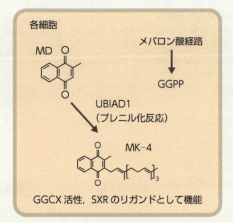

B. メナジオンからMK-4への変換

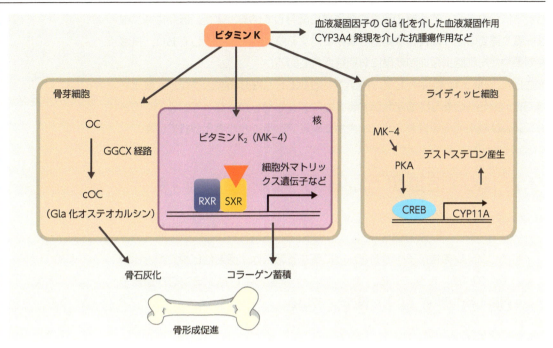

図 9.7 ビタミン K の作用分子メカニズム
OC：オステオカルシン，PKA：cAMP 依存性プロテインキナーゼ，CREB：cAMP 応答配列結合タンパク質，CYP11A：テストステロン合成律速酵素

の摂取に注意する．また，脂質異常症患者において，NPC1L1 を阻害する脂質異常症治療薬のエゼチミブ（ゼチーア）とワルファリンを併用することにより小腸でのビタミン K 吸収が抑制され，肝臓でのビタミン K レベルが低下しワルファリン作用が増強することが知られている．

実際，普段食事で摂取するのはほとんどがビタミン K_1 であり，腸内細菌から産生されるものは長鎖のビタミン K_2（メナキノン-6～-14：MK-6～MK-14）であるが，動物の組織中に多く含まれているのはビタミン K_2（MK-4）である．食事や腸内細菌由来のビタミン K は，腸管内で側鎖が切断されてメナジオン（MD）となりリンパ管へ移行する（図9.6）．MD は各組織に存在する MK-4 変換酵素（UBIAD1）によって MK-4 が生成される．なお，この過程にはメバロン酸代謝経路から産生されるゲラニルゲラニル二リン酸（GGPP）が必要である．

ビタミン K としての生体内作用は，GGCX を介する基質タンパク質の Gla 化修飾以外，ビタミン K_2 が核内受容体であるステロイド X 受容体（steroid and xenobiotic receptor：SXR）のリガンドとして機能することが明らかとなっている．SXR は RXR とヘテロ二量体を形成し，ゲノム DNA 上の SXR 応答配列に結合し標的遺伝子の転写調節を担っている．

骨芽細胞では，ビタミン K_2 が SXR を介して標的遺伝子である細胞外マトリックスタンパク質の転写を調節することにより，結果として骨コラーゲン蓄積作用をもたらす（図9.7）．このようにビタミン K_2 は，オステオカルシンの Gla 化作用

とともにSXRを介して骨質の改善や骨形成に関与している．また，ほかにもSXRは肝臓や腸での胆汁酸代謝や薬物・異物に対する解毒作用に関与しており，抗腫瘍効果やがん細胞増殖抑制効果にも期待されている．

　さらに，MK-4の作用として，PKAを活性化し，CREB転写因子がリン酸化されて標的遺伝子の転写調節を制御するメカニズムも明らかになっている．このメカニズムは精巣でのテストステロン産生に重要であることが考えられている．

9.2 水溶性ビタミンの分子栄養学

　水溶性ビタミンの遺伝子への働きかけに関する報告は，脂溶性ビタミンと比較すると多くないが，ビタミンB_6，ナイアシン，葉酸およびビタミンCが遺伝子発現を調節する作用のあることが報告されている．

A. ビタミン B_6

　ビタミンB_6には，ピリドキシン(PN)，ピリドキサール(PL)，ピリドキサミン(PM)と，これらのリン酸エステル型が存在する．生体内ではピリドキサールリン酸(PLP)に転換され，アミノ基転移反応(トランスアミナーゼ)，脱炭酸反応(デカルボキシラーゼ)，ラセミ化反応などに関与する酵素の補酵素，主としてアミノ酸代謝の補酵素として，そのほか，糖新生や脂質代謝の補酵素として生理作用を発揮している(図9.8)．

　また，ビタミンB_6は免疫系の維持にも重要であり，ビタミンB_6欠乏では，リノール酸からアラキドン酸への反応低下，ペラグラ様症候群，脂漏性皮膚炎，舌炎，口角症，リンパ球減少症，成人では，うつ状態，錯乱，脳波異常，痙攣発作が起こる．さらに，ビタミンB_6摂取量と疾患発症の関係調査研究により，日本人男性においてビタミンB_6摂取量が最も少ないグループ(平均摂取量は1.02 mg/日)に比べ，摂取量が多いグループ($\sim$1.80 mg/日)で30 ～ 40%大腸がん発症リスクが低いことも報告されている．つまり，ビタミンB_6が大腸がんの予防因子となり得ると考えられる．

　ビタミンB_6の遺伝子発現調節作用として，PLPがグルココルチコイド受容体(GR)へ結合することで，GRの転写調節作用の減少を引き起こすことが報告されている(図9.8)．ビタミンB_6欠乏ラットの肝臓では，アスパラギン酸アミノトランスフェラーゼ(AST，GOT)遺伝子，アルブミン遺伝子を含むいくつかの遺伝子のmRNA量が転写レベルで増加していることが報告されている．ピリドキサールリン酸がHNF1やC/EBPなど複数の転写因子に結合することで，DNAへの

C/EBP：CCAAT/ enhancer binding protein

図9.8 ビタミンB6の生理機能と遺伝子発現制御

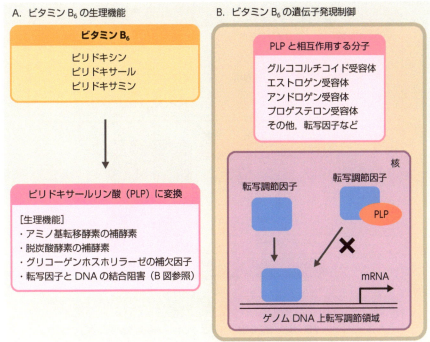

結合を抑制し，結果として遺伝子の転写活性が増減すると推定されている．さらに，近年では，ビタミンB6の抗腫瘍作用が報告されており，PLがp53タンパク質量を増大させ細胞増殖を抑制することが報告されている．

B. ナイアシン

ナイアシン活性を有する主要な化合物は，ニコチン酸，ニコチンアミド，トリプトファンである．トリプトファンのナイアシンとしての活性は，重量比で1/60であるため，ナイアシン当量は，トリプトファン量の1/60を含めた式から求められる．ナイアシンが欠乏すると，ナイアシン欠乏症（ペラグラ）が発症する．ペラグラの主症状は，皮膚炎，下痢，精神神経症状である．

食品として摂取されたナイアシン，トリプトファンは小腸から吸収され，体内でニコチンアミドアデニンジヌクレオチド（NAD），ニコチンアミドアデニンジヌクレオチドリン酸（NADP）に代謝され，機能を発揮することが知られている（図9.9）．その作用は，ATP産生系，アルコール脱水素酵素やグルコース-6-リン酸脱水素酵素，乳酸脱水素酵素，2-オキソグルタル酸脱水素酵素など，酸化還元反応の補酵素として作用する．また，ビタミンC・ビタミンEを介する抗酸化系，脂肪酸の生合成，ステロイドホルモンの生合成などの反応にも関与する．

NAD依存性脱アセチル化酵素であるサーチュイン（sirtuin, Sirt1〜Sirt7）は，種々のタンパク質に結合しているアセチル基を除去し（脱アセチル化），そのタンパク質

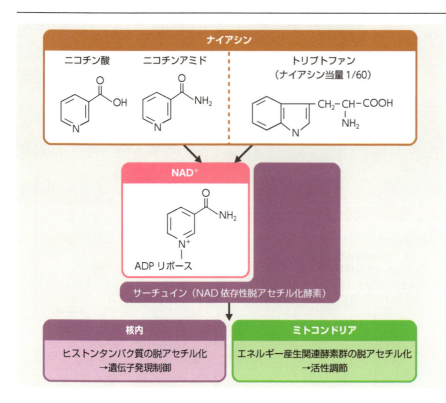

図 9.9 ナイアシンの生体内代謝

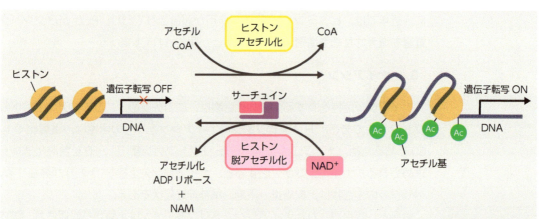

図 9.10 サーチュインによる遺伝子発現制御
NAM：ニコチンアミド

の活性を制御する役割がある（図9.10）．これまでに，サーチュインは，ヒストンタンパク質を脱アセチル化して，遺伝子発現を制御することやエネルギー産生調節の場であるミトコンドリアの酵素群を脱アセチル化して活性調節を行うことが報告されている．また，サーチュイン遺伝子欠損マウスは，記憶能力の低下や老化様症状を示すことよりサーチュインは老化を防止する可能性があると考えられている．

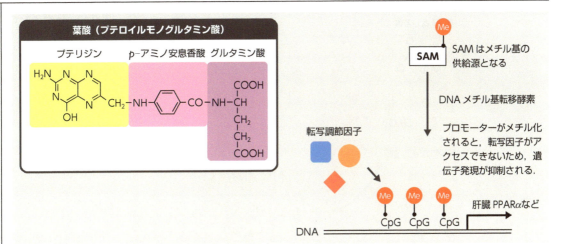

図 9.11 葉酸とDNA メチル化
Me：メチル基(−CH₃)，CpG：シトシンとグアニンが続く配列．PPAR α：ペルオキシソーム増殖剤応答性受容体α．
葉酸やビタミンB₁₂は，S-アデノシルメチオニン（SAM）の合成に必要．

C. 葉酸

　葉酸は，p-アミノ安息香酸にプテリン環が結合し，もう一方にグルタミン酸が結合した構造であり，プテロイルモノグルタミン酸を基本骨格とした化合物である．葉酸は生体内でテトラヒドロ葉酸となり，ホルミル基，ホルムイムノ基，メチレン基，メチル基などをドナー分子（供与体分子）から受け取り，それをアミノ酸や核酸合成の中間体へ受け渡す役割を担うため，核酸（プリン塩基，ピリミジン塩基）の生合成やそのほかの酵素反応に関与する．また，葉酸は，赤血球の成熟にも関与しているため，葉酸の欠乏では，巨赤芽球性貧血を呈し，母体側の葉酸欠乏症は，胎児の神経管閉鎖障害や無脳症を引き起こす場合がある．また，動脈硬化の引き金になる高ホモシステイン血症と関係する．

　葉酸の遺伝子発現調節機構については，葉酸はDNAメチル化に関与することが知られている（6章参照，図9.11）．妊娠ラットへの葉酸負荷食投与の研究報告では，葉酸負荷により肝臓のグルココルチコイド受容体や遊離脂肪酸などをリガンドとするペルオキシソーム増殖剤応答性受容体α（PPARα）遺伝子プロモーターのメチル化が生じ，発現が減少することが報告されている．

D. ビタミンC

　ビタミンCは，食品中でもタンパク質などと結合せず，還元型のL-アスコルビン酸（AsA）または酸化型のL-デヒドロアスコルビン酸（DAsA）として遊離の形で存在している．ビタミンCは，皮膚や細胞のコラーゲンの合成に必須であり，また，抗酸化作用がある．ビタミンCは生体内でビタミンEと協力して活性酸素を消去して細胞保護に働く．したがって，欠乏するとコラーゲン合成が減少し血管機能が低下することで出血傾向となる．ビタミンC欠乏症には，壊血病があり，

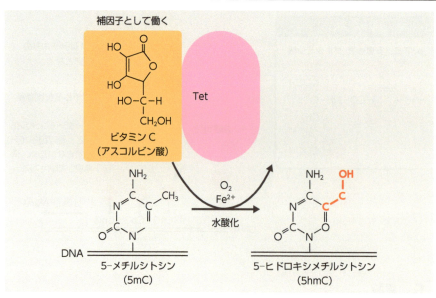

図9.12 ビタミンCの遺伝子発現の例

症状には，免疫力低下，疲労倦怠，皮下出血や歯茎出血，貧血，筋肉減少，心臓障害，呼吸困難などがある．

　ビタミンCの遺伝子発現への関与は，詳細な機序は不明であるが数多くの研究報告がある．近年，ビタミンCが5-メチルシトシン水酸化酵素 (ten-eleven translocation methylcytosine dioxygenase：Tet) の補因子として働き，Tet活性を上昇させ，脱メチル化を介した遺伝子の転写活性を調節することが明らかになった (図9.12)．Tetは，DNAの5-メチルシトシン (5mC) を水酸化して5-ヒドロキシメチルシトシン (5mhC) に変換する．

10. ミネラル，非栄養素の分子栄養学

ミネラル（無機質）とは，水や有機化合物を構成する，炭素（C），酸素（O），水素（H），窒素（N）を除く，すべての元素のことである．

多量ミネラルとして，ナトリウム（Na），カリウム（K），カルシウム（Ca），リン（P），マグネシウム（Mg）の5種，微量ミネラルとして，鉄（Fe），亜鉛（Zn），銅（Cu），マンガン（Mn），ヨウ素（I），セレン（Se），クロム（Cr），モリブデン（Mo）などがヒトにとって必須（不可欠）のミネラルである．

生体内の4%程度がミネラル成分であり，主として骨格形成，浸透圧の調節，神経の興奮性の調節を行っている．ほかにも，ミネラルには補酵素として機能するものや，情報伝達やホルモン作用を介して，遺伝子発現の調節も担っているものがある．また，カルシウムのように栄養素を感受する受容体が同定されているようなミネラルもあり，血清濃度の厳密な維持に寄与していると考えられる．

本章では，各ミネラル成分の吸収から排泄までの代謝における分子機序および遺伝子発現とのかかわりについて解説する．また，食品に含まれる非栄養素についてもふれる．

10.1 ミネラルの分子栄養学

A. ナトリウム

Na^+は，血漿浸透圧を構成するおもな浸透圧成分である．食塩（NaCl）を多く含む食事を摂取すると，細胞外液の浸透圧が上昇し，水分の摂取量を増やす（喉の渇きを感じる）．したがって，細胞外液量（体液量）は，Na^+の量に依存している．

一過性の多量Na^+摂取は腎臓尿細管における再吸収量を抑え，尿中への排泄を亢進する．その後，細胞外液量は徐々に元に戻る．しかし，過剰に摂取された

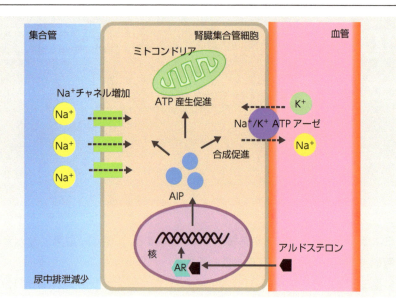

図10.1 ネフロンにおけるナトリウムの再吸収調節
AR：アルドステロン受容体，AIP：アルドステロン誘導タンパク質

食塩を腎臓から排泄するためには，水の排泄制御に比べて時間を要する．このような吸収時間と排泄時間のギャップのため，慢性的な食塩摂取が腎臓排泄を上回る状態が続くと，細胞外液量の増加を招き高血圧になりやすい．

糸球体で濾過されたNa^+は，尿として排泄される前，尿細管や集合管を通る間に99%が能動的に再吸収される．近位尿細管では，Na^+/H^+交換輸送とグルコース共輸送により，ヘンレの太い上行脚では，$Na^+/K^+/2Cl^-$共輸送体により，遠位曲尿細管ではNa^+/Cl^-共輸送体により，そして集合管では，Na^+チャネルにより，Na^+が細胞内に流入する．それぞれの側底膜にはNa^+/K^+ATPアーゼが存在し，その活性が尿細管や集合管におけるNa^+輸送の駆動力となっている．

副腎皮質から分泌されるミネラルコルチコイド（アルドステロン）は，集合管主細胞において，ゲノムDNAに直接作用し，関連遺伝子の発現を増加させる．結果として，管腔膜Na^+チャネル数を増加させ，側底膜のNa^+/K^+ATPアーゼ合成を促進し，Na^+再吸収を促進することで，体液量を増加させる（図10.1）．反対に，体液量の増加に伴い，心房圧が上昇すると心房から心房性ナトリウム利尿ペプチドが分泌され，腎臓から水分とNa^+排泄を促す．

小腸および腎臓尿細管でのグルコース，アミノ酸やリン酸の吸収・再吸収には，駆動力としてナトリウムを必要とする輸送担体が多く存在する．

B. カリウム

体内のK^+の98%は細胞内液に存在する．ほとんどの細胞には，Na^+/K^+ATPアーゼが細胞膜に存在しており，細胞内Na^+と交換に細胞外K^+を汲み入れている．特にK^+は，筋細胞（3,000 mEq），肝細胞（200 mEq），赤血球（240 mEq）に多く

図 10.2 カリウムのバランス

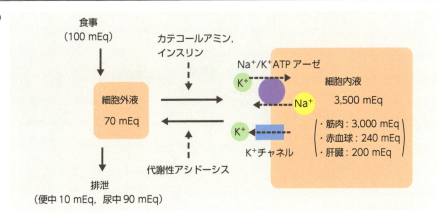

分布している.

　通常では，細胞内に入ったK^+は細胞膜のK^+チャネルを通って細胞外に排出され，細胞内外のカリウム恒常性を保っている．つまり，細胞は，Na^+/K^+ATPアーゼによるK^+の細胞内移動とK^+チャネルを介するK^+流出によってバランスを保っている．カテコールアミンは細胞内K^+濃度を上昇させる．急性の代謝性アシドーシスでは，血漿K^+濃度が上昇する．インスリンは，Na^+/K^+ATPアーゼを活性化し，細胞内へのK^+流入を増加させる(図10.2).

TAL：thick ascending limb

　糸球体で濾過されたK^+は，近位尿細管で60〜70％，ヘンレの太い上行脚(TAL)で20〜30％が細胞間輸送によって再吸収される．尿中へのK^+の排泄量の調節は，再吸収量を変化させるのではなく，遠位尿細管や集合管における分泌量を調節している．生体内の過剰なK^+は，K^+チャネルの増加と管腔内負電位の増加により，尿中排泄が亢進する．K^+が不足する場合，H^+/K^+ポンプの機能亢進により，K^+の吸収量が亢進する．

　疾患としては，低カリウム血症では，下痢や嘔吐によるK^+供給不足，アルドステロン過剰による尿中排泄の亢進，インスリンやアルカローシスによる細胞内への移行が考えられる．高カリウム血症では，血漿K^+の上昇は，興奮性細胞の脱分極*を起こし，過度に上昇した場合は心停止に至るため非常に危険である．その原因は，過剰摂取や腎臓からの排泄障害(腎臓病，低アルドステロン症)と筋組織の挫滅，内出血，アシドーシスやインスリン不足などによる細胞内から細胞外への移行が考えられる(図10.2).

＊　膜電位がプラスの方向に変化すること．

C.　カルシウム

　血中のカルシウム濃度は厳密に維持されており(8.5〜10.4 mg/dL)，血中濃度が低下しようとすると副甲状腺に存在するカルシウム受容体によって感知され，副甲状腺ホルモン(PTH)の分泌が促進される(図10.3).

10.1　ミネラルの分子栄養学

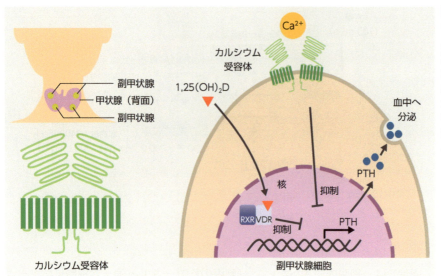

図10.3 血清カルシウム濃度調節
カルシウム受容体は血清カルシウム濃度を感知して，カルシウム濃度低下によりPTHを分泌させる．また，活性型ビタミンDは，PTHの分泌を抑制する．

　PTHは腎臓でのカルシウム再吸収亢進と骨吸収作用により血中カルシウムレベルを正常に保つように働く．PTHは，骨からCa^{2+}を遊離させ，腎臓ではCa^{2+}の再吸収を亢進し，また，腎臓での活性型ビタミンD合成を刺激し，腸管でのカルシウム吸収を担う刷子縁膜TRPV5，TRPV6や細胞内カルシウム結合タンパク質の遺伝子発現を亢進する．細胞内から血管側へは，Ca^{2+}ポンプやNa^+/Ca^{2+}交換輸送体によって汲み出されている（図10.4）．活性型ビタミンDは，PTH合成を抑制し，協調してカルシウム恒常性を維持している（図10.3）．逆に，血中Ca^{2+}濃度が高くなると甲状腺からカルシトニンが分泌され，骨吸収作用を抑制し，血中へのCa^{2+}流入を抑える．

TRPV：transient receptor potential vanilloid

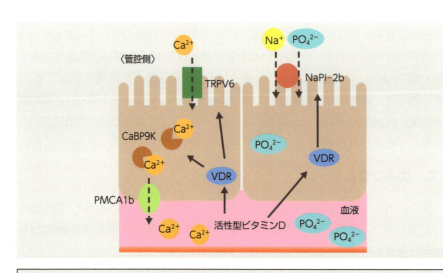

図10.4 腸管カルシウム・リン吸収の分子メカニズム
VDR：ビタミンD受容体，PMCA1b：plasma membrane Ca^{2+}-ATPase

カルシウムは，骨や歯の骨格を形成するだけでなく，細胞の興奮性に関与している．細胞外に比べ，細胞内カルシウム濃度は100万分の1程度であり，細胞膜に存在するカルシウムチャネルの開閉によってカルシウムの細胞内流入が調節されている．血中Ca^{2+}濃度が急激に低下すると神経や筋肉の興奮性が異常に亢進する（低Ca^{2+}性テタニー）．

D. リン

血中リン濃度は一定の範囲に保たれている．腸管からの吸収，腎臓での再吸収，骨代謝によって調節されているが，中でも腎臓での排泄機構が中心的な生体内リン恒常性に重要である．

NaPi：sodium/phosphate co-transporter

近位尿細管には，ナトリウム依存性リン酸共輸送体NaPi-2a，NaPi-2cがあり，糸球体で濾過されたリンの80%を再吸収している．腸管では，おもにリン輸送体NaPi-2bが経細胞輸送を担っている．これらNaPiの発現量は，リン摂取量に適応している．多いと腸管，腎臓ともにNaPiの発現が抑制され，少ないと発現が増加する．活性型ビタミンDは腸管でのNaPi-2b発現を刺激し，リン吸収を促進する．リン摂取量が増加，もしくは血中リン濃度が高くなると，副甲状腺からPTH，骨からFGF23が分泌され，近位尿細管でのNaPi-2aとNaPi-2c発現を抑制し，尿中排泄を促進する．近位尿細管細胞でのPTHの作用は，セカンドメッセンジャーを介して，cAMPを増加させ，刷子縁膜に発現しているNaPiを細胞内へ取り込む経路が考えられている（図10.5）．

FGF：fibroblast growth factors

先天性疾患として，ビタミンD作用不全によるリン吸収障害やFGF23活性化を伴う尿中リン排泄亢進により，低リン血症性くる病が発症することが明らかと

図10.5 リン再吸収調節メカニズム
Klotho：1回膜貫通型のタンパク質．FGF23の受容体として働く．

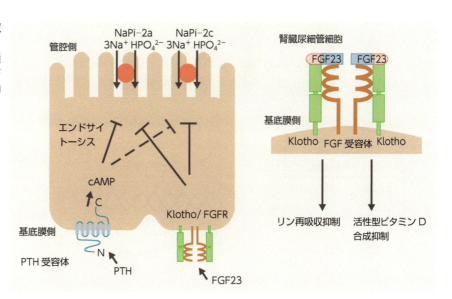

10.1 ミネラルの分子栄養学

なっている．また，慢性腎臓病では糸球体濾過率（GFR）が低下するので，尿中へのリン排泄が低下する．このため，血中リン濃度が上昇し，腎臓での活性型ビタミンD合成も低下するため，血中カルシウムが低下する結果，二次性副甲状腺機能亢進症を発症する全身性のミネラル代謝異常が起こる．この際，食事のリン摂取を控えることで，病態を回避することができると考えられている．

E. マグネシウム

Mgは，細胞内においてカリウムに次いで2番目に多い陽イオンである（〜10〜30 mM）．特に，脳，心臓，筋肉において，エネルギー代謝やタンパク質合成など600を超える酵素反応に関与している．

生体内では，骨，筋肉などの組織に99%が貯蔵され，血中のMgは1%程度である．健常者では血中のMg濃度は，0.7〜1.05 mMに維持されている．この恒常性は，腸管からの吸収，骨代謝，腎臓での尿排泄によって保たれている．

小腸での輸送は，細胞間輸送によって行われるが，大腸での吸収は，細胞間輸送と管腔側に存在するイオンチャネルTRPM6，TRPM7により取り込まれる（図10.6）．腸管での吸収調節は，おもにMg摂取量によるもので，ホルモンなどによる恒常性の調節は腎臓で行われている．腎臓では，70%が糸球体を通過し，近位尿細管で10〜25%が，50〜70%がTALで，約10%が遠位尿細管で再吸収される．近位尿細管，TALでは細胞間輸送によって行われ，遠位尿細管では管腔側にTRPM6が存在し，最終的なMg排泄量の調節を行っている．食事中のMg含量，血中のMg濃度，上皮成長因子（EGF），エストロゲンなどがTRPM6遺伝

TRPM：transient receptor potential melastatin

EGF：epidermal growth factor

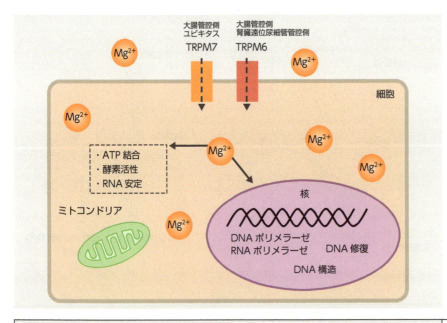

図 10.6　マグネシウムの細胞生理

子発現に影響を及ぼす．

一方，Mgは，核酸中の負に荷電したOやN原子に結合し，DNAやRNAの三次構造に必須の成分である．DNAポリメラーゼやRNAポリメラーゼ活性にはMg結合部位があり，その構造や活性に影響を及ぼす．また，エンドヌクレアーゼやリガーゼ構成要素でもあり，DNA修復に重要な因子でもある．このようにMgは，ゲノムDNAの安定化，DNA修復，RNA転写，タンパク質翻訳，翻訳後修飾といった一連の細胞機能を維持している．

遺伝性の低マグネシウム血症では，いくつかMg輸送に関与する遺伝子（*TRPM6, Claudin16/19, CNNM2*など）の変異が見つかっている．低マグネシウム血症により，精神遅滞，心機能異常，筋肉の痙攣などの症状が現れる．

F. 鉄

無機鉄は，十二指腸で吸収される．腸上皮細胞刷子縁膜側に発現する鉄還元酵素（DcytB）により三価鉄から二価鉄に還元され，2価陽イオン輸送体であるDMT1により細胞内に取り込まれる（図10.7）．基底膜側に発現するフェロポルチン（FPN）により血中に放出されるが，その際，細胞表面のヘファスチンにより三価鉄に酸化され，トランスフェリンと結合して血中を循環する．トランスフェリン鉄が細胞膜トランスフェリン受容体に結合するとエンドサイトーシスによって細胞内に取り込まれる．

鉄過剰摂取により肝臓に鉄が過剰に蓄積すると肝臓ヘプシジン遺伝子発現およびタンパク質合成が亢進し，血中への分泌が亢進する．ヘプシジンは腸上皮細胞基底膜フェロポルチンと結合し，血中への鉄の汲み出しが抑制され，結果として腸管における鉄吸収が減少する．

フェリチンやトランスフェリン受容体の発現は，鉄調節タンパク質（IRP）によ

DMT：divalent metal transporter

IRP：iron regulatory protein

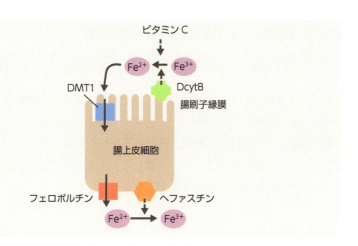

図10.7 非ヘム鉄の吸収

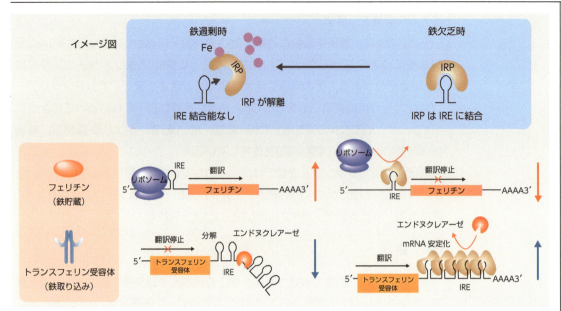

図 10.8 鉄調節タンパク質（IRP）による鉄代謝関連遺伝子の発現制御

IRE : iron responsive element

る遺伝子転写後調節を受ける（図10.8）．フェリチンmRNA上流には，鉄応答配列（IRE）が存在し，そこにIRPが結合して翻訳を抑制しているが，細胞内の鉄濃度が高くなった場合，IRPに鉄が結合することで，IREから解離し，フェリチンの翻訳が促進される．また，トランスフェリン受容体mRNA3′側非翻訳領域に存在するIREからIRPが解離すると，RNA分解酵素の影響を受けやすくなり，安定性が低下する．

ヘム結合転写因子BACH1（BTB and CNC homology）はさまざまな細胞に存在し，鉄代謝に関連する遺伝子の発現を制御している．たとえば，BACH1は，ヘム分解酵素（*HO-1*）遺伝子やグロビン（*globin*）遺伝子発現を抑制している．細胞内にヘムが蓄積するとBACH1が不活性化され，*HO-1*遺伝子の発現が誘導される．その結果ヘムが分解されることで細胞内ヘムの恒常性を維持している．また赤血球系の細胞では，ヘムによってBACH1が不活性化されたとき，*globin*遺伝子の発現が誘導され，ヘムとグロビンの産生が共役すると考えられている．

赤血球の寿命はおおよそ120日である．老化した赤血球は，脾臓のマクロファージによって貪食されてヘムを分解し，鉄を再利用する．赤脾臓に発現する転写因子SPI-Cは，成熟マクロファージへの分化に必須である．BACH1はマクロファージ前駆細胞において*SPI-C*遺伝子発現を抑制している．そして，溶血などによって生じたヘムによりBACH1が不活性化されると*SPI-C*発現が誘導され，成熟マクロファージへの分化が促進する（図10.9）．

図10.9 赤脾髄マクロファージにおける鉄代謝制御

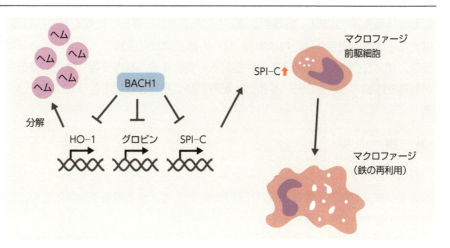

G. 亜鉛

亜鉛は，DNA・RNAポリメラーゼ，スーパーオキシドジスムターゼ，アルコールデヒドロゲナーゼ，アルカリフォスファターゼなどの酵素活性に必要である．亜鉛不足により主として味覚障害や免疫機能低下，皮膚炎が起こることが知られている．

亜鉛は，メタロチオネイン (*metallothionein*) 遺伝子の発現を制御する．メタロチオネイン遺伝子上流には重金属応答エレメント (MRE) が存在し，転写因子MTF1 (metal-responsive transcription factor 1) が重金属応答に関与している．また，亜鉛以外でもカドミウム，銅，ヒ素などによってメタロチオネインの発現が誘導される．メタロチオネインは，61個のアミノ酸残基からなるタンパク質で，システイン残基を豊富に含む．これらの金属は，システインと結合することで重金属がもつ毒性を消し，解毒作用に関与している．

また亜鉛は，タンパク質の亜鉛フィンガー構造を呈するのに重要である（図10.10）．1個の亜鉛に対し2個のシステインと2個もしくは4個のヒスチジンによっ

MRE：metal responsive element

図10.10 亜鉛フィンガータンパク質
転写因子（C2H2タイプ），核内受容体（C4タイプ）など．

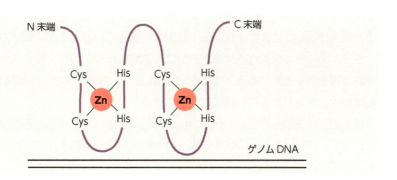

10.1 ミネラルの分子栄養学

て四面体複合体を形成し，指のような形をした立体的に突出した構造が作られる．ほとんどの核内受容体は，N末端側のDNA結合領域に亜鉛フィンガー構造が存在し，ゲノムDNAに結合するのに亜鉛を必要とする．核内受容体は標的遺伝子の転写を制御することから，亜鉛は，転写調節に重要な機能を担っているといえる．

H. 銅

銅はセルロプラスミン，スーパーオキシドジスムターゼ，チロシナーゼ，リジルオキシダーゼなど銅含有タンパク質（酵素）として，生理機能を有しており，それぞれの酵素活性に重要である．

先天性の銅代謝異常であるメンケス病，ウィルソン病は，ともに銅を細胞から排出する膜輸送タンパク質であるATPアーゼの欠損が原因である．メンケス病では，腸管基底膜側に特異的に発現する*ATP7A*変異によって排泄障害が起こり，結果，銅吸収障害となる．ウィルソン病は，肝臓特異的に発現する*ATP7B*の変異である．この場合，銅の肝臓から胆汁への排泄が低下し，銅が過剰に蓄積してしまうため，角膜での青緑色素沈着や肝硬変を引き起こす．

10.2 食品，非栄養素と分子栄養学

近年，多くのポリフェノール（複数の芳香環に結合したヒドロキシ基をもつ植物成分の総称）がもつ多彩な機能が明らかにされている．

イソフラボンは，ダイズおよび大豆製品に含まれ，女性ホルモンのエストロゲンと類似した作用をもち，エストロゲン受容体との結合を競合的に阻害することもある．閉経後骨粗鬆症予防や乳がん細胞増殖抑制，抗老化作用に期待されている．

レスベラトロールは，おもにベリー果実や赤ワインに含まれている．脱アセチル化酵素の1つで，抗老化遺伝子*Sirt1*を活性化することで注目され，核内転写因子と相互作用し，さまざまな遺伝子発現を制御していることが示唆されている．

タマネギに多く含まれるケルセチンは，抗酸化作用に優れ，酸化ストレスから細胞傷害を防ぐ効果がある．加えて，大動脈壁へのコレステロール蓄積を抑制し，動脈硬化に有効であることが報告されている．

緑茶の苦渋味成分であるカテキンには，脂肪燃焼作用があることが知られている．また，コレステロール低下作用，高血糖抑制作用，高血圧の予防にも効果があると示されている．

コーヒーに含まれるクロロゲン酸は，体脂肪減少や糖尿病予防に効果を示す可能性がある．

　ウコンに含まれるクルクミンには，大腸がん予防効果や肝機能保護効果がある．

　これらいくつかのフラボノイドは核内受容体に直接結合し，転写活性と遺伝子発現を制御することが報告されている．また，転写因子や細胞内情報伝達を介した遺伝子発現を変化させることも報告されているが，そのほとんどは試験管内や培養細胞での実験成果であり，今後，生理学的な分子制御機序が解明されていくことが望まれる．非栄養素成分の適切な摂取は，科学的根拠に基づく正確な利用において，がんや生活習慣病の予防に有効であるかもしれない．

生体調節と分子栄養学編

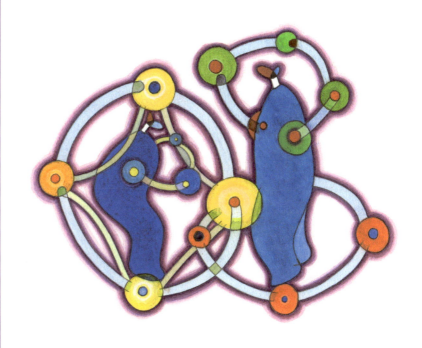

11. 感覚の分子栄養学

　私たちは食品を摂取するとき，知らず知らずのうちにさまざまな感覚を利用している．おいしさは見た目からともいわれるように，口に入れる前から情報が入力される．これは食品の外見や匂い，味，食感などに関する表現が非常にバラエティに富んでいることからもわかる．ヒトは食品の情報を受容するため，五感をはじめとしたいくつもの感覚を用いて，総合的に食品の価値を判断している．さらに得られた情報に，過去の食経験による記憶も利用し，摂取してよいかを判断をしている．このような判断の積み重ねによってヒトをはじめとする生物の嗜好性は形成され，最終的にはヒトでは個々の好き嫌いにまでつながっていくのである．

　つまり，分子レベルの物質による刺激が，個人ごとの摂取量の違いとなって現れ，この違いが各個体の生体調節機能とかかわることになる．

11.1 感覚受容

　人間は身体の内部および外部環境から得られた情報に適切に反応するため，さまざまな感覚を受け取る能力を備えている．その中で特に重要な視覚，聴覚，触覚，味覚，嗅覚といった感覚は，五感として分類されている（図11.1）．

　五感を通して得られる情報は多岐にわたるだけでなく，生存に必須なものも含まれている．したがって，それぞれの刺激が中枢で認知される際にその種類や強度などが判別され，総合的に判断された状況に対応するような行動を引き起こすよう，情報処理がなされる．

A. 感覚受容細胞

　生体には感覚を受容するため，目・耳・口・鼻など，特別な組織が備わってい

図 11.1 感覚の情報のイメージ

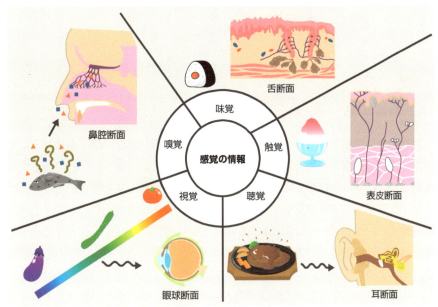

る．それぞれの感覚ごとに受容する刺激が異なっているため，これらの組織には高度に分化した感覚受容細胞が存在している．感覚受容細胞は担当する感覚受容に適した細胞形態をしており，その刺激に対応した専用の受容器を利用することで識別を行っている．

聴覚や触覚においては，圧刺激や触刺激といった物理的な刺激を受容するための機械受容器といわれる分子が情報の入力を担っている．一方，味覚や嗅覚においては，低分子の化合物やイオンのような化学物質を認識するための受容体が存在することで，刺激となる情報を認識しているのである（図11.2）．

図 11.2 食品から入力される多様な刺激

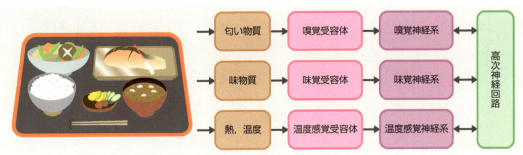

11.2 嗅覚の分子栄養学

A. 食品の匂い

　食品の価値判断を担う情報のうち，食べる前から感じる匂いは，食欲などにも非常に大きな影響を与える．おいしいと感じられる匂いは食べたいという欲求を強めるが，いやな匂いがすると空腹でも食べたくなくなってしまう．

　匂いに最も関与する感覚は嗅覚であるが，鼻の内部の鼻腔粘膜に存在する嗅神経細胞で匂いの情報が受け取られている．匂いの原因は空気中に何らかの化学物質が存在しているためであり，それを私たちが受け取ることで，匂いとして感じるのである（図11.3）．

　一般に，低分子の有機化合物は揮発性が高いため，空気中へと容易に拡散するが，それらを嗅覚により識別しているのである．つまり何らかの匂いを呈する物質からは常に揮発物質が拡散しており，そのような空気中に拡散した化学物質を，生体側に存在する受容器で認識することで，匂いを感じることができるのである．

　食品には匂いを呈するものが多数存在する．コーヒー，レモン，醤油のように，その言葉からも容易に想像がつくような特徴的な匂いもある．このような匂いの

図11.3　匂いを示す低分子有機化合物の例と嗅覚のしくみ

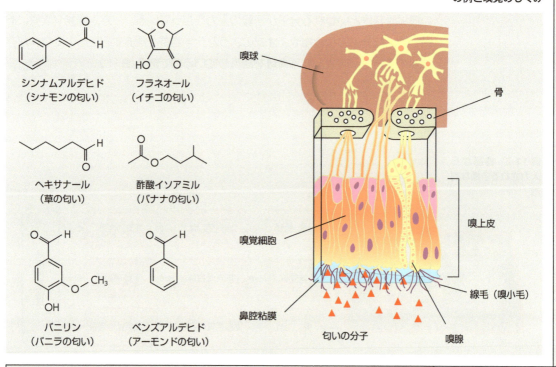

強い食品から揮発している匂いの中には，多数の揮発性化合物が含まれている．たとえば，コーヒー香のような複雑な匂いをガスクロマトグラフィーで分離してみると，含有される数十から数百の化合物に起因する多数のピークが現れる．このような分析からも，匂い成分が複合的な物質群から構成されていることがわかる．各食品にはその匂いを特徴づける特異的な化合物が存在することもあるが，一方で，多種類の成分のバランスのとれた総合的な匂いにより食品の匂いが作られることもある．つまり，食品の匂いを構成する化学物質は複雑な混合物であるため，人間はそれらのパターンを認識することで，食品に関する匂いを感じているのである．

B.　嗅覚における匂い物質の認識

ヒトが識別可能な匂い物質の種類は非常に多く，数千から数万種類の匂いを識別できるとされている．低分子化学物質の分子構造と匂いの種類との相関性はさほど高くない場合が多く，官能基が共通であるなど構造が非常に近い物質同士であっても，まったく違う匂いに感じることもある．したがって，どのような構造を示すとどんな匂いがするのかということのみならず，私たちがどのようなしくみで匂い物質を識別しているのかについては，古くより興味がもたれていた．

このような疑問の解決につながったのが，分子生物学の進歩である．ある組織や細胞に発現するmRNAを抽出し，cDNAへと逆転写するといった実験手法が一般的に行われるようになったことで，さまざまな組織に特異的に発現する分子種の同定が可能となってきた．

嗅覚受容体の同定においては，細胞膜に局在する膜タンパク質の一種であるGタンパク質共役型受容体（GPCR）が匂い物質の受容体になるという仮説のもと（図11.4），米国の研究者が嗅上皮由来のcDNAからGPCRの膜貫通領域の保存性の高いアミノ酸配列を標的としたPCRを行うことで，嗅上皮に発現するGPCR遺伝子の探索を行った．その結果1991年に，複数の嗅覚受容体の配列を同定したという報告を行い，世界中に大きなインパクトを与えた（この成果は後にノーベル生理学医学賞を受賞）．

発見した当時は，アミノ酸配列の相同性の高い嗅覚受容体を複数同定したのみであったが，その当時から多数の受容体からなる嗅覚受容体ファミリーが存在し，複数の受容体が匂いの識別にかかわっていることが予想されていた．このように嗅上皮に多種類の受容体が存在することが，生物が多くの種類の匂いを識別できる理由なのではないかと考察された．

実際，ヒトゲノム解析計画によりヒトゲノムの塩基配列が完全に解読されると，嗅覚受容体は人間に300種類以上も存在していることが明らかとなった．すなわち，嗅上皮においてはさまざまな受容パターンをもつ多くの嗅覚受容体が発現

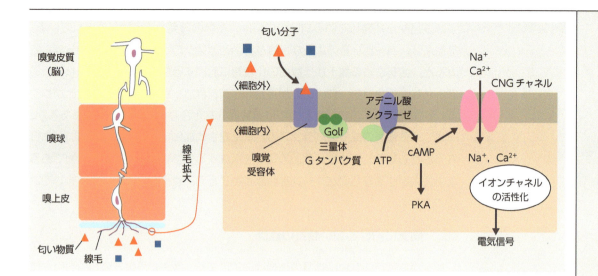

図11.4 嗅上皮の線毛における匂い分子の情報伝達
Golf：GTP結合タンパク質のサブファミリー，CNG：cyclinc nucleotide-gated

しており，それらが複合的に機能することによって，多種類の匂い物質の識別を可能としているのである．

11.3 味覚の分子栄養学

A. 味の種類

食品には多くの味物質が含まれており，口に入れるとさまざまな味が感じられる．食品の味は，食べるべきかどうかという食行動を決定する重要な情報となる．糖類を代表とする甘い味は嗜好される一方で，強い苦みや酸っぱさが感じられるようなものは一般的には忌避すべき味として認識される．

味の表現を行うためには，味の種類を分類し，定義づけすることが必要である．最も基本的な味の要素となる味質を基本味といい，甘味，苦味，酸味，塩味，うま味の5種類で「五基本味」と総称される．

基本味以外の味として，辛味，渋味，えぐ味なども感じられ，まろやかさや食感（硬い，やわらかい），温度（熱い，冷たい）といった感覚についても，刺激味として感じられる．

B. 基本味の意義

基本味には生理学的な意義があり，食べるかどうかの判断の1つとなっている（表11.1）．甘味は糖質が示す味であるため，本来の意味としてはエネルギー源の

表11.1　基本味が示す生理学的な意義

味の種類	生理学的意義
甘味	エネルギーの存在を示す
酸味	エネルギーの存在を示す/腐敗感知
塩味	ミネラル摂取
苦味	毒物感知
うま味	タンパク質を含むことを示す

存在を表す味となる．血糖値が下がり空腹になると甘いものを欲するが，これは生理学的な反応として，とても理にかなっているのである．また，うま味はタンパク質が分解された結果生じたアミノ酸の示す味なので，うま味を呈するものには，タンパク質が含まれていることを意味している．

一方で味質によっては摂取することを控える，あるいは食べないといった判断がなされることもある．酸味では，果実に含まれるような薄い酸味は，含有される有機酸が有用なので食べてよいが，強い酸味は自然界では腐敗物が示す味なので食べてはいけない．強い苦味は植物由来の毒物が示す味なので，同様に食べてはならない．薄い塩味はナトリウムと共存している各種ミネラル源の存在を示唆する味なので飲めるが，海水より濃いような塩味はナトリウムの過剰摂取となるので嫌だというような反応になる．

このように日々摂取すべき栄養素と基本味が密接に関連しているため，食品の味が食べるか食べないかの大きな判断材料となっているのである．おいしいと思うものには豊富に栄養素が含まれており，だからこそ，ヒトは食べても良いと判断する．

C.　味を感じる器官

舌の上皮に存在する味蕾という組織を介して，食品に含まれる呈味物質を識別し，味を感じている．味蕾は口蓋，咽頭，喉頭にも分布しているが，そのほとんどは舌表面に存在する．ヒトの舌に存在する味蕾の数は数千個とされており，舌面にある茸状乳頭，葉状乳頭，有郭乳頭といった乳頭組織に局在している．

1つの味蕾は味を感じる味細胞，支持細胞，基底細胞から構成され，全体としてタマネギ様の形をしている（図11.5）．味細胞においては，呈味物質受容にかかわる何らかの受容体を利用して味物質を認識していることが古くから想定されていた．最近になり，味細胞に味物質を受容する味覚受容体が存在することで，味物質を識別していることが明らかにされた．

D.　味覚受容体の発見

想定される味覚受容体は，①舌上皮のうち味蕾細胞で高発現している，②味蕾

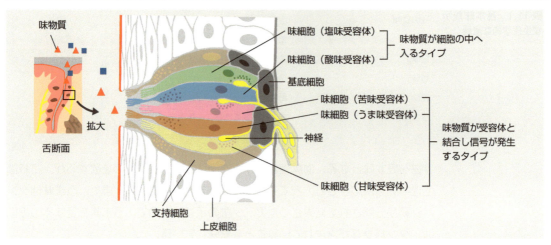

図 11.5 味蕾と味細胞（味覚受容体）

にはさまざまな味に反応する細胞が混在しているので，その中の一部の細胞にのみ発現している，③受容体タンパク質は味物質と接する細胞の先端付近に限局する，④対応する味物質に対する反応が観察される，といったような条件を満たしている必要があると考えられた．

a. バイオインフォマティクスの手法

　味覚受容体は，光受容にかかわる受容体であるロドプシンや，匂い物質の認識にかかわる嗅覚受容体ファミリーの発見から大きく遅れ，2000年になってから明らかにされた．舌における味細胞の数が少なく，舌上皮に味蕾組織が点在しているため，受容体探索の材料となる味細胞を効率よく集めてくることが困難であったためであった．苦味受容体を同定した米国のズッカー博士の研究グループは，これまでの味細胞に特異的に発現する分子種を実験的に同定することにこだわるのではなく，古典的な遺伝学の知見と，遺伝子配列を基盤としたコンピュータによる情報検索を組み合わせることで，味覚受容体の発見へとつなげた．

　古典的な遺伝学の考えは，生物学的なある表現型が単一遺伝子の変異によって生ずるなら，遺伝的連鎖を解析することで，表現型に関連する遺伝子の染色体上の位置が決定できるというものである．味覚に関していうならば，ある特定の集団が味を感じることができる/できないといった表現型の原因遺伝子について，遺伝的連鎖を解析することで染色体上の場所を決定できるのである．このような解析から，ある特定の味物質を受け取る能力が弱いマウス系統を対象として，苦味や甘味の感度に影響を与える遺伝子の位置情報がすでに知られていた．

　このような遺伝学的解析より見出されていた味感受性関連遺伝子座に着目し，マウスゲノム計画によって明らかになったその近傍のゲノム塩基配列から，さまざまな受容体に相同な配列を検索するというバイオインフォマティクスの手法により受容体候補分子を探索し，味覚受容体の同定に成功したのである．

図 11.6 甘味, うま味, 苦味を受容する味覚受容体

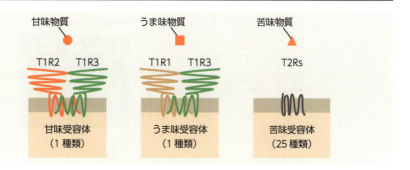

b. 5種類の基本味に対応する受容体

味覚受容体の同定に関する論文が次々と報告され，現在では五基本味を受容するそれぞれの味覚受容体の分子実体が明らかにされている（図11.6）．口腔には5種類の基本味に対応する受容体が存在し，それぞれ別々の受容体が味物質の受容を担っている．甘味，うま味，苦味受容体は，Gタンパク質共役型受容体（GPCR）ファミリーの一種である．甘味，うま味受容体はT1Rファミリーといわれるタンパク質（T1R1，T1R2，T1R3）がヘテロ二量体を構成している．ヒトゲノム解析の結果から，人間は甘味受容体を1種類しかもっておらず，うま味を感じる受容体も1種類であることが示された．一方，苦味を感じる受容体は25種類，塩味と酸味に関しては複数種が確認されているものの，まだ完全にはわかっていない．

E. 味覚受容体を用いた基本味の測定

甘味を示す物質には，糖，人工甘味料，D-アミノ酸などがある．スクロースと人工甘味料であるアスパルテーム，甘草に含まれる天然甘味物質などでは，その分子構造が大きく異なる．また8種類知られている甘味タンパク質も，それぞれの立体構造が大きく異なっているが，これらすべてを甘いと感じる．

味覚受容体が発見される以前は，どのような構造が甘味を示すのか，また甘味を示すにはどんな特徴が必要なのかといったことを，包括的に理解することは困難であった．しかし，受容体が同定されてみると，甘味受容体に認識される物質を私たちは甘いと感じるというのが，甘味を感じる根源であることが明らかになった．つまり，物質の立体構造が違っても，甘味受容体に受け取られるかどうかが甘いかどうかの決め手となる，というように理解ができるようになった．

a. 味覚受容体の活性化

味覚受容体の機能に着目し，味覚の受容体を発現させた培養細胞を用いた評価系を使用することにより，味を客観的に評価できるシステムが考案されている．現在では細胞系を用いた受容体アッセイを行うことで，基本味の呈味測定に使用されるだけでなく，味に関するさまざまな現象について，味覚受容体の活性化と

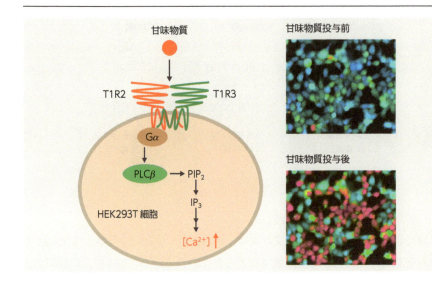

図 11.7 培養細胞に発現させた味覚受容体を用いた機能解析
$G\alpha$：三量体 G タンパク質 α，$PLC\beta$：phospholipase $C\beta$，PIP_2：phosphatidylinositol 4,5- bisphosphate，IP_3：inositol trisphosphate
甘味受容体を発現した培養細胞を，細胞内カルシウム濃度を測定できる蛍光指示薬を用いて観察した．甘味物質を投与すると細胞内カルシウム濃度が上昇し，指示薬の蛍光強度が変化する．甘味が強いほど，大きな変化を示す．

いった側面からある程度説明できるようになってきた．

　味覚受容体を哺乳類培養細胞に機能的に発現させ，対応するリガンドを投与したときに生じる受容体の活性化を，G タンパク質を介した細胞応答として検出することで，受容体がどのようなリガンドに対応するのかを検証することができる（図11.7）．

　一般的な G タンパク質共役型受容体における活性測定においては，細胞応答を検出する方法が種々存在する．受容体活性化に引き続いて生じる細胞内セカンドメッセンジャー量の増減を生化学的手法により測定したり，細胞内情報伝達経路の下流で生じるイオンチャネルを介したイオンの流入・流出を電気生理学的に測定したりする方法などが適用可能である．その中でも，細胞応答に伴って生じる細胞内イオン濃度変化や膜電位変化といった現象を，特異的に検出可能な蛍光指示薬を利用して，蛍光強度の変化により検出する方法は，細胞応答をリアルタイムで検出できるという利点があり，多くの受容体の解析に用いられている．この方法により，それぞれの味物質がどの味覚受容体を活性化するのか，といった研究を実施することが可能となった．

F.　うま味の相乗効果

　こんぶだしに含まれるグルタミン酸と，かつおだしに含まれるイノシン酸がうま味の相乗効果を示すことは，食品学では非常に有名な現象である．しかし，味覚受容体がどのように機能することでこのような現象が起こるかについては，解明されていなかった．

　この問題は，味覚受容体発現細胞を用いた検証により解決された．分子モデリ

図 11.8 グルタミン酸とイノシン酸の相乗効果

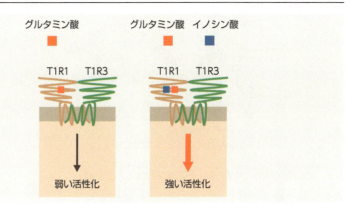

ングと変異体実験とを組み合わせ，うま味受容体のグルタミン酸結合部位の近傍に，イノシン酸がちょうど隣り合った位置で同時に受容され，うま味受容体を相乗的に活性化することが示されたのである（図11.8）．1907年に池田菊苗氏（東京帝国大学）が，グルタミン酸ナトリウムがうま味物質であることを発見し，約100年経って，うま味の相乗効果の謎が，味覚受容体の活性制御という側面から解き明かされたのである．

G. 甘味物質同士の相互作用

甘味についても，複数の甘味物質を混合したときに甘味強度が単純にその総和にならない，つまり甘味増強・減弱を引き起こす組み合わせがあるという現象について，古くより官能評価により確認されていた．

このような現象についても，甘味受容体を用いた活性評価によりその検証が可能である．甘味料を混合したときに甘味受容体の活性が強まるのか弱まるのか，ということを判別することで，官能評価により見出された現象が，受容体レベルで生ずるのかどうかについて判定することができる．たとえばネオヘスペリジンジヒドロカルコン（NHDC）やシクラメートをごく少量，甘味料に添加することによって，甘味料に対するヒト甘味受容体の活性化を飛躍的に増強させるといった現象が明らかになっている（図11.9）．つまり，味覚受容体に複数の物質が作用することで食品の味が変化することが，科学的に理解できるようになってきたのである．

NHDC：neohesperidine dihydrochalcone

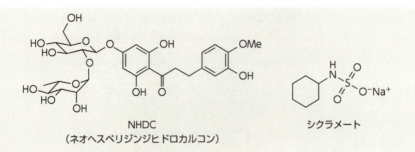

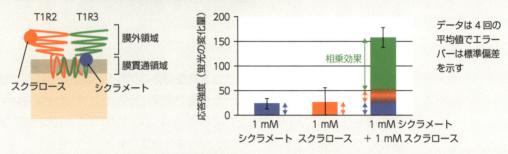

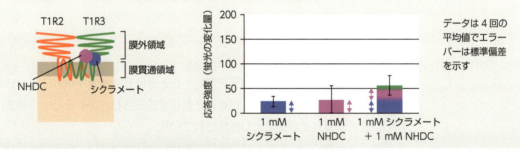

図 11.9 甘味受容体に作用する甘味増強物質
A：スクラロースとシクラメートの混合溶液に対する甘味受容体の応答強度.
B：ネオヘスペリジンジヒドロカルコン（NHDC）とシクラメートの混合溶液に対する甘味受容体の応答強度.
［グラフ：日下部裕子，国立研究開発法人農業・食品産業技術総合研究機構 http://www.naro.affrc.go.jp/project/results/laboratory/nfri/2011/310d0_10_09.html］

11.4 感覚の記憶

A. 大脳皮質における味の認識

　口腔内で受け取られた味刺激は，神経を通して脳の味覚野に伝達され，味の種類や強度が判別される．大脳皮質味覚野には味の種類を処理するための神経細胞

が存在するが，情報処理をする味質によって，その平面的な位置が微妙に異なっていることがわかった．苦味，塩味，甘味といった別々の基本味情報を処理する神経細胞は数ミリ以内という近くに位置しているものの，各味を処理する神経細胞は異なる集団であった．つまり，大脳皮質味覚野の中において，異なる味質情報はそれぞれ別々の神経回路が情報処理しており，これが異なる味を識別するときの基本原理であると明らかにされた．

B. 食嗜好の個人差

口腔内の味細胞で入力された味刺激が脳へと伝達されると，甘い・酸っぱいというような味を感じる．このような刺激が嗜好性の判断に寄与するというのが，味が生体へ及ぼす影響の第一義といえる．人間には動物の本能に依存するような判断も備わっている．たとえば，母乳しか飲んでいない生後すぐの乳児であっても初めて味わった甘味に対しては"にこっ"と笑う一方で，強い酸味や苦味に対しては"おえっ"と反応する．つまり，人間の味覚は，人生で初めて味わう味に対しても，「甘味」は食べていい味，「苦味」と「酸味」は食べてはいけない味，というように，きちんと反応するのである．本能に刻まれた嗜好性というのが，まず基本の判断として存在する．

また食経験も嗜好性に大きく影響を与えるが，これと関連して，味覚嫌悪学習という現象が知られている．この現象は，特定の食物の味覚と，その後に経験する気分の不快との関係性を，生物が容易に学習するというものである．つまり何かを食べた後に気分が悪くなったり，吐き気を催したりすると，そのときに食べたものを嫌いになり，避けるようになってしまうのである．この学習はたった一度で獲得され，また大人になってからも身についてしまう．このような味覚と体調不良が関連づけされてしまうと，それを克服するのは困難であり，個人ごとの好き嫌いにも大きく影響するのである．

成長後の個人における「おいしいもの」は，大きく異なっている．また野菜や果物など，食材に関する好き嫌いも人によって異なる．このような個人ごとの好き嫌いは，各個人の脳が判別していることであり，食嗜好の個人差を生み出す根源には，個人ごとのおいしさの記憶が関与している．幼い頃に食物による呈味刺激を受けることで，そのときに生じた出来事や記憶とリンクされるが，このような経験の蓄積が，食に関する嗜好性を形成するといわれている．正しい食習慣を身につけるためには，小さい頃からの食事体験が非常に重要なのである．

12. 時間栄養学

　時間栄養学とは，時計遺伝子や生体リズムといった時間生物学の考え方を栄養学に取り入れたもので，1日のリズム(日周リズム，日内リズム)と栄養素摂取や疾患がどのように関連しているのかを解き明かす学問である．生体リズムは，年周リズム，月周リズム，週周リズム，日周リズム，90分リズムが知られており，これらを体内時計または生物時計という(図12.1)．

　地球上のほぼすべての生物は，約24時間周期で繰り返される日周リズムをもっている．日周リズムによって睡眠や覚醒，ホルモンの分泌，血圧・体温調節などの生理活動が制御されている．日周リズムに異常をきたすと，時差ぼけや睡眠障害などのリズム障害を引き起こし，さらにがんや生活習慣病，精神疾患などにもかかわるといわれている．日周リズムの分子機構は時計遺伝子の転写翻訳フィードバックループに基づいていることが知られている．

12.1 時計遺伝子

　微生物から植物，動物までの大部分の生物は，昼夜を予測して，事前に代謝を準備する時計遺伝子をもつ．ヒトのおもな時計遺伝子は，Clock, Bmal1, Per, Cry

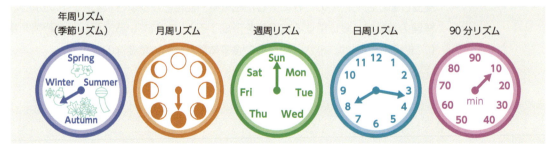

図12.1　体内時計のいろいろ
[加藤秀夫ほか，応用栄養学第5版(木戸康博ほか編)，p.194, 講談社(2016)]

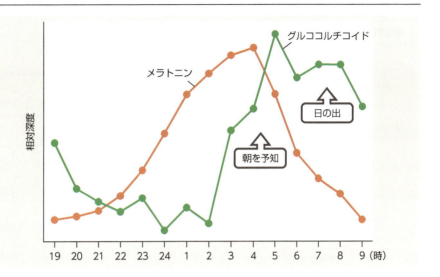

図 12.2　時計遺伝子による覚醒,睡眠の予測と調整
時計遺伝子は 5 時前に朝を予知し,日の出,日没を予測して体調を準備する.
[香川靖雄,体力科学,**63**,293-304（2004）]

があり,転写にかかわる因子である.

　時計遺伝子の未来予測能は,ある機能を促進すると同時に,それと拮抗する機能を抑えるという機能分業能を伴う.たとえば午前 4 時には代謝を高める副腎皮質ホルモン（グルココルチコイド）分泌を増加させると,同時に代謝を抑える睡眠ホルモンのメラトニン分泌を減少させる（図12.2）.

A.　2 種の体内時計

　体内時計には,日周リズムを支配する時計遺伝子（振り子型時計）のほかに,細胞分裂の時計であるテロメア（砂時計型時計）がある.テロメアは染色体末端に存在するDNA-タンパク質複合体で,染色体を保護する構造物である.

　テロメアDNAは遺伝情報をコードしない二本鎖DNAのG（グアノシン）に富んだ塩基配列（TTAGGG）が縦列に何回も反復した構造で,ヒトの場合 1 万回以上繰り返されている.しかし細胞分裂で減少し,ある程度減ると細胞が分裂しなくなる.そのため,一定の回数分裂を超えると細胞は増殖せず細胞老化という状態になる.また,加齢によりテロメアが短くなることから,生体の寿命にも関連していると考えられている.

　時計遺伝子とテロメアの関連を分子生物学的に理解することが,遺伝子による日周リズムや分裂寿命などの体内時計の諸現象の理解の鍵となる.

B.　時計遺伝子とテロメア

　図 12.3 に示すように,ストレス,光,朝食摂食といった環境刺激は,それぞれ大脳皮質,視交叉上核,肝臓で感受され処理される.交代勤務などによる日周リズムの乱れは高血圧と高血糖を招く.脳の体内時計である主時計遺伝子と,体

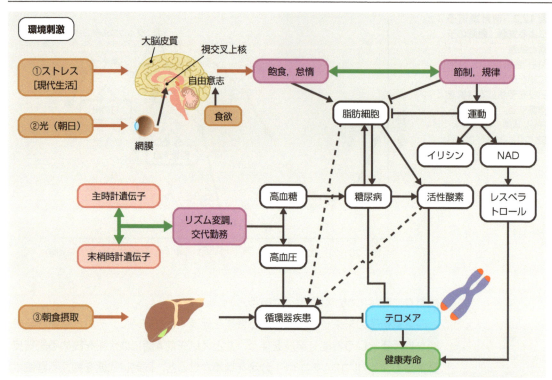

図12.3 中枢と末梢の時計遺伝子と生活習慣を介するテロメアの変化
[香川靖雄：栄養学レビュー，21, 197-212 (2013)]

の細胞に存在する体内時計の末梢時計遺伝子の日周リズムの基礎のうえに，自由意志によって快楽的または節制的な生活習慣を形成する．規則正しい生活と運動は肥満関連の心臓血管疾患と2型糖尿病を予防する．これらの疾患による細胞損失を代償するための細胞増殖と活性酸素がテロメア長を短縮させる．

　主時計遺伝子は視交叉上核にあり，光（朝日など）を網膜で感受して，リズムの位相を朝に合わせる（図12.3②）．末梢時計遺伝子は全身の細胞にあり，朝食摂取によって位相を整える（図12.3③）ので，両時計遺伝子の同調が健康維持に重要である．最適の栄養摂取量と運動を揃えても，日周リズムの変調が長期間継続しただけで高血圧，高血糖が誘発され活性酸素種（reactive oxygen species：ROS）も増加して，循環器疾患，糖尿病のリスクが高まる．

　一方，テロメア長は細胞分裂ごとに短縮し，各体細胞は受精卵から約50分裂後にテロメアが限界に達し，老化細胞となる．個体では出生時に約1万塩基あったテロメア長が年間平均50塩基ずつ短縮していき，5千塩基が個体寿命の限界である（図12.4）．

　このリズムが変調すると高血圧，高血糖によって細胞は死滅し，それを代償的に修復するため細胞分裂が促進されて，分裂寿命に達して脳卒中，心筋梗塞が発症し，膵臓ではB細胞の減少で糖尿病が発症する．110万人の調査で睡眠時間が平均7時間の人は最も死亡率が低く，8.5時間以上または4.5時間未満の睡眠時

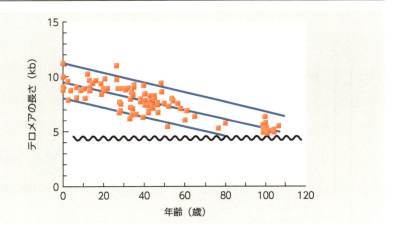

図 12.4 テロメアの長さと年齢
生後1万塩基から死亡時5千塩基. 1年約50塩基ずつ短縮.
[香川靖雄, 老化のバイオサイエンス, 羊土社 (1996)]

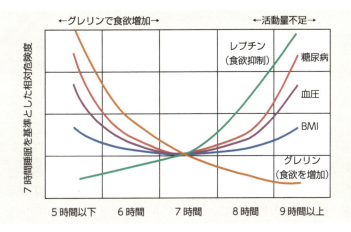

図 12.5 睡眠時間とBMI, 血圧, 糖尿病の相対危険度
睡眠時間と糖尿病, 血圧, BMIの関係性が確認された.
[Luyster FS *et al.*, Sleep., 35, 727-734 (2012) より改変]

間では死亡のリスクが15%高まる.

　時計遺伝子の日周リズムは毎日の現象であるが, テロメアの関与する寿命・健康は数十年の現象である. 睡眠の質が悪いほどテロメア長が短縮することは時計遺伝子がテロメア長に影響することを示す. 時計遺伝子の転写制御タンパク質 *Bmal1* などの変異は, 糖尿病, 高血圧を介して短命となる. これら生活習慣病の発症頻度は睡眠時間7時間を最小として, 睡眠不足でも, 睡眠過多でも増加するのである (図12.5). 肥満, 高血圧, 糖尿病の発症頻度が運動不足の睡眠過多で起こることは容易に理解できるが, 睡眠不足では食欲亢進ホルモンであるグレリンが増加し, 食欲抑制のホルモンであるレプチンが減少して摂食量が増加するのも一因である.

C. 時計遺伝子の分子機構

　網膜のメラノプシンに感受された光刺激は, 主時計遺伝子の自律的な25時間周期の日周リズムを24時間の日周リズムにリセットする. このリセットは季節,

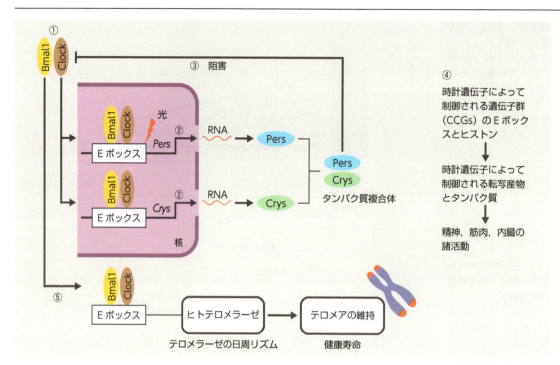

図12.6 ヒトの日周リズムの負のフィードバックの機構の概略

PersとCrysのsは、ピリオドタンパク質の1, 2, 3などの種類があることを示す。

日周リズムの変化はテロメアに記憶される。

[香川靖雄：栄養学レビュー，21, 197–212 (2013)]

移動による日の出時刻の変動に適応するためである．日周リズムは時計遺伝子の転写と翻訳の負のフィードバックループで自動的に作られる（図12.6）．

転写制御因子のClockとBmal1は結合し，ヘテロ二量体を形成する（図12.6①）．この二量体が遺伝子のEボックス（CACGTG配列）に結合して，転写阻害因子 *Per* と *Cry* の遺伝子の転写を活性化する（図12.6②）．合成されたPerとCryが複合体となり，Eボックスの転写活性を抑制する（図12.6③）．この結果Per/Cryが減少すると，*Per* と *Cry* 遺伝子の転写が再開されて周期的変動が起こる．数百の遺伝子の制御部位にもEボックスがあるので周期的に代謝が変動する．これを時計制御遺伝子（clock-contorolled gene：CCG）といい，全転写産物の約10%を占める．この転写・翻訳を介して心身活動のリズムを作る（図12.6④）．特にテロメア長を幹細胞で補充するテロメラーゼ遺伝子上流にもEボックスがあり，Clock・Bmal1によって活性化され，Cryで阻害される（図12.6⑤）．これは時計遺伝子からテロメア長への情報の直接経路である．

D. 時計遺伝子からテロメアへの情報伝達機構

時計遺伝子がテロメアに情報を伝えている機構は，分子生物学的にその機序が解明されつつある．その伝達法には直接経路（図12.7①）と間接経路がある（図12.7②）．

テロメアを延長するテロメラーゼは，成熟体細胞では消失しているが，体細胞

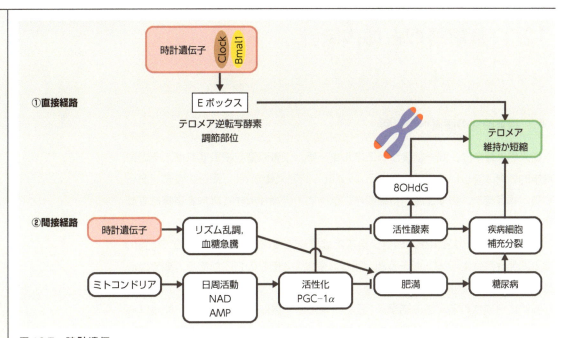

図 12.7　時計遺伝子からテロメアへの情報伝達の直接作用と間接作用
8OHdG：8-hydroxydeoxyguanosine. 活性酸素種（ROS）により，DNAが損傷され生じる物質．PGC-1α：ペルオキシソーム増殖因子応答性受容体γ共役因子-1α．

を補充している各組織の幹細胞にはある．このテロメラーゼは生殖細胞やがん細胞に比べれば活性は低いが，体細胞補充で臓器を維持する．

　直接経路は時計遺伝子の調節部位であるEボックスが幹細胞のテロメラーゼの上流（−187〜−182）にあって，リズムに伴って変動する *Bmal 1* と *Clock* で制御されるためである．

　間接経路は，リズム乱調による高血圧・高血糖によって細胞は死滅し，それを代償的に修復するための細胞分裂のたびに，テロメアが短縮して動脈細胞の寿命が尽き脳卒中，心筋梗塞が発症し，膵臓ではB細胞の老化で糖尿病が発症する．間接経路はエネルギー代謝に依存している．生体エネルギーの源泉であるATPは，栄養素から作られるNADHをミトコンドリアで酸化して得られるエネルギーで，ATP合成酵素を分子内回転させて合成される．1日に合成，分解されるATPの総量は体重にほぼ等しい．骨格筋や神経の活動が瞬時に数十倍も変動するため，その代謝は時計遺伝子を含む高度の制御系で調節されている．

12.2 食事摂取と体内時計

A. 摂食時刻の肥満への影響

　従来の栄養学は，同一個体が等エネルギー量，栄養素量を摂取すれば，その栄養学的効果は等しいと仮定している．しかし，時間栄養学では，同一の食事であっても，摂取時刻，摂取速度，摂取順序によって，代謝が大きく異なる事実に立脚する．

　一律500 kcalの食事を，朝昼夕食または昼夕夜食に摂取したときの，毎食の食事誘発性熱産生（DIT）をみると，朝食は夜食の4倍ものDITがあり，朝食は心身の活性化にエネルギーを消費するためDITが多く，夜食は朝食DITの4分の3が脂肪に合成される．この結果，1日のエネルギー摂取が等しくとも，朝食は心身の活性化，体温上昇に必要であり，夜食は肥満を促進する．十分な朝食，軽い夕食と夜食の回避に加え，夜食には6時ごろの分食が勧められる．

　高脂質食はエピジェネティックに時計遺伝子 CLOCK：BMAL1 のクロマチン構造を変えて，活用障害による正常なリズムを失わせ，同時に転写因子PPARγのクロマチン活用による新しいリズムを作る．逆に，わずか1晩の徹夜でも，時計遺伝子の調節部位がエピジェネティックにメチル化されるために，日周リズムが乱れ，肥満の誘因となる．特に等エネルギーであっても普通食に比べて高脂肪食は欧風化による肥満/糖尿病の原因と考えられてきた．

　一貫して等エネルギー量摂取であっても，高脂肪食を自由摂取させれば高度肥満が起こるが，摂取時刻を活動期の8時間に制限すると，高脂肪食でも肥満は起こらず，活動量が増える．このように摂取時刻が活動期か休止期かによって栄養学的な効果には大きな相違がある．

B. 食事による末梢時計遺伝子のリセット

　主時計遺伝子が網膜のメラノプシンの受光の神経刺激でリセットされるのに対して，全身の細胞にある末梢時計遺伝子は食事でリセットされる．光によるリズム形成ができない明暗の変動の少ない環境や視覚障害でも日周リズムが維持されるのは末梢時計遺伝子が食事摂取でリセットされるからである．

　末梢時計遺伝子のリズムは，マウスの実験主時計遺伝子の明暗リズムとは関係なしに昼間給餌でPer2が早い時刻で増加する．このとき，糖質かタンパク質単独では効果がなく，両者を同時に与えて末梢時計が初めてリセットされる．同様に，グルコースとアミノ酸の同時投与で末梢時計がリセットされるのであるが，

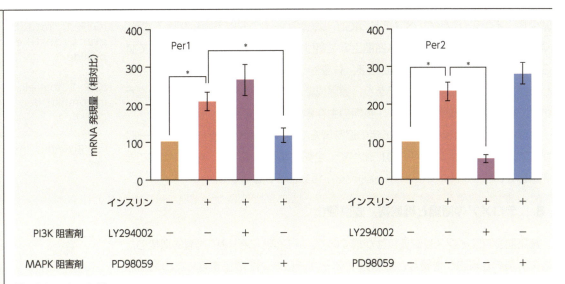

図 12.8 インスリンによる肝細胞末梢時計遺伝子の Per 合成促進
培養肝細胞 H4IIE に 50 nM インスリンを 1 時間作用させ，さらにインスリン情報の伝達阻害剤（LY294002 か PD98059）を 30 分作用させて mRNA を測定した．＊p < 0.05（t 検定）Per1 では Map キナーゼ阻害剤，Per2 では PI3 キナーゼ阻害剤で効果低下．
[Yamajuku *et al.*, *Sci Rep.*, 2, 439 (2012)]

インスリン分泌を介してリセットされることが知られている．インスリン注射のみでリセットされ，インスリン分泌のないストレプトゾトシン処理マウスでは糖とタンパク質両者を摂取しても末梢時計のリセットは起きない．培養肝細胞をインスリン処理するとPer1，Per2などの発現が増加するが，インスリンの細胞内情報伝達系であるマップキナーゼ(MAPK)やホスファチジルイノシトール3キナーゼ(PI3K)の阻害剤で阻害される(図12.8)．

12.3 疾患と時計遺伝子

A. 日周リズム異常と心身疾患

　図12.2で示したように，時計遺伝子は日の出を予告して体調を事前に整えているために，その異常では図12.5で示したように，たとえ栄養素の摂取量や運動量が適切であっても，肥満，高血圧を介して，動脈硬化，糖尿病が悪化する．さらに，最近は不眠症，うつ病が激増しているが，日周リズムの乱れが大きく病状を左右する．夜間照明やパソコン，スマートフォンの青色光は主時計遺伝子を刺激してメラトニンの分泌を止めて不眠症の原因となるので，睡眠前には橙色の照明が推奨される．不眠症からのうつ病発症のリスクは高く，うつ病患者の大半が睡眠障害を伴う．
　一方，膵臓機能への時計遺伝子の関与のため，糖尿病患者に朝食を高エネルギーとした場合は夕食を高エネルギーとした場合に比べて，1日の血糖曲線下面積が

減少し，インスリン，C-ペプチド，iGLP-1，tGLP-1の曲線下面積が低下する．糖尿病の予防・治療には急激な血糖上昇を避ける摂食順序，摂食速度に加えて低GI食の必要がある．短期間に血糖値，体重を改善する低炭水化物食が注目を集めたが，その本質は高脂質食であり，遠隔成績では耐糖能を下げて糖尿病を進行させ，動脈硬化を促進するので，長期の生存率は大きく劣る．

男性4万人20年，女性8万人26年の追跡調査では，低炭水化物食(36エネルギー%)が高炭水化物食(60エネルギー%)に比べて，全死亡率が有意に高い($p<0.001$)ことを示している(Fung T. T. et al., Ann Intern. Med., 153, 289-298 (2010))．

iGLP-1：intact glucagon-like peptide-1

tGLP-1：total glucagon-like peptide-1

GI：glycemic index

B. テロメアの短縮と糖尿病，動脈硬化

高脂肪食ではインスリン抵抗性が増すので，インスリン分泌の代償的増加のために膵臓のB細胞が増殖し，細胞分裂マーカーKi-67は増加する．この増殖が持続するとテロメア長が分裂限界に達して老化細胞になるためKi-67が消失し，βガラクトシダーゼが増加する．膵島は図12.9に示すように対照食では11か月目でも老化B細胞がないが，高脂肪食群ではテロメアが短縮し，老化B細胞が増えるため，インスリン分泌は低下し，糖尿病となる．このB細胞老化が糖尿病の原因と考える．組織特異的テロメア短縮の同様の例には，高血圧患者の内皮細胞などがある．

リズム乱調による肥満では，脂肪細胞や非アルコール性脂肪肝炎には単球走化性タンパク質が発生してマクロファージが集まり，無菌的慢性炎症反応を起こしてROSを発生させる．ROSは特にDNAのGを8ヒドロキシデオキシグアノシ

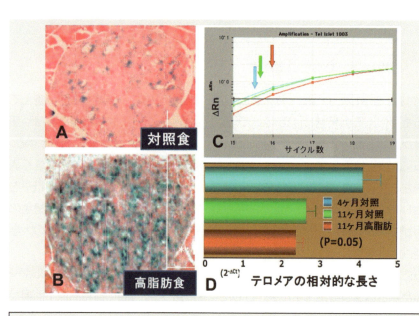

図12.9 高脂肪食で誘発された2型糖尿病におけるB細胞の老化

βガラクトシダーゼ発現(パネルAとB)とテロメア短縮のポリメラーゼ連鎖反応(パネルCとD). 11か月間, マウスに対照食を摂取させた膵島(パネルA)と高脂肪食を摂取させた膵島(パネルB). 膵島内の青色の染色部位はβガラクトシダーゼ活性を示す．パネルC：テロメアの定量的ポリメラーゼ連鎖反応. 矢印は閾値を示す横線を定量曲線が交差した点を示す(青，4か月対照食，緑，パネルAの11か月対照食，赤，パネルBの11か月高脂肪食). テロメア長はCawthonの報告した実時間動的ポリメラーゼ連鎖反応によって定量.
[香川靖雄, 栄養学レビュー, 21, 197-212 (2013)]

ン（8OHdG）」に酸化するのでテロメアのGGG三連塩基はROSに侵され細胞寿命を短縮する．ROSはミトコンドリアDNA変異を促し，酸化LDLで動脈硬化を誘発し，タンパク質の酸化修飾で生活習慣病を早める．

　高齢者の大きな特徴であるエネルギー代謝の低下は心身の活力を下げ，生活習慣病の一因となる．ヒトの線維芽細胞をさまざまな年齢の供与者から得て調べるとシトクロム酸化酵素活性の低下と加齢がよく相関している．実際に，高齢者から得たサイトプラスト（核を除去した細胞質）中の低下したミトコンドリアの活性と，ミトコンドリア合成能はテロメア長を回復すると増加する．これはテロメラーゼ活性の強いHeLa細胞から作ったρ^0細胞（ミトコンドリアを除去した細胞）と老化サイトプラストを融合させて作ったハイブリッドの呼吸活性が完全に回復したことから立証された．事実，テロメア長とミトコンドリアDNAコピー数はよく比例する．

C. 中枢の代謝支配

　ヒトの時間栄養学は実験動物とは大きく異なり，脳の支配が圧倒的で，健康増進の行動変容を決める（図12.3参照）．もし健康寿命が生活習慣病の終点である心疾患，がん，糖尿病などのリスク遺伝子でおもに決定されるならば，節制の効果は乏しい．しかし，全ゲノム関連研究では，リスク遺伝子数は85歳以上の長寿者で26.8±0.11個，対照者でもほぼ同数の26.8±0.10個であった．これは，過去には糖尿病患者が稀だったこととも一致する．この結果から，リスク遺伝子の発現を遅延させる生活習慣の節制が重視される．

　時間栄養学的に規律正しい禅僧は，鎌倉時代から現在までの生没年調査で70歳を超える長寿であるが，一般人の平均余命は1950年までは40歳前後であった．座禅のような瞑想後のトランスクリプトーム中で最も増加したのは，ATP合成酵素とテロメア維持の諸酵素，最も減少したのはストレスの中核のNFκBであった．行動を左右する性格遺伝子で特にストレスに弱いセロトニン輸送体のS/S

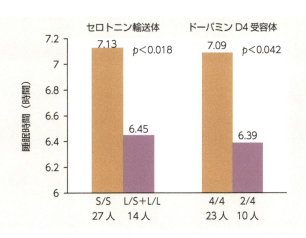

図12.10　性格遺伝子多型の睡眠時間に及ぼす影響
S：short，L：long（ともにセロトニン輸送体遺伝子の制御部分の長さの違いを示す）．4：ドーパミンD4受容体遺伝子上流のリピート回数が4回を示す．2：同様にリピート回数が2回を示す．
［古賀晶子ほか，*J. Sleep Disorder: Treat Care* 4, 1-7 (2015)］

多型やドーパミンD4受容体4/4多型は睡眠時間が長い（図12.10）．百寿者には
S/S型の比率が国民平均よりも少ない．重要なことは，テロメアの維持，さらに
延長が健全な食事，運動，ストレス解消などの心身の生活習慣の改善によって可
能なことである．このように，ヒトの脳は自らの意志で，栄養によってATP合
成酵素を駆動して，心身活動を保ち，さらに快楽を求め，また節制をして，時計
遺伝子の日周リズムを介してテロメアを維持し，健康寿命を左右できるのである．

疾患の成り立ちと予防のための分子栄養学編

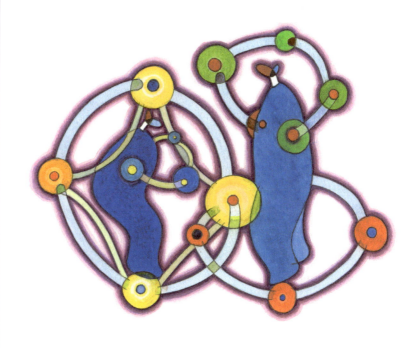

13. 疾患の分子栄養学

　遺伝子の異常によって生じる疾患には，1つの遺伝子変異が病態をもたらす単一遺伝子病と，複数の遺伝子が関与する多因子疾患がある.

　単一遺伝子病はメンデル型の遺伝をするため，メンデル遺伝病ともいわれる.常染色体に変異がある場合と性染色体に変異がある場合がある.いずれも出現頻度が低く，稀な疾患である.

　糖尿病，高血圧症，がんなどのより一般的な疾患でも，家族の病歴を調べると同じ病気になっている例があるように見える.実際，同一の遺伝子をもつ一卵性双生児における研究は，これらの疾患に遺伝の影響があることを示している.しかし，単一遺伝子病のような明確な法則性は通常，認められない.これらの一般的な疾患における遺伝性は，単一の遺伝子によってもたらされるのではなく，複数の遺伝子の変異がかかわっていると考えられている（多遺伝子性）.また食習慣，運動習慣や喫煙などの環境因子も発症の重要な要因である.多くの因子が少しずつかかわるため，多因子疾患といわれる.

　なお，2017年に遺伝学用語について日本遺伝学会から，dominantの訳語を優性から顕性に，recessiveの訳語を劣性から潜性にする改訂が提案された.改訂の趣旨として，優性，劣性は遺伝学用語として長年使われていたが，優劣という強い価値観を含んだ語感に縛られている人たちが圧倒的に多く，疾患を対象とした臨床遺伝の分野では劣性遺伝のもつマイナスイメージは深刻でさえある.一般社会にもすでに定着している用語ではあるが，この機会に，歴史的考察もしながら，語感がより中立的な顕性，潜性に変更することになったとしている.本書では従来の表現を中心に記述しているが，適切な時期をみて，改めて検討する.

13.1 単一遺伝子病（メンデル遺伝病）

単一遺伝子病には，常染色体優性遺伝病，常染色体劣性遺伝病，伴性遺伝病（X染色体連鎖遺伝病）がある．

単一遺伝子病のなかで最初に原因遺伝子が同定されたのは，1983年に報告されたハンチントン病（常染色体優性遺伝）である．その後，分子生物学の発展にともない約7,000あるといわれるメンデル型の遺伝形式をもつ疾患の半数以上の原因遺伝子が同定されている．

2014年の時点で形質を変化させる遺伝子変異の報告数は12万を超えており，いまだ増加し続けている（最新情報はHuman Gene Mutation Databaseのサイト参照）．健常者でも複数の遺伝子変異をもつことが明らかになっており，遺伝子変異をもつこと自体は，ごくありふれた現象であるといえる．

A. 単一遺伝子病の種類

a. 常染色体劣性遺伝

常染色体劣性遺伝疾患は，両親が変異型をもっていて両方とも，子に伝わった場合に発症する（図13.1A）．親世代は遺伝子変異があっても影響を受けない．このタイプはたとえば100人に1人が常染色体劣性の変異をもつ場合，単純に計算すれば$1/100 \times 1/100 \times 1/4 = 1/40000$，つまり4万人に1人が発症する可能性がある．代表的な疾患には，先天性代謝異常症がある（表13.1参照）．

b. 常染色体優性遺伝

常染色体優性遺伝の場合は，変異をもつと疾患を発症する．子には50％の確

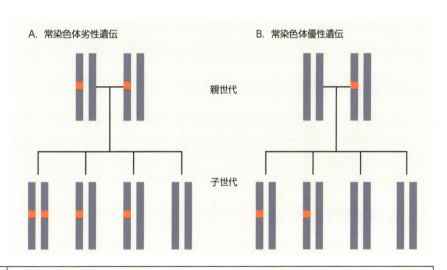

図13.1　常染色体劣性遺伝と常染色体優性遺伝
A：赤色で示す常染色体劣性遺伝子変異を両親ともにもつ場合，4分の1の確率で疾患を発症する．B：赤色で示す常染色体優性遺伝子変異を親世代の一方がもつ場合，2分の1の確率で疾患を発症する．

			遺伝子
タンデムマス法	有機酸代謝異常症	メチルマロン酸血症	MUT, MMAA, MMAB, MMADHC
		プロピオン酸血症	PCCA, PCCB
		イソ吉草酸血症	IVD
		メチルクロトニグリシン尿症	MCCC1 (MCCA), MCCC2 (MCCB)
		ヒドロキシメチルグルタル酸血症 (HMG血症)	HMGCL
		複合カルボキシラーゼ欠損症	HCS, BTD
		グルタル酸血症1型	GCDH
	脂肪酸代謝異常症	中鎖アシルCoA脱水素酵素欠損症 (MCAD欠損症)	ACADM
		極長鎖アシルCoA脱水素酵素欠損症 (VLCAD欠損症)	ADADVL
		三頭酵素/長鎖3-ヒドロキシアルCoA脱水素酵素欠損症 (TFP/LCHAD欠損症)	HADA または HADB
		カルニチンパルミトイルトランスフェラーゼ-1欠損症 (CPT1欠損症)	CPT1A
		カルニチンパルミトイルトランスフェラーゼ-2欠損症 (CPT2欠損症)	CPT2
	アミノ酸代謝異常症	フェニルケトン尿症	PAH
		メープルシロップ尿症 (楓糖尿症)	E1α, E1β, E2, E3
		ホモシスチン尿症	CBS
		シトルリン血症1型	SLC25A13
		アルギニノコハク酸尿症	AL
従来のスクリーニング	糖代謝異常症	ガラクトース血症 (乳糖不耐症)	LCT (← MCM6の発現影響)
	内分泌疾患	先天性甲状腺機能低下症	NIS など
		先天性副腎過形成	CTYP21A2 など

表13.1 新生児スクリーニング対象疾患 (すべて常染色体劣性遺伝疾患)
遺伝子のおおまかな位置を図13.3に示す.

率で遺伝子変異が受け継がれる (図13.1B). 常染色体優性遺伝疾患としては, ハンチントン病や多発性のう胞腎などがある.

c. 伴性遺伝

伴性遺伝疾患は通常, X染色体に存在する遺伝子変異が原因である (図13.2). 劣性遺伝の形質を示すことが多い. 代表的な疾患としては血友病がある.

d. 不完全浸透

必ずしも病気を引き起こさない単一の遺伝子変異がある. これは不完全浸透といわれる. このタイプの遺伝子変異をもつ場合は, 全員が疾患になるわけではない. たとえばBRCA1遺伝子に変異のある女性は, 一生のうちに乳がんになる確率がおよそ80%あるとされる. しかし, いつ発症するかはわからず, 最終的にがんを発症しないこともある.

B. 単一遺伝子病と分子栄養学

単一遺伝子病に栄養療法を用いる代表的な例は, 先天性代謝異常症である. 早

図 13.2 伴性遺伝
緑は X 染色体を青は Y 染色体を示す．赤色の X 染色体劣性遺伝子変異を母がもつ場合，母は保因者となる．男児の子の 2 分の 1 は疾患を発症する．女児の 2 分の 1 は保因者となる．

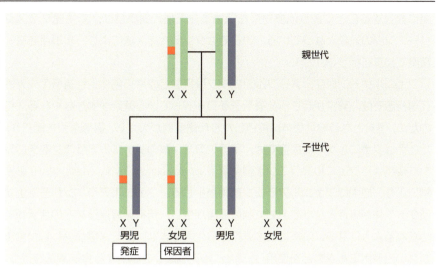

図 13.3 遺伝子のおおまかな位置
■ は常染色体劣性遺伝 [*CPT2*(1p32.3), *PCCB*(3q21-q22), *MCCC1*(3q25-27), *MCCC2*(5q12-13), *CYP21A2*(6p21.3), *CPT1A*(11q13.3), *PAH*(12q23.2), *PCCA*(13q32), *IVD*(15q14-15), *CBS*(21q22.3)]，■ は常染色体優性遺伝 [*HTT*(4p16.3)]，■ は多因子疾患 [*LDLRAP1*(1p36.11), *PCSK9*(1p34.1-32), *APOB*(2p24)]

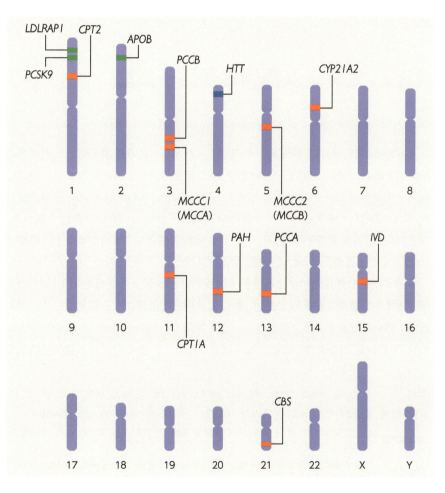

13.1 単一遺伝子病（メンデル遺伝病） 151

期に発見することにより治療効果を望める先天性代謝異常は，新生児マススクリーニングの対象となっている．現在ではタンデムマス法により，多項目を高い精度で検査を行う（表13.1）．

　フェニルケトン尿症，メープルシロップ尿症などの常染色体劣性遺伝の先天性代謝疾患では，異常が起こった遺伝子がコードしている酵素が働かなくなる．このため，基質となる物質が体に蓄積したり代謝産物が欠乏し，病態を引き起こす．たとえばフェニルケトン尿症では，不可欠アミノ酸のフェニルアラニンをチロシンに変換するフェニルアラニン水酸化酵素（phenylalanine hydroxylase：PAH）の異常により，血中にフェニルアラニン蓄積が生じる．フェニルアラニンから派生するケトン体が毒性となっておもに脳に障害が生じ，精神発育遅延などの症状が認められるようになる．治療は新生児期から代謝できないアミノ酸が少ししか含まれない治療用ミルクなどを使用し，フェニルアラニンを制限する食事療法を行う．生涯にわたり適切に栄養療法を実施できれば，症状を完全に予防できる可能性がある．

13.2 | 全ゲノム情報と多因子疾患

　生活習慣病といわれる糖尿病，高血圧症，がんなどの疾患群のほとんどは多因子疾患である．複数の遺伝子変異が少しずつ罹患リスク上昇にかかわる．特定の遺伝子の関与は10 ～ 40%程度と考えられ，疾患自体も病状や進行に個人差が大きい．このため原因遺伝子は少数の候補遺伝子が知られていただけであった．2003年にヒト全遺伝子情報がヒトゲノム解析計画として約10年以上の時間と30億ドルに上る費用をかけて完成，報告された．

　多因子疾患の発症にかかわる遺伝子の検索はヒトゲノム情報を応用し，2000年代後半から急速に進歩してきた（表13.2）．現在では全ゲノム情報は，より早く安価に解析が可能である．次世代シークエンス（next generation sequencing）といわれるDNA配列を速やかに読み取る技術が確立し，多くのゲノム遺伝子情報が

表 13.2　多因子疾患にかかわる遺伝子の例

がん	*myc*, *ras*, *MSH2*, *MLH1*, *BRCA1*, *BRCA2*, *TP53* (*p53*), *RB1*, *MEN1* など
2型糖尿病	遺伝子領域（*CCDC85A*, *FAM60A*, *DMRTA1*, *ASB3*, *ATP8B2*, *MIR4686*, *INAFM2*）
脂質異常症	LDL受容体，アポリポタンパク質B-100, *PCSK9*, *SORT1*, *LDLRAP1*, *SCARB1*, *NPC1L1*, *MYLIP*, *PPP1R3B*
高血圧症	遺伝子領域（*GUCY1A3-GUCY1B3*, *NPR3-C5orf23*, *ADM*, *FURIN-FES*, *GOSR2*, *GNAS-EDN3*）, *UMOD*
腎疾患	*UMOD*, *GALNT11*, *CDH23*

報告されている．複数のヒト遺伝子情報を比較すると99.9%が同一であるといわれている．異なっている0.1%のDNA配列が個人個人の違いをもたらす遺伝子の違いということになる．

A. SNPs と全ゲノム関連解析（GWAS）

SNPsはヒトゲノム上に，数千万か所あると考えられている．SNPsはゲノム情報を用いた疾患原因遺伝子群の解析や薬剤に対する反応の違いなどを調べる際のマーカーとして有用である．近くにある平均30〜40のSNPsは，一緒にひとかたまりとなって遺伝することがわかっている．そのような一群のSNPsの集合体をハプロタイプ（haplotype）という．ハプロタイプを代表するようなSNPは，タグSNPという．タグSNPが決まるとハプロタイプのSNPsパターンが明らかとなり，DNA配列が決定できる．

染色体上のどこにどのようなハプロタイプが存在するのか調べる国際的なHapMapプロジェクトがデータを公開している．HapMapプロジェクトにより明らかとなった30〜40万個のタグSNPにより，染色体上のすべてのハプロタイプが同定された．1,000万個のSNPsを調べることなく，個々のヒトの遺伝子配列の違いの大部分を決定できるということである．一連の進歩によってヒトの

遺伝子座と遺伝子表記

染色体上の遺伝子の位置を示すのが遺伝子座で，図13.4のように短腕にあればpを長腕にあればqを用いて表す．遺伝子名は生物ごとに異なる決め方があり，ヒトではHUGO遺伝子命名法委員会が管理している．遺伝子はイタリック体（斜体）で表し，そのタンパク質は立体で表記する．

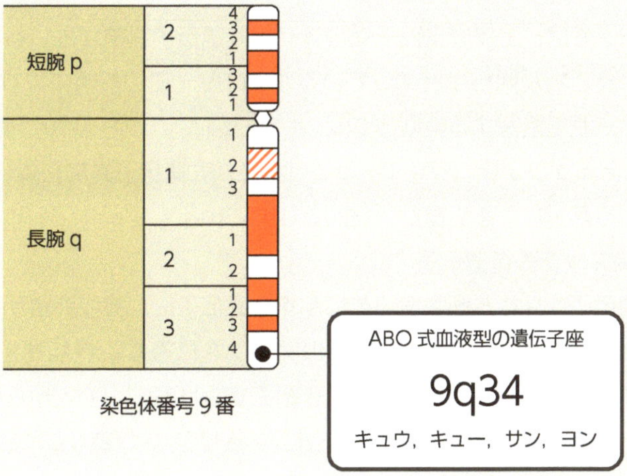

染色体番号9番

ABO 式血液型の遺伝子座

9q34

キュウ，キュー，サン，ヨン

図 13.4　遺伝子座の表記

13.2　全ゲノム情報と多因子疾患　　153

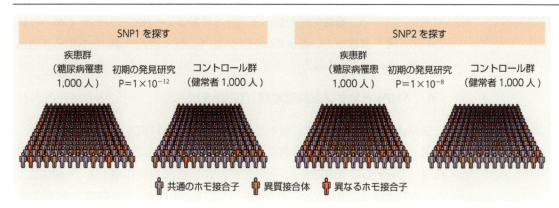

図 13.5 GWAS のイメージ
疾患群におけるSNP1とSNP2の出現頻度は，コントロール群より有意に多い．
この場合，疾患感受性遺伝子の可能性がある．
[Manolio TA., N. Engl. J. Med., **363**, 166-176 (2010) より改変]

ゲノム遺伝子配列の違いを，より早く大規模に解析することが可能になった．これを全ゲノム関連解析（GWAS）といい，多くの多因子疾患の原因遺伝子検索がこの方法によって行われている．

多因子疾患では，特定の遺伝子多型群が存在し，発症と関係すると考えられている．たとえば糖尿病に罹患している人と罹患していない人を1,000人ずつ集め，タグSNPsを同定することでDNA配列を決定する（図13.5）．計2,000人のゲノムDNA配列を比較，検討し糖尿病患者によく認められる変異が特定された場合，これらが疾患に関与する遺伝子変異群の候補となる．図13.5の場合ではSNP1およびSNP2が疾患の発症に関連している可能性があると考えられる．

B. がんと分子栄養学

がんは遺伝子の異常によって生じると考えられる．元々，生体内で増殖の調整に働いていた遺伝子に異常を生じるとがん遺伝子となる．

a. 上皮成長因子受容体（*EGFR*）遺伝子

肺がんにおいては，上皮成長因子受容体（*EGFR*）遺伝子異常が生じるとがんの増殖が促進されることが明らかとなっている（図13.6）．この解明により，EGFRのチロシンキナーゼを阻害する薬剤（チロシンキナーゼインヒビター：TKI）が開発された．最初のTKIであるゲフィチニブ（イレッサ®）は，*EGFR*遺伝子異常を調べたうえで，抗がん剤として選択される治療が一般的となっている．

b. DNAミスマッチ修復遺伝子

がん抑制遺伝子すなわち細胞増殖を抑制する遺伝子に，機能異常が生じると発がんの可能性が高くなる．DNA複製時の間違いを修復する機能を担うDNAミスマッチ修復遺伝子の異常も，がんを引き起こす（図13.7）．リンチ（Lynch）症候群は優性遺伝し，若い年代から大腸がんになるリスクが高い．*MLH1, MSH2, MLH3*といわれるDNAミスマッチ修復遺伝子の変異は，リンチ症候群の原因であることが明らかとなっている．

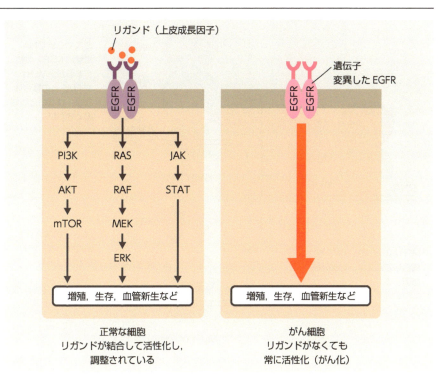

図 13.6 EGFR 経路
PI3K：phosphoinositide 3-kinase, AKT：protein kinase B, mTOR：mammalian target of rapamycin, JAK：Janus kinase, STAT：signal transducers (or transduction) and activator of transcription

c. 不運な遺伝子変異

　最近，多くのがんの発生原因は，幹細胞の細胞分裂時に起こるランダムな遺伝子変異によるとの研究結果が報告された．検討された 31 のがんのうち，22 種はがん遺伝子に生じる不運 (bad luck) な変異によってもたらされる結果が示された．食道がんや膵がんなどは不運な遺伝子変異により生じ，これらのがんでは食生活を含む生活習慣とは無関係であった．肺がんと皮膚がんは喫煙や紫外線の影響があること，大腸がんは遺伝要因，環境要因が発症にかかわると考えられた．別の研究で大腸がんでは加工肉摂取と特定の SNP に有意な関係があることが示されている．これらの検討は生活習慣によって発生頻度を減らすことができるがんとできないがんが存在する可能性を示している．大腸がんに関しては，個人の DNA 配列によってリスクを避ける食事療法が可能になるかもしれない．

C. 糖尿病と分子栄養学

　糖尿病は，インスリン作用の絶対的あるいは相対的欠乏による，高血糖を主として代謝障害をきたす疾患とされる．

　1 型糖尿病は自己免疫疾患もしくは特発性の原因により，膵臓 B 細胞が破壊されインスリン分泌が絶対的に不足する．2 型糖尿病はインスリン抵抗性を主とするインスリン作用不足あるいはインスリン分泌能低下により高血糖となる．2 型

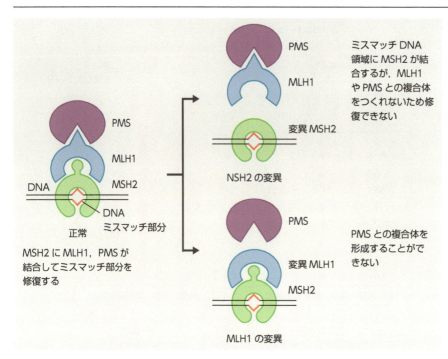

図 13.7　DNA ミスマッチ修復遺伝子

　糖尿病は代表的な生活習慣病である．高血糖の持続に起因する糖尿病特有の微小血管障害により糖尿病神経症，糖尿病網膜症と糖尿病腎症が生じる．また中大動脈の動脈硬化が早期に進行する．

　2007 年に欧米のグループから 2 型糖尿病患者における GWAS に基づいて疾患感受性遺伝子領域が報告された．現在までに 60 以上の遺伝子領域が同定されている．糖尿病発症への関与は各遺伝子領域ともに 10 ～ 40％と小さい．1 つの遺伝子領域が糖尿病を引き起こすのではなく，疾患感受性遺伝子をもてばもつほど発症の確率が高くなると考えられる．

　代表的な SNPs としては *PPARγ*，*KCNJ11*，*KCNQ1*，*KCNJ15* などがある．*PPARγ* は脂肪細胞の分化にかかわりインスリン抵抗性改善薬チアゾリジンが作用する転写因子である．*KCNJ11*，*KCNQ1*，*KCNJ15* はインスリン分泌と関連すると考えられている．これらの遺伝子の多くは機能が解明されていない．今後の検討を待つ必要があるが，遺伝子の解析によりリスクが高いことがわかれば，早くから定期的な運動や食事療法を行うことで発症を予防する生活習慣を積極的に実施するようになることが期待される．

D.　脂質異常症と分子栄養学

　脂質異常症は，「血清中性脂肪値が 150 mg/dL 以上あるいは LDL-コレステロール値が 140 mg/dL 以上，HDL-コレステロール値が 40 mg/dL 未満」の時，診

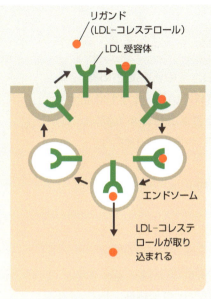
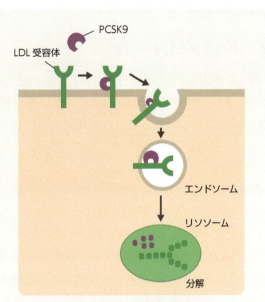

正常なLDL受容体の機能　　　　　PCSK9が原因遺伝子となる家族性
　　　　　　　　　　　　　　　高コレステロール血症のしくみ

図13.8　家族性高コレステロール血症のしくみ

断される．

　メンデル遺伝子病として常染色体優性遺伝を呈する家族性高コレステロール血症が知られている．ヘテロ接合体は約500人に1人とされており，頻度が高い．家族性高コレステロール血症ではLDL受容体遺伝子の異常が最も多い．すでに1,000以上の変異が報告されている．そのほか，アポリポタンパク質B-100（アポB-100），*PCSK9*（proprotein convertase subtilisin/kexin type 9）が原因遺伝子である（図13.8）．LDL-コレステロールの著明な高値を呈し，若年から狭心症や心筋梗塞など動脈硬化の進行による病態が認められる．本疾患では食事療法や生活習慣の改善ではLDL-コレステロール値をコントロールすることが困難なことが多く，薬物療法や血液中からLDL-コレステロールを除去するLDLアフェレーシスが行われる．

　遺伝的な背景のない脂質異常症におけるGWASによる解析では神経ペプチド受容体として知られていた*SORT1*をはじめとして*LDLRAP1*，*SCARB1*，*NPC1L1*，*MYLIP*，*PPP1R3B*などが疾患感受性遺伝子として報告された．*CYP7A1*，*NPC1L1*や*SCARB1*などの脂質の調節にかかわることが明らかになっていた遺伝子近傍のSNPsも含まれている．これらの疾患感受性遺伝子群は総コレステロール，LDL-コレステロール，HDL-コレステロール，トリアシルグリセロール値の表現型の10〜12%を説明できるとされ，Broad Institute of MIT and Harvardのサイトで公開されている．食生活との関係については今後の検

討が必要である.

E. 高血圧症と分子栄養学

高血圧症は日本で3,000万人におよぶ疾患罹患者がおり, その90%を占める本態性高血圧症は, 遺伝要因が30 ～ 70%関与するとされている. 血圧140/90 mmHg以上の場合, 高血圧症が考えられる. 高血圧症患者には食塩制限(6 g/日), 腎機能障害や糖尿病を合併していない場合は野菜や果物の積極的な摂取が食事療法として推奨される.

欧米人の本態性高血圧症患者におけるGWASにより以前より, 高血圧症との関連が指摘されていた遺伝子領域(*GUCY1A3–GUCY1B3*, *NPR3–C5orf23*, *ADM*, *FURIN–FES*, *GOSR2*, *GNAS–EDN3*)を含め28の領域に29個のSNPsが報告された. 心房性ナトリウム利尿ペプチド(atrial natriuretic peptide：ANP), 脳性ナトリウム利尿ペプチド(brain natriuretic peptide：BNP)など生理的な機能が明らかとなっている遺伝子を含む領域に存在するSNPsも含まれているが, 機能が明らかではないものが多い.

日本人での検討では, 食塩感受性に関係する遺伝子多型をもつ者が多く, 食塩摂取により高血圧症を発症しやすいという報告がある. *UMOD*は尿中に分泌される主要なタンパク質をコードしている. *UMOD*プロモーター領域の遺伝子変異は食塩感受性高血圧症に関連していることが明らかとなっている. 食事療法に際して, これらの遺伝子多型を調べることにより食塩制限を厳格にすることが望まれる対象を識別できる可能性を示している.

F. 腎疾患と分子栄養学

慢性腎臓病はタンパク尿などの尿異常や画像診断, 血液, 病理所見から腎障害が存在すること, 糸球体濾過量が60 mL/分/1.73 m^{2}未満のいずれか, もしくは両方が3か月以上持続した場合と定義されている.

慢性腎臓病の概念が一般的に用いられるようになり, 腎機能低下のリスクに迅速に対応されるようになっている. 腎機能の低下に関してヨーロッパ人家系においてGWASが行われた. *UMOD*, *GALNT11*および*CDH23*などのSNPsが腎機能低下と関連が示された. *UMOD*は高血圧との関連が報告されている領域であり, 腎障害進行とも関連が示され興味深い. しかし, 現在のところ, 食事療法の有効性と関係すると考えられる遺伝子変異は確認されていない.

14. 肥満の分子栄養学

体内に取り込まれるエネルギーが消費するエネルギーを上回ると，余剰のエネルギーは脂肪組織に貯えられる．肥満を引き起こす環境要因としては脂肪摂取量の増大や，身体活動量の低下などが挙げられる．過食，運動不足，食生活の乱れなどにより肥満が生じる．

14.1 肥満の病態と栄養

「肥満」とは太っている状態であって，疾病を意味するものではない．肥満であるかどうかは体脂肪量によるものであるが，体脂肪量を測定する簡便な方法がないため，指標としてBMIが世界的に広く用いられている．WHOによる肥満の判定基準は，BMI 30以上が肥満である．日本ではBMI 25以上を肥満と判定している．これは日本肥満学会が定義した基準で，日本人はBMI 25を超えたあたりから，耐糖能障害，脂質異常症，高血圧といった合併症の発症頻度が高まることが理由である．

「肥満症」とは肥満に起因，関連する健康障害を有するか，そうした健康障害が予測される内臓脂肪が過剰に蓄積した場合で，減量治療を必要とする状態のことである．肥満は疾患ではないが，肥満症は疾患であり，医学的に治療が必要となる．

A. 脂肪細胞

脂肪細胞とは，細胞質内に脂肪滴をもつ細胞で，脂肪を蓄積する白色脂肪細胞と，燃焼させる褐色脂肪細胞がある（図14.1，表14.1）．脂肪細胞のほとんどは白色脂肪細胞で，褐色脂肪細胞は首や肩甲骨のまわりなどごく一部にしかなく，乳幼児に比較的多いが成長するにつれて減少するとされている．

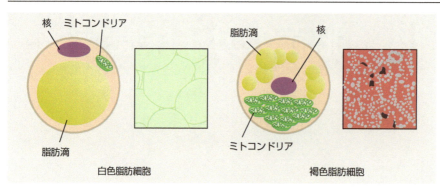

図 14.1 白色脂肪細胞と褐色脂肪細胞

表 14.1 脂肪細胞の種類
UCP1：uncoupling protein-1, 脱共役タンパク質

	白色脂肪細胞	褐色脂肪細胞
存在部位	おもに皮下，内臓周囲	おもに首や肩甲骨周囲
		乳幼児期に多く存在するが，成長につれて減少する
		寒冷刺激により活性化する
形態学的特徴	単胞性脂肪滴	多胞性脂肪滴
	少ないミトコンドリア	豊富なミトコンドリア
	UCP1 陰性	UCP1 陽性
生理学的役割	エネルギーの貯蔵	エネルギーの消費（熱産生）

　脂肪細胞は，アディポサイトカイン（脂肪組織由来生理活性物質の総称）を分泌している．肥大化した白色脂肪細胞が増加すると，脂肪細胞が機能不全に陥り，善玉のアディポネクチンの分泌が低下し，悪玉のPAI-1，TNF-α，レジスチン，アンジオテンシノゲンなどの分泌が亢進される．

　脂肪細胞が集まった結合組織を脂肪組織という．臓器の周囲（内臓脂肪）や皮下（皮下脂肪）などにある．

B. エネルギー産生栄養素

　炭水化物（糖質），脂質，タンパク質はエネルギー産生栄養素として，トリアシルグリセロールの代謝において，図14.2のようなかかわりをもっている．

　単位重量あたりのエネルギー産生量は，糖質やタンパク質の4 kcal/gに対して，脂質は9 kcal/gであり，同じ重量の食事で脂肪摂取は炭水化物やタンパク質の場合の2倍以上のエネルギーを摂取することになる．1日あたりの総エネルギー量を等しくして脂肪の比率を変えた場合でも，脂肪の割合の高い食事ほど肥満を発症する．日本人の食事摂取基準（2020年版）によるエネルギー産生栄養素バランスの目標量は，18〜69歳で，タンパク質13〜20，脂質20〜30，炭水化物50〜65％エネルギーと示されている．

図 14.2 エネルギー産生栄養素のかかわりの概略図

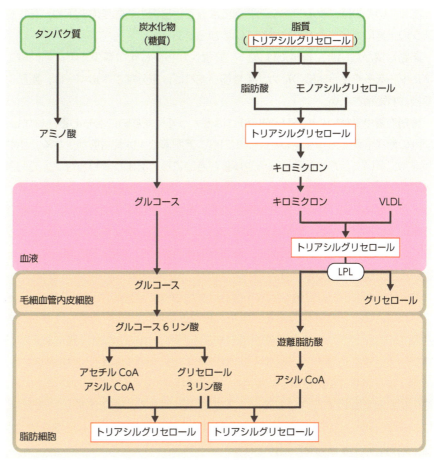

C. 骨格筋の増量

　骨格筋を増加させ，脂肪を減らすためには，食生活の工夫が大切である．骨格筋をつくるために大切な良質のタンパク質を積極的にとる必要がある．体重をコントロールするための食事制限中心のダイエットは，体脂肪だけでなく骨格筋量も減らしてしまうおそれがあるので，栄養バランスに注意することが必要になる．特に動物性タンパク質に含まれるアミノ酸は筋肉の材料になり，高齢になると摂取量が少なくなる傾向がある．

D. サルコペニア肥満

　サルコペニアとは，加齢とともに骨格筋の量が減少し，機能が低下した状態をいう．骨格筋量が一定以下まで低下すると，日常生活の動作が制限されるようになり，寝たきりや転倒骨折などを起こすリスクが非常に高まる．近年，サルコペニア（筋肉の減少）と，肥満（体脂肪の増加）が重なって起きるサルコペニア肥満が問題

となっているのは，サルコペニア肥満によって，日常生活動作の低下や，死亡リスクの上昇につながると懸念されているからである．

運動習慣がないと，骨格筋は 20 〜 30 歳代から少しずつ減少する．筋肉はエネルギーを多く使う組織のため，骨格筋が減れば，余分なエネルギーは，脂肪に変換され蓄積される．

骨格筋量が少ないため，外見的にはさほど太って見えないこともある．しかし，MRIの断層写真で太腿を見ると，サルコペニア肥満の人は骨格筋が少なく，脂肪が非常に多いことがわかる．体形や体重が若いころとあまり変わらない人でも例外ではない．BMIが標準であっても，骨格筋だった部分が脂肪に置き換わっている人が少なくない．ただでさえ加齢とともに筋肉が減りやすいうえに，体を動かさない運動不足の生活が続くと，サルコペニアが進行しやすくなる．そうなると動くのがますますおっくうになり，脂肪が溜まってサルコペニア肥満が進行するという悪循環に陥ってしまう．

運動の直後にタンパク質を摂取すると，サルコペニア肥満の予防効果はいっそう高まるという研究報告がある．また，ビタミンDによる筋力増加効果も報告されている．ビタミンDは骨量を増やすことから，加齢による足腰の衰えに効果があると考えられる．サルコペニア対策として，適度な運動は効果的である．運動により必要な骨格筋量を回復させ，余分な脂肪を落とすことが可能となる．筋肉に負荷をかけて行うレジスタンス運動（筋肉に負荷をかけたトレーニング）と，ウォーキングなどの有酸素性運動を組み合わせることにより，骨格筋量を増加させ，筋力を向上する効果が期待される．

14.2 肥満と遺伝子

肥満は遺伝要因に環境要因が加わって発症すると考えられている．一卵性双生児および血縁のない養子における疫学的調査により，BMIは環境要因よりも遺伝要因の影響を受けることが示唆されている．単一遺伝子異常によって肥満を発症する遺伝子として，レプチン，レプチン受容体，メラノコルチン受容体などが知られている（表14.2）．加えて，複数の遺伝要因に過食や運動不足が複雑に組み合わさって肥満が発症すると考えられている．

A. 単一遺伝子変異による肥満

遺伝的肥満マウス*ob*/*ob*マウス，*db*/*db*マウス（図14.3），*fa*/*fa*ラット，*KKAy*マウスなどが肥満研究に用いられている．これらの肥満動物は単一の遺伝子変異

表14.2 単一遺伝子変異による肥満の原因遺伝子

遺伝子名	遺伝様式	染色体（ヒト）	遺伝子産物
ob	劣性	7q32	レプチン
db	劣性	1q32	レプチン受容体
fa	劣性	1q32	レプチン受容体
Ay	優性	20q11	メラノコルチン受容体アンタゴニスト

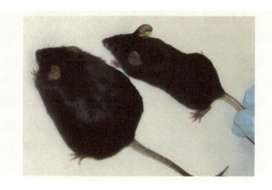

図14.3 db/db マウス
レプチン受容体であるdb遺伝子が欠損したマウス（下側）．上側は同腹仔であるが，正常なdb遺伝子をもっているために肥満が生じていない．

により肥満を発症し，それらの原因遺伝子はすでに同定されている（表14.2）．

　レプチンは脂肪細胞より分泌され，中枢神経系に作用し，摂食を抑制するホルモンである（図14.4）．ob/obマウスではレプチン遺伝子に変異が生じており，db/dbマウス，fa/faラットではレプチン受容体遺伝子の変異が生じている．このレプチンシグナルの欠損が原因で肥満が引き起こされる．遺伝型が示すようにこれらの肥満は劣性の形質で遺伝するため，ホモになって初めて肥満形質が現れる．

　ヒトにおいてもレプチンの遺伝子変異，レプチン受容体遺伝子多型が知られており，レプチンシグナルに異常があると食事を摂っても空腹感が続き，摂食量の増大により肥満が生じる．

図14.4 レプチンによる摂食の抑制

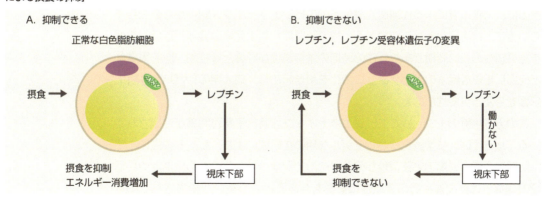

B. 倹約遺伝子

肥満を生じさせやすくする遺伝子として1960年代に倹約遺伝子仮説（thrifty genotype hypothesis）が提唱された．これは，食糧を十分に摂取できなかった原始社会では，摂取エネルギーを効率よく蓄積できる遺伝素因をもつ個体が生存に有利であり，その遺伝素因をもたない個体は淘汰されたという説である．しかし，飽食の現代社会では効率の良いエネルギー貯蔵は肥満の原因となる．このようなエネルギーを効率よく貯蔵する遺伝素因を倹約遺伝子と定義した．

β3アドレナリン受容体はこの倹約遺伝子のひとつであると考えられている．β3アドレナリン受容体は，褐色脂肪組織を含む脂肪組織で発現しており，交感神経刺激による熱産生を引き起こす．2型糖尿病の発症率が高い米国アリゾナ州のピマインディアン，2型糖尿病のフィンランド人，重篤な肥満症患者（BMI > 40)のβ3アドレナリン受容体遺伝子にミスセンス変異が見つかっている．

ミスセンス変異とは，塩基に点突然変異が生じ，本来とは異なるアミノ酸に置換される遺伝子変異である．β3アドレナリン受容体の64番目のトリプトファンがアルギニンに置換されると，1日のエネルギー消費量が約200 kcal低下し，肥満が促進される．日本人においてもβ3アドレナリン受容体遺伝子に同様の変異をもつ人では安静時の代謝量が低く，肥満が生じやすくなる．

また，脱共役タンパク質（uncoupling protein 1：UCP1)も倹約遺伝子と考えられている．脱共役タンパク質はミトコンドリアでの酸化的リン酸化反応を脱共役させ，基質酸化のエネルギーを直接熱として放散させるタンパク質である．日本人にも比較的多く認められるUCP1遺伝子転写調節領域における遺伝子多型は，UCP1遺伝子の転写活性を弱め，褐色脂肪組織における熱産生を低下させる．その遺伝子多型により，肥満の生じやすさに差があることが報告されている．

C. 肥満・生活習慣病とエピジェネティクス

これまで遺伝素因によるところが大きいと考えられてきた「太りやすい」体質の原因に，栄養環境による代謝関連遺伝子のエピジェネティクス制御が影響を与えていることが明らかとなりつつある．特に胎児期～新生児期は臓器が形成・成熟する可塑性の高い時期であり，この時期の栄養環境が肝臓，骨格筋，脂肪組織など代謝に重要な臓器のエピゲノムに変化を引き起こし，成人期の「太りやすさ」に影響を与える可能性がある．

この分子基盤の1つとしてエピジェネティックな遺伝子発現制御が注目されている．たとえば，疫学調査や動物モデルを用いた研究により，私たちの生体内では胎児期や新生児期の栄養環境が何らかの形で記憶され，その後の肥満症や生活習慣病など代謝関連疾患の罹患性に影響を与えるという概念が提唱されている

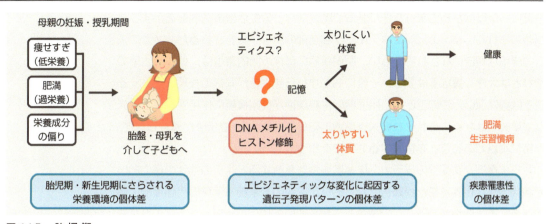

図14.5 胎児期，授乳期の母親の栄養が子どもの肥満・生活習慣病におよぼす影響

(Developmental Origins of Health and Disease：DOHaD) が，この記憶のしくみとしてエピジェネティクスの関与が想定されている．すなわち，胎児期〜新生児期に曝された栄養環境により代謝関連遺伝子のDNAメチル化，ヒストン修飾などが個体ごとに調節され，その後維持されることで遺伝子発現量に個体差が生じた結果，成人期の肥満や生活習慣病の罹患性に影響を与えると考えられる（図14.5）．

a. 母体の低栄養

多くの疫学研究により，母胎内で低栄養に曝された低出生体重児は将来代謝関連疾患の発症リスクが高まることが指摘されている（Barker仮説）．たとえば，第二次世界大戦末期の「オランダ飢饉」を経験した母親の出生児は，成人後に肥満や耐糖能障害，高血圧を発症したという．上述の胎児期の低栄養を再現する動物モデルとして，妊娠期の母体のエネルギー制限，子宮動脈結紮などにより得られる子宮内発育遅延（IUGR）モデルがある．エネルギー制限により得られたIUGRマウスは出生直後こそ低体重を示すが，その後急激な体重増加により対照群と体重差が認められなくなる．このマウスの成獣期に高脂肪食を負荷すると，対照群と比較して体重・体脂肪量の増加，耐糖能とインスリン抵抗性の増悪を示す．これらのメカニズムの大部分は不明だが，いくつかの遺伝子のエピジェネティックな変化が報告されている．

たとえば，ヒトIUGR新生児の臍帯血由来の造血幹細胞において，糖代謝に重要な転写因子をはじめとする，複数の遺伝子座のDNAメチル化に対照群との差が検出されたという．近年，日本では若い女性の痩せ願望などにより，低体重出生児の割合が増加している．低体重で生まれた子どもが，成人になったときに肥満・生活習慣病になりやすくなる可能性が懸念されている．

b. 母体の肥満

母親の肥満もまた，胎児期の低栄養と同様に出生児の肥満リスクを増加させることが指摘されており，マウスなどの動物実験においても，高脂肪食を与え，過

栄養にした母獣から生まれた仔が肥満や糖尿病などの生活習慣病病態を示すことが報告されている．エピジェネティックな制御の関与が想像されるが，メカニズムの詳細な報告はなされていない．肥満状態の母体の胎内環境は，低栄養状態のそれとは大きく異なるはずで，それにもかかわらず両者が同様の表現型を呈することは興味深い．このことは，胎児期の栄養環境が代謝機能に作用するメカニズムが単純ではなく，それぞれの栄養環境に応じて対象臓器・遺伝子が異なるなど，非常に複雑であることを意味するものであろう．

さらに最近，交配前の雄ラットに高脂肪食を負荷すると，その雌性の仔において糖代謝が変化することが報告されており，父親の過栄養も子孫の代謝機能に影響を与える可能性がある．この場合，生殖系列に生じたエピジェネティックな変化が子孫に受け継がれる可能性が示唆され，こちらも興味深い．

14.3 脂肪細胞の分化，増殖

脂肪細胞の分化・増殖，または肥大化のメカニズムの解明の研究が盛んに行われている．内臓脂肪や皮下脂肪は，正常または肥大化した白色脂肪細胞より成っているが，その隙間に前駆脂肪細胞があり，これらが新たに成熟脂肪細胞へ分化することがわかってきた．肥満の分子メカニズムには脂肪細胞の分化の分子機構の解明が必要である．脂肪細胞の分化にかかわる転写因子が同定され，それらの情報伝達過程が明らかになりつつある．その中心となるのがPPARγ（peroxisome proliferator-activated receptor γ）である．

A. ペルオキシソーム増殖剤応答性受容体（PPAR）

ペルオキシソーム増殖剤応答性受容体といわれるPPARは，核内受容体スーパーファミリーに属するリガンド未同定のいわゆるオーファン受容体としてクローニング（同定）された．命名の由来は，細胞内小器官であるペルオキシソームの増殖作用をもつ多様な構造の化合物により活性化されることによる．その後，ヒトを含むさまざまな動物種，組織よりPPARのcDNAクローニングが行われ，3種類のサブタイプα，δ（βともいわれる），γに分類されている．

PPARの各サブタイプは，all-*trans*-レチノイン酸受容体（RAR）やビタミンD受容体（VDR）と同様に，レチノイドX受容体（RXR）とヘテロダイマーを形成してPPAR応答配列に結合し，標的遺伝子の転写を調節する．

B. PPARγ と脂肪細胞分化

PPARファミリーの中でもサブタイプの1つであるPPARγは，脂肪組織特異的な発現と前駆脂肪細胞から成熟脂肪細胞への分化に伴う発現の増加が示され，その生理的機能が注目されていた．1994年，ハーバード医科大学のTontonozらは，PPARγを脂肪細胞への分化誘導能をもたない線維芽細胞に強制発現させ，同時に活性化剤を添加するだけで線維芽細胞が脂肪細胞へと分化することを示し，PPARγが脂肪細胞分化の鍵を握る因子であることを明らかにした．

線維芽細胞の運命が，1つの受容体の発現・活性化で決定されてしまうという事実は驚きをもって迎えられた．このことは，PPARγが脂肪細胞への分化を司る一連の遺伝子カスケードの頂点にある分子であることを意味している．

脂肪細胞のマスターレギュレーター（主要制御因子）としては，ほかにロイシンジッパー型の転写因子であるC/EBPが知られており，PPARγとC/EBPが協調的に作用することにより前駆脂肪細胞の脂肪細胞への分化を制御している機構が示されている（図14.6）．

さらに，抗糖尿病薬であるチアゾリジン誘導体（TZD）がPPARγに特異的なリガンドであることが明らかにされるに至り，PPARγは糖尿病治療の標的としても注目を集める分子となった．TZDは血糖降下，血中脂質低下作用だけでなく，強力な脂肪細胞分化誘導作用をもつことが明らかとなった．

C. PPARγ 以外の核内受容体の脂肪細胞分化への関与

マウス前駆脂肪培養細胞である3T3-L1細胞は，合成グルココルチコイドであるデキサメタゾン，cAMPの量を増加させる1メチル3イソブチルキサンチン，インスリンといったホルモン類を培養液中に添加することによって，1週間程度で脂肪滴を溜め込んだ成熟脂肪細胞へと分化する（図14.7）．この分化過程において，核内受容体群の遺伝子発現がどのように変動するか，詳細な網羅的解析がなされている．

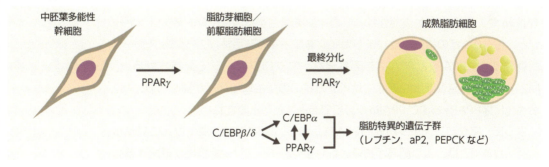

図 14.6 脂肪細胞分化における遺伝子発現調節にかかわる転写因子類の役割

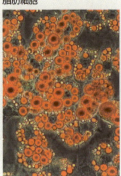 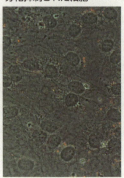

A．分化した3T3-L1培養脂肪細胞　　B．ビタミンA添加により分化抑制された細胞

図14.7　培養脂肪細胞の写真
A：ホルモン処理により脂肪滴を溜め込んだ脂肪細胞へと分化した3T3-L1細胞．B：ホルモン処理と同時にビタミンA（レチノイン酸）を添加したもの．分化が抑制されている．

　脂肪細胞の分化に伴い，PPARγ，liver X 受容体α（LXRα），RXRγを含めた複数の核内受容体が経日的に発現誘導する．これらは脂肪細胞の分化，あるいは脂肪細胞機能に役割を果たすことが示唆される．

　一方，核内受容体ファミリーのシグナルを介するレチノイン酸（ビタミンA）や活性型ビタミンDなどは，3T3-L1脂肪細胞の分化を強力に抑制する（図14.7）．この作用はそれぞれの核内受容体，RARやVDRといった転写因子を介すると考えられる．つまり，食品由来成分によって，脂肪細胞の分化は転写調節を受けているようである．

D. 脂肪組織と炎症

　肥満の脂肪組織にはマクロファージが浸潤することが知られており，脂肪細胞とマクロファージの相互作用によって，炎症性アディポサイトカインの産生亢進と抗炎症性アディポサイトカインの産生低下が認められる．このようなアディポサイトカインの産生調節の破綻が，メタボリックシンドロームの形成に深くかかわっていると考えられる（図14.8）．

　近年，マクロファージが浸潤する分子機構や脂肪組織に存在するマクロファージの性質に関する知見が集積している．このマクロファージの性質にPPARファミリーが重要な役割を果たすことが明らかにされつつある．マクロファージにはTNF-αやIL-6といった炎症性サイトカインを産生する活性化M1マクロファージと，IL-10などの抗炎症性サイトカインを産生する非活性M2マクロファージが存在する．PPARγとPPARδをそれぞれ，マクロファージで欠損させると，M2マーカーの発現低下や炎症性サイトカインの産生増加などが認められ，M2活性化にはPPARγおよびPPARδが必要であることが示唆された．

　さらに，マクロファージ特異的PPARγ，あるいはPPARδ欠損マウスに対する高脂肪食負荷では，より肥満が誘導されやすく，インスリン抵抗性が増悪するな

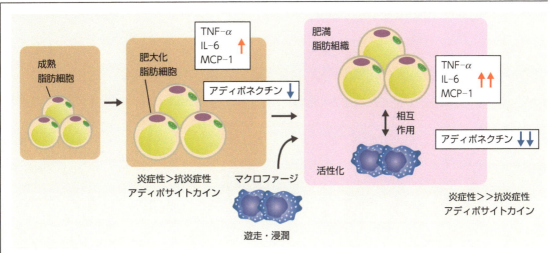

図14.8 肥満した脂肪組織における脂肪細胞とマクロファージの相互作用
MCP-1：monocyte chemoattractant protein-1（別名MCAF）
肥満した脂肪組織にはマクロファージが浸潤し，炎症性アディポサイトカインの量が増大し，炎症反応が生じる．これによってメタボリックシンドロームの悪化に向かう．

どの変化が認められ，マクロファージの活性化状態が肥満やメタボリックシンドロームの病態に関与すると考えられる．

14.4 肥満に対するテーラーメイド栄養学の展望

　肥満の予防と治療には，食事指導（エネルギー摂取の抑制）や運動指導（摂取したエネルギーの消費促進）による生活習慣改善が基本であり，対象者自身の行動変容が求められる．継続が難しく，肥満から肥満症へと発展するケースが多い．近年，褐色脂肪細胞の増殖や活性化によるエネルギー消費促進から，肥満予防，治療の研究がなされている．

A. 肥満と遺伝子多型

　遺伝子多型は遺伝子を構成する塩基配列の個体差をさし，人類（集団）の1%以上の頻度で起こる遺伝子変異である．肥満のような多因子疾患にとって重要な遺伝子多型にSNPがある．肥満と関連するとされるSNPには前述の$\beta3$アドレナリン受容体，レプチン受容体，アディポネクチンなどがある．将来的にSNPを遺伝的素因の特徴を表す遺伝マーカーとして活用し，個人に対応したテーラーメイド医療および，テーラーメイド栄養療法が可能になることが期待される．

解析技術の進歩と
分子栄養学編

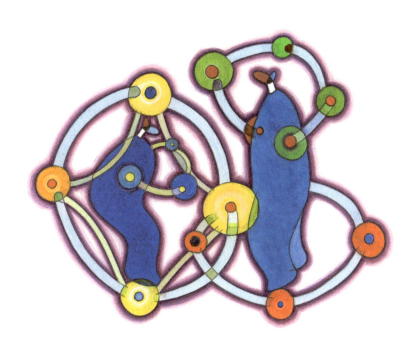

15. 微生物群集のゲノムを網羅的に解析するメタゲノムの解析技術

メタゲノムとは，ある生物の遺伝子全体を意味するゲノムに，超越を意味する「メタ（meta-）」を合わせた造語である．微生物群集のゲノムを網羅的に解析することをメタゲノム解析という．メタゲノム解析技術は，試料中の微生物のDNAを混合物のまま抽出し，このDNA集合体の塩基配列を解読することが特徴である．

試料に含まれる微生物の種類やその存在比率を推定することを目的として実施される．また，これまで知見のない新たな酵素遺伝子の候補を見いだすことが可能である．

ヒトの腸や口腔には常在菌といわれる一群の細菌が集団（常在菌叢，フローラあるいはマイクロバイオータ）を形成して生息している．ヒト常在菌の存在は19世紀後半には知られていたが，その種類の多さや培養の困難さなどの理由から，その全貌を知ることは長く困難となっていた．しかし，今日における次世代シークエンサーやメタゲノム技術などの進歩により，常在菌叢を構成する細菌種の集合ゲノム（メタゲノムあるいはマイクロバイオーム）を解析することが可能となり，培養を介さないでその細菌種や遺伝子情報を枚挙できるようになった．

これらのデータから，常在菌叢が健康と病気に密接に関係することや，食事などの環境要因と常在菌叢の細菌構成や生理機能との関係が明らかになってきた．

15.1 ヒト常在菌叢とは

ヒトには種々の微生物が生息している*．その大半を占めるのが真正細菌（以下，細菌）である．このようなヒトに常時生息する常在菌は，一過的に体内に侵入して感染症を起こす病原菌と区別される．

1人のヒトに生息する常在菌は約1,000種類，その数は数百兆（10^{14}）個と見積

---

* 生息は外界と接する皮膚，気管，胃，腸などの「体外」であり，「体内」に侵入すると敗血症となる．

体の部位	細菌数/g, mL または cm²*	菌種数*
鼻腔	$10^3 \sim 10^4$	
口腔（合計）	10^{10}	>700
唾液	$10^8 \sim 10^{10}$	>600
歯肉	10^{12}	
歯表面	10^{11}	
皮膚（合計）	10^{12}	
皮膚表面	10^5	>150
消化器系（合計）	10^{14}	>1,000
胃	$10^1 \sim 10^4$	
小腸	$10^4 \sim 10^7$	
大腸（糞便）	$10^{11} \sim 10^{12}$	>1,000
泌尿生殖器系（合計）	10^{12}	
膣	10^9	

表15.1 ヒト常在菌叢の各部位における菌数と菌種数の見積もり
＊菌数および菌種数の測定方法が定まっていないため数値は必ずしも正確ではない．

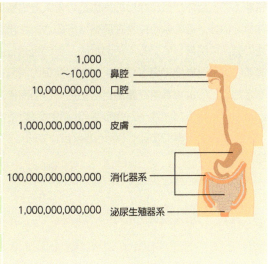

もられている．この数は1人のヒトを構成するヒト細胞数の37兆個よりも一桁多い．常在菌は一般に人体の各部位に集団を形成して生息しており，その集団を常在菌叢，フローラまたはマイクロバイオータ，その構成細菌のゲノムの集合体をメタゲノムまたはマイクロバイオームという．

　常在菌叢は口腔・鼻腔の呼吸器系，胃・小腸・大腸（糞便）の消化器系，膀胱や膣などの泌尿・生殖器系，皮膚表面など人体の至る所に形成されている（表15.1）．常在菌叢の形成は出生と同時に始まり，それを構成する菌種やその組成は生息部位によって異なり，部位ごとに独特の常在菌叢が形成される．

　ヒト常在菌の存在は19世紀後半にはすでに知られていた．ロベルト・コッホ（ドイツの医師，細菌学者）や，ルイ・パスツール（フランスの生化学者，細菌学者）が近代細菌学を確立した時代である．その頃，テオドール・エシェリヒ（オーストリアの小児科医）が今日の大腸菌（*Escherichia coli*）の分離を報告している．

　当時，パスツールは「人間の生存には常在菌が必須である」と推定したが，この推定は今日では無菌マウス（まったく常在菌を持たないマウス）の作製によって否定されている．しかし，無菌マウスには盲腸の肥大化などの組織学的にも免疫学的にもさまざまな異常が観察され，常在菌叢は致死的ではないが，個体の成長・成熟化に必須な存在である．また，腸管の腸内細菌叢はヒトが消化できない食事成分（とくに，植物由来の多糖類）をおもなエネルギー源（餌）としており，その代謝から生成されるさまざまな代謝物（酢酸などの短鎖脂肪酸，各種アミノ酸やビタミン類など）はヒト細胞の栄養素として利用される．

　この宿主と常在菌間の相互扶助の関係は，宿主自身の食域（エネルギー源）の拡大という生存競争上の有利さの獲得につながる．また，体中に膨大数の常在菌が生

15.1 ヒト常在菌叢とは

息すること自体が外部からの病原菌の侵入と増殖に隙を与えない自然のバリアになっている．このように常在菌叢はそのさまざまな機能を介して宿主ヒトの恒常性の維持に関与している．そのため，その裏返しとして，その菌種数や菌種組成あるいは生理機能の変容がさまざまな疾患の原因となることも近年明らかになってきた．このような常在菌叢と宿主ヒトとの密接な関係から，ヒトはヒトゲノムとヒトマイクロバイオームからなる「超生命体」であるという概念がノーベル生理学・医学賞受賞者であるJ. Lederberg（米国の分子生物学者）によって提唱されている．

15.2 | 細菌叢の解析法

　常在菌叢の中でもっとも古くから，また今日もっとも多く研究されている腸内細菌叢の研究は，1960年代の嫌気培養法による個々の腸内細菌の分離・培養に始まる．1980年代にはポリメラーゼ連鎖反応法（PCR法）などの分子生物学的手法を用いた細菌の必須遺伝子である16SリボソームRNA（16S rRNA）遺伝子を指標とした培養を介さない解析法が開発された．16S rRNA遺伝子解析からは培養法をはるかに凌駕した菌種が検出され，ヒト腸内細菌叢には培養が困難な多くの未知細菌が存在することが明らかになった．

　一方で，16S rRNA遺伝子解析からは，機能（遺伝子）情報を得ることはできず，検出された大半の細菌の機能は不明のままであった．この遺伝子情報の収集を可能にした第3の解析法がメタゲノム技術である．ヒト腸内細菌叢のメタゲノム解析は2006年に初めて報告された．しかし，初期のメタゲノム解析では，当時のシークエンサーの性能の限界からマイクロバイオームの全体を十分にカバーする配列データを得るには多大な時間と費用を要した．ところが，2008年以降になると，従来のシークエンサーの性能を数十万倍上回る次世代シークエンサー（next generation sequencer：NGS）が実用化され，従来とは桁違いの網羅性と定量性をもったNGSによるマイクロバイオーム研究が可能となった．

A. 次世代シークエンサー（NGS）

　今日のNGSを用いたヒトマイクロバイオーム研究では，①16S rRNA遺伝子データによる細菌解析，②メタゲノムデータによる遺伝子と細菌解析，③分離培養された細菌株の個別ゲノム解析と参照ゲノムデータベースの構築の3つが柱となっている（図15.1）．

　16S rRNA遺伝子解析では，NGSから得られた16S rRNA遺伝子配列データ

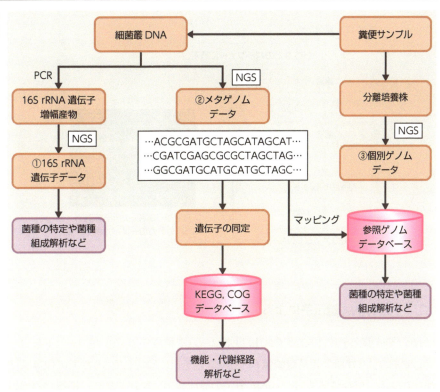

図15.1 NGSを用いたヒト腸内マイクロバイオームの解析概要

から菌種の特定や菌種組成などの解析を行う．メタゲノム解析はNGSを用いて細菌叢DNAの塩基配列をランダムに収集する．得られる大量のメタゲノムデータから情報学的に遺伝子を同定し，各遺伝子の機能や代謝経路などの細菌叢全体の機能特性を解明する．個別ゲノム解析では，ヒト由来の分離・培養株を個別にゲノムシークエンスを行い，それらからなる参照ゲノムデータベースを構築する．参照ゲノムデータベースは個々の細菌のゲノム情報のみならず，メタゲノムデータと16S rRNA遺伝子配列データの菌種帰属（マッピング）解析にも極めて有効となる．

B. 腸内細菌叢DNAの調製

糞便からの腸内細菌叢とそのDNAを調製する基本操作を図15.2に示す．糞便の懸濁液を100 μmのフィルターで濾過することで，食物残渣などを除き，濾液に含まれる細菌を遠心することで細菌ペレットが得られる．細菌ペレットをリゾチームやドデシル硫酸ナトリウム（SDS）などの処理で溶菌し，細菌叢のDNAを得る．なお，唾液や皮膚細菌叢からのDNAも腸内細菌叢と同様な工程（濾過工程を省略できる）で得ることができる．

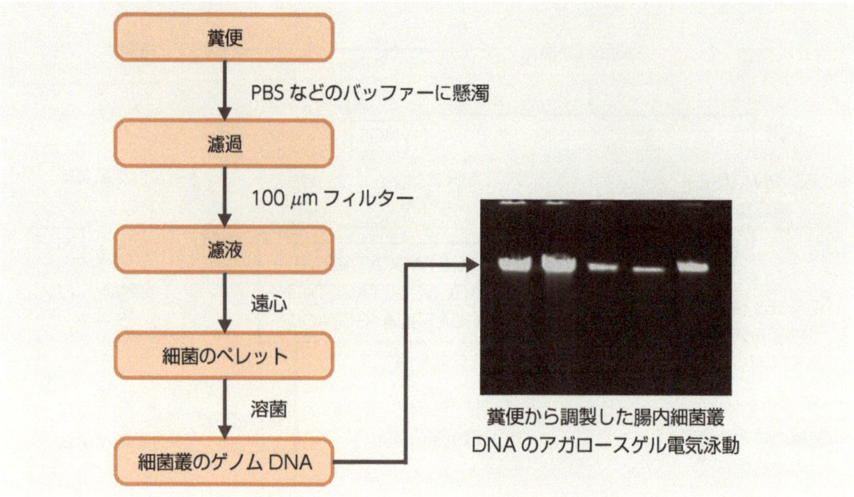

図 15.2　腸内細菌叢 DNA の調製と電気泳動パターン

糞便から調製した腸内細菌叢 DNA のアガロースゲル電気泳動

C.　*16S rRNA* 遺伝子による解析

16S rRNA 遺伝子（約1,500塩基対）はリボソームを構成する 16S rRNA 分子をコードしており，9か所の超可変領域（V1 ～ V9）とそれに隣接して10か所の保存領域が存在する．保存領域は 16S rRNA 分子の機能発現に重要であり，細菌間での相同性が高い．一方，超可変領域は 16S rRNA 分子の機能に影響せず，その塩基配列は菌種ごとに異なる．この超可変領域の配列多様性を指標に菌種の特定や細菌間の系統関係を知ることができる．図15.3に 16S rRNA 遺伝子解析の基本工程を示す．超可変領域（図ではV1とV2領域）を保存領域に特異的なPCRプライマー（この図では27Fmodと338R）で一括増幅し，増幅産物の16S配列データ（16Sリード）をNGSによって収集する．配列データの品質チェックなどを経て，高精度な16Sリードを得る．ついで，16Sリードを種レベルでの分類の閾値となる96％の配列類似度でクラスタリングする（operational taxonomic unit（OTU）解析）．この操作により，互いの配列類似度が96％以上となる16Sリードからなる数百のOTU（OTU1 ～ OTU$_n$）が形成される．形成されたOTUの数は細菌叢を構成する菌種数に近似される．また，公的16S配列データベース（Ribosomal Database Projectなど）に相同性検索することで，各OTUの菌種を特定する．さらに，各OTU/菌種に含まれる16Sリード数の割合は細菌叢の菌種組成比となる．

D.　メタゲノムデータによる解析

さまざまな環境から分離された細菌のゲノムサイズは0.2 ～ 10 Mb（Mb ＝メガベース＝100万塩基対）であり，ゲノムあたり数千個の遺伝子（約1遺伝子/1,000塩基対）がコードされ，ゲノムの約80％が遺伝子領域となっている．ヒト常在菌の多

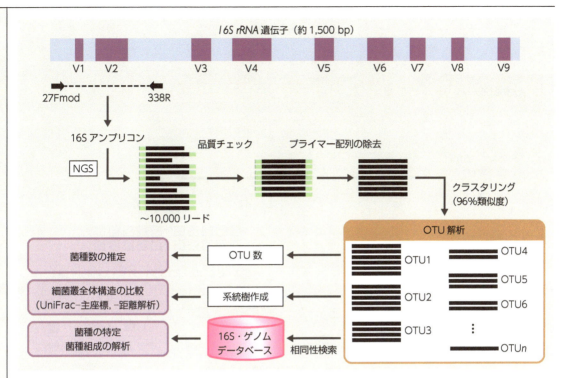

図15.3 16S rRNA遺伝子解析のプロセス

くは 2〜5 Mb のゲノムサイズをもつ．よって，ヒト常在菌叢のメタゲノム解析からは，さまざまな菌種の遺伝子がランダムに同定される．NGSによって得られる大量のメタゲノムリード（通常，1,000万リード以上/検体）をアセンブリ（同じ塩基配列を結合・整列するコンピュータ操作）することで，多数のユニークで長い配列データ（コンティグ）が形成される．

次いで，それらの配列データから遺伝子予測プログラムを用いて遺伝子配列を情報学的に同定する．そして，同定された遺伝子をCOG（Clusters of Orthologous Groups）やKEGG（Kyoto Encyclopedia of Genes and Genomes）などの機能既知の遺伝子配列が登録されているデータベースに相同性検索することで，各遺伝子を機能分類する．この操作により，細菌叢全体の機能プロファイル（機能組成）を知ることができる（図15.4）．

E. 参照ゲノムデータベースの活用

今日の参照ゲノムデータベースには3,000株以上のヒト常在菌のゲノム配列が登録されている．参照ゲノムデータベースに対して一つひとつのメタゲノムリードを相同性検索（マッピング）することで各リードを菌種（ゲノム）に帰属できる（図15.1参照）．また，各ゲノムにマップされたリード数から菌種組成を知ることができ，菌種組成は主成分分析などの統計手法を用いて細菌叢間の類似性の評価も可

15.2 細菌叢の解析法

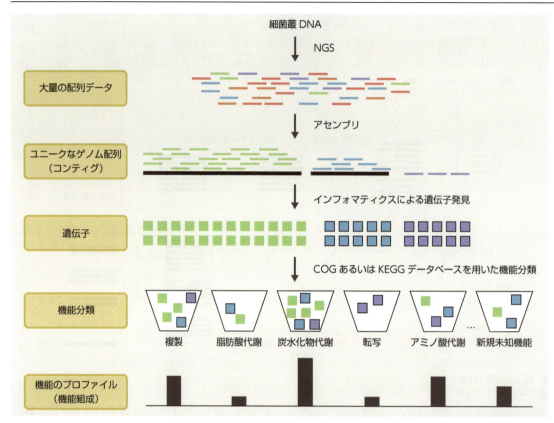

図15.4 細菌叢のメタゲノム解析

能である．初期のメタゲノム解析では，参照ゲノムの不足からメタゲノムリードのわずか20%程度しかマッピングされなかったが，今日では全リードの〜80%が菌種/ゲノムに帰属され，ほぼ全体の解析が可能となっている．メタゲノム解析にはPCR工程が含まれず16S rRNA遺伝子解析よりも細菌解析の定量性が高いという長所がある．一方，16S rRNA遺伝子解析による菌種解析はメタゲノム解析よりも簡便で安価であり，皮膚細菌叢のような極めて微量のDNAの解析には，PCRを用いる16S rRNA遺伝子解析のみが現時点において有効な細菌解析法となっている．

15.3 ヒトマイクロバイオームの全体像

A. 細菌組成の全体像

表15.2にヒト常在菌叢を構成するおもな菌種を門および属レベルで示す．生

門	属		門	属	
		日本語読み			日本語読み
Firmicutes フィルミクテス門	Anaerostipes	アナエロスティペス属	Actinobacteria アクチノバクテリア門	Bifidobacterium	ビフィドバクテリウム属
	Clostridium	クロストリジウム属		Eggerthella	エガセラ属
	Eubacterium	ユーバクテリウム属		Actinomyces	アクチノマイセス属
	Lactobacillus	ラクトバシラス属		Collinsella	コリンゼラ属
	Ruminococcus	ルミノコッカス属		Rothia	
	Roseburia	ロセブリア属		Corynebacterium	コリネバクテリウム属
	Blautia	ブラウティア属		Propionibacterium	プロピオニバクテリウム属
	Butyrivibrio	ブチリビブリオ属	Proteobacteria プロテオバクテリア門	Escherichia	エスケリキア属
	Dialister	ジアリスタ属		Haemophilus	ヘモフィルス属
	Coprococcus	コプロコッカス属		Klebsiella	クレブシエラ属
	Dorea	ドレア属		Bilophila	ビロフィラ属
	Enterococcus	エンテロコッカス属		Succinatimonas	スクシナチモナス属
	Faecalibacterium	フィーカリバクテリウム属		Neisseria	ナイセリア属
	Gemella	ゲメラ属	Fusobacteria フソバクテリウム門	Fusobacterium	フソバクテリウム属
	Lachnospiraceae			Leptotrichia	レプトトリキア属
	Phascolarctobacterium	ファスコラークトバクテリウム属	Spirochaetes スピロヘータ門	Treponema	トレポネーマ属
	Streptococcus	ストレプトコッカス属	TM7	TM7	
	Ruminiclostridium		Verrucomicrobia ウェルコミクロビウム門	Akkermansia	アッカーマンシア属
	Megamonas	メガモナス属	Euryarchaeotae* ユリアーキオータ門	Methanobrevibacter	
	Veillonella	ベイロネラ属			
Bacteroidetes バクテロイデテス門	Bacteroides	バクテロイデス属			
	Prevotella	プレボテラ属			
	Parabacteroides	パラバクテロイデス属			
	Alistipes	アリスティペス属			
	Porphyromonas	ポルフィロモナス属			

表 15.2　ヒト常在菌叢を構成するおもな細菌種

＊古細菌

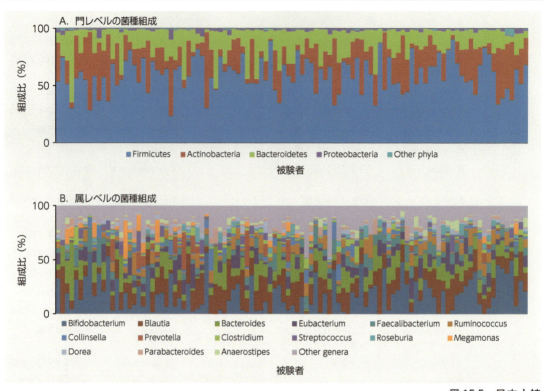

図 15.5 日本人被験者から得られた腸内細菌叢の菌種組成

物はドメイン-界-門-綱-目-科-属-種の順で階層的に分類され，生物は真正細菌，真核生物，古細菌の3つのドメインに大きく分類される．ヒト常在菌叢研究では，おもに門（phylum），属（genus），種（species）レベルで解析される．これまでにヒト常在菌叢には合計22門の菌種が検出されているが，そのうち4つの門（Firmicutes，Bacteroidetes，Actinobacteria，Proteobacteria）に属する菌種が大部分を占める．この例を106人の日本人の腸内細菌叢の門レベルでの菌種組成で示す（図15.5A）．この4門の組成比は生息部位ごとで異なり，たとえば，Firmicutesは腸内，膣，皮膚，口腔などの多くの部位で優勢を占めている．Bacteroidetesは腸と口腔に，ActinobacteriaやProteobacteriaは口腔や皮膚，鼻腔にそれぞれ優勢菌種として検出される．

　属レベルは門レベルよりもより精密で複雑な菌種組成データを提供する．図15.5Bに上述の日本人の腸内細菌叢の菌種組成を属レベルで示す．この場合，25属の菌種が全体の90%以上を占め，個人間の菌種組成には高い多様性（バラツキ）のあることがわかる．この個人間の多様性は他の部位の常在菌叢でも観察され，常在菌叢の特徴の1つとなっている．一方，個人内の多様性（日々の変動）は個人間の多様性の大きさを越えることはほとんどなく，個人の細菌叢は長期にわたりその変動幅は相対的に小さい．

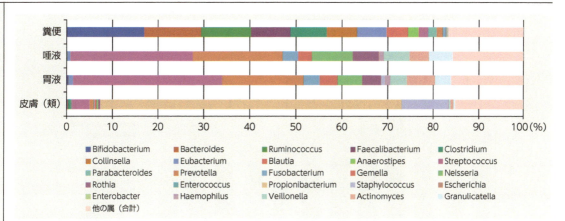

図15.6 さまざまな部位の常在菌叢の菌種組成(日本人成人,男女混合)

B. 腸内以外の常在菌叢

図15.6に腸内(糞便),唾液,胃液,皮膚(頬)の属レベルでの平均菌種組成を例示する.唾液と胃液の菌種組成は極めて類似しており,唾液の細菌がそのまま変化せず胃に到達していることが示唆される.一方,腸内(糞便),唾液と胃液,皮膚の間にはほとんど類似性はない.腸内では*Bacteroides*, *Bifidobacterium*, *Ruminococcus*, *Faecalibacterium*などが優勢だが,これらは唾液や胃液,皮膚ではマイナー菌種である.

一方,唾液と胃液では*Streptococcus*, *Prevotella*, *Neisseria*などが優勢する.皮膚(頬)では*Propionibacterium*と*Staphylococcus*の2属だけで全体の約75%を占めている.このように,生息部位により常在菌叢はそれぞれに特徴的な菌種と菌種組成で形成されている.この違いは,それぞれの生息部位におけるエネルギー源や嫌気度,pHなどのさまざまな環境状態の違いと構成菌種の環境適応性を反映していると考えられる.

C. ヒト腸内細菌叢の国間比較

さまざまな国・地域のヒト腸内細菌叢のNGSデータが蓄積されている.これらのデータから得られた日本を含めた12か国の成人の腸内細菌叢の平均菌種組成(属レベル)とその階層式クラスタリング結果を図15.7に示す.その結果,米国と中国は近い関係にあり,日本はオーストリア,フランス,スウェーデンとグループを形成し,南米のベネズエラとペルーとアフリカ・マラウイが,スペインとデンマークがそれぞれ近い関係にある.この国間の関係は優勢菌種の違いを概ね反映しており,ベネズエラとペルーおよびマラウイでは*Prevotella*,米国,中国,スペイン,デンマークでは*Bacteroides*,日本やオーストリアでは*Bifidobacterium*と*Blautia*がそれぞれ優勢菌種となっている.

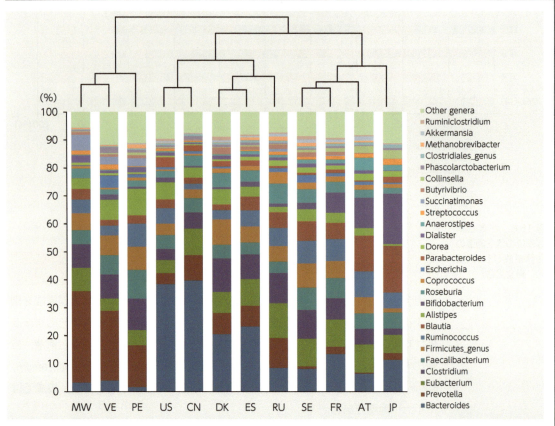

図15.7 12か国のヒト腸内細菌叢の平均菌種組成（属レベル）と階層式クラスタリング
JP：日本，AT：オーストリア，FR：フランス，SE：スウェーデン，RU：ロシア，ES：スペイン，DK：デンマーク，CN：中国，US：アメリカ，PE：ペルー，VE：ベネズエラ，MW：マラウイ

　以前より，食事が腸内細菌叢に影響する要因のひとつであることは知られている．そこで，国連食糧農業機関のFAOSTATデータベース（200か国以上の国の119食品目の摂取量がリストされている）から各国の2002年から2011年の10年間における食事データ（3大栄養素の炭水化物，タンパク質，脂質の平均割合）を用いて各国間の食事データの類似性を求めた（図15.8）．その結果，欧米とそれ以外の国（アジアや南米）の2グループに大きく分かれ，今日の食事の多様性を正確に反映していることが明らかとなった．この食事データと菌種組成データ（図15.7）から得られた12か国の関係を比較すると，たとえば，日本と中国の食事データは似ており，さらに，遺伝的背景と地理的にも近い関係にあるにもかかわらず，両者の細菌叢は大きく異なる．また，米国と中国は地理的にも遺伝的背景も食事データも異なるのに，その菌種組成はもっとも近い関係にある．すなわち，腸内細菌叢の類似性と食事データの類似性は必ずしも一致せず，食習慣の違いだけで腸内細菌叢の違いを説明できない結果となった．また，宿主の遺伝的背景や地理的関係も腸内細菌叢に大きく影響しないことも示唆される．つまり，腸内細菌叢の国レベルでの多様性には，食事のほかに，さまざまな外的・内的因子が複雑に絡み合って影響することが示唆される．

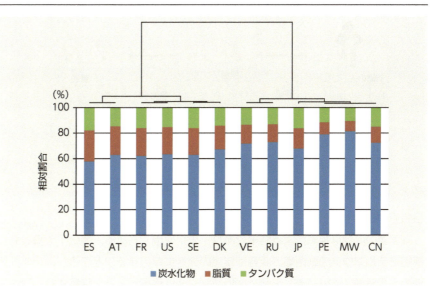

図 15.8　エネルギー産生栄養素（三大栄養素）の階層式クラスタリングによる 12 か国の関係
略号は図 15.7 に同じ．

15.4 常在菌叢の変容と疾患

　今日のヒト常在菌叢研究の最大のトピックスの 1 つは腸内細菌叢の変容（dysbiosis）と疾患との関係である．表 15.3 に腸内細菌叢の変容との関連が報告されている疾患例を示す．腸内細菌と病気との関係は，ある種の免疫系遺伝子を欠損させたマウスは炎症を起こすが，同じ無菌マウスはなんら病気を発症しないという事実からも知られている．これまでは消化器系の疾患（たとえば，炎症性腸疾患や大腸がんなど）が腸内細菌叢と関係すると考えられていたが，今日では，肥満や糖尿病などの代謝系，アレルギーや喘息などの免疫系，多発性硬化症や自閉症などの神経系（脳機能），さらには肝硬変や肝臓がんなど，その影響は遠隔臓器や組織の全身に及ぶことが明らかとなっている．腸内細菌叢の変容は，疾患患者群と健常者群の腸内細菌叢の比較解析として UniFrac 解析という細菌叢の変容を評価する解析法がある．そのほか，菌種数の違いも変容を評価する解析法である．多くの疾患では，菌種数が健常者よりも有意に少なくなること（多様性の減少）が知

表 15.3　腸内細菌叢の変容と関係する疾患例

肥満	関節リウマチ	大腸がん
メタボリック症候群	2 型糖尿病	肝臓がん
炎症性腸疾患（IBD）	アレルギー	肝硬変
過敏性腸症候群	喘息	多発性硬化症
アテローム性動脈硬化症	セリアック病	自閉症

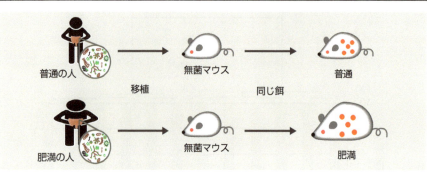

図 15.9 腸内細菌叢は疾患発症の原因である

られている．

　細菌叢の変容は疾患による結果であり，また原因でもある．遺伝子欠損をもつ疾患モデルマウスの細菌叢の変容は疾患の発症に起因する．ところが，近年，肥満の人の糞便（腸内細菌叢）を健常な無菌マウスに移植すると，移植されたマウスも肥満になるが，肥満でない普通の人の糞便を移植した同系の無菌マウスは肥満を発症しないという結果が報告されている（図15.9）．これらの結果は，腸内細菌叢の変容が病気発症の原因であることを強く示唆する．この肥満の系では，肥満細菌叢のほうが普通の細菌叢よりも食事からのエネルギー摂取効率が高い（多糖類の代謝能が高い）ことが肥満の原因と説明されている．逆に，健常な腸内細菌叢が病気を治すことが2013年に報告された．偽膜性腸炎という慢性の炎症性疾患は抗生物質と腸管洗浄で治療が行われるが，その治癒率は～30％と低い．ところが，健常な人の糞便を偽膜性腸炎の患者に移植すると，治癒率が90％以上と著しく改善された．この治療法を便微生物移植法といい，現在，世界中でさまざまな病気に対しての臨床試験が進められている．このほか，無菌マウスと通常マウス（菌をもつ）の行動パターンが異なることも報告され，腸内細菌の存在が脳の機能（行動）に影響していることを示唆している．以上のように，腸内細菌叢は宿主ヒトに対して強力な生理作用もつことがわかってきた．この作用は宿主自身の内的要因（ヒト遺伝子）を凌駕している可能性も示唆されている．

15.5 生理作用をもつ腸内細菌とその作用機構

　腸内細菌叢の生理作用に働く特定の細菌種の同定とその作用機序の研究も進んでいる．腸管内での出来事が腸管のみならず遠隔の臓器や組織に影響することは，血液を介して体中に拡散できる低分子物質，つまり，代謝物の関与が考えられる．たとえば，病原性大腸菌O157によるマウスの感染死をある種の*Bifidobacterium*

が抑制する現象では，腸管において*Bifodobacterium*が食事由来の糖類を取り込み，その代謝産物である酢酸が宿主の腸管上皮細胞のバリア機能を増強し，その増強によりO157が生産するシガ毒素の腸管から血中への漏出が抑えられるという機構が提唱されている．

このほか，肥満関連の肝臓がんの発症では，肥満によって増加したある種の腸内細菌が高脂肪食の摂取によって分泌される胆汁酸を発がん作用のある二次胆汁酸へと変換し，それが肝臓に到達して（腸肝循環）がんを誘発する機構が提唱されている．以上のように，今日，膨大な細菌種の中から宿主に対して生理作用をもつ腸内細菌種が特定され，その作用機構が明らかになってきている．今後も個々の疾患の発症に関与する細菌（混合物）の特定とその生理作用の解明が進むと考えられる．

15.6 ヒト腸内細菌叢の遺伝子と機能

A. 遺伝子と機能の全体像

2018年現在，約2,000人の腸内細菌叢のメタゲノムデータが公表されており，それらが有する遺伝子も解析されている．米国，中国，デンマーク，スペインの4か国のメタゲノムデータからは約970万のユニーク遺伝子（どんな遺伝子に対しても塩基配列の類似度が95%未満となる遺伝子）が同定され，それらはIGC（integrated gene catalog）としてまとめられている．上述した106人の日本人腸内細菌叢からは約430万のユニーク遺伝子が同定され，2つの遺伝子セットをマージすると，

マージ：merge. xxとyyを一緒にする，または合わせること．

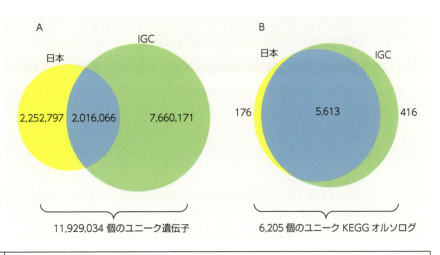

図15.10 ユニーク遺伝子数（A）とユニーク機能（KO）数（B）

約1,200万のユニーク遺伝子となった（図15.10A）．遺伝子数は検体数が増えるとさらに増加すると推定されるが，腸内細菌叢の遺伝子数はヒト（〜2.5万）をはるかに凌駕しており，腸内細菌叢が宿主ヒトよりもはるかに多様な遺伝子をもつことがわかる．2つの遺伝子セット間で共有する遺伝子数は約200万（全遺伝子数の約17%）と少なく，また，日本人（おそらく，ほかの国も）の全遺伝子の半分以上が日本人に特徴的となっている．この高い遺伝子配列の多様性は，上述した国間の高い菌種組成の多様性と一致する．なお，この解析では，95%以上の配列類似度をもつ遺伝子同士を同一の遺伝子と定義している．

一方，これらのユニーク遺伝子をKEGGデータベースによりKEGGオルソログ（KO）という機能カテゴリーで分類すると，日本人の遺伝子セットでは5,789個，IGC遺伝子セットでは6,029個のKOが得られ，大部分のKO（5,613個）が両セット間で共有された（図15.10B）．つまり，遺伝子配列の多様性とは異なり，遺伝子の機能は両セット間でほとんど同じであることを示す．なお，この機能分類ではアミノ酸配列の類似性が偶然に起こる確率が10^{-5}以下となる条件でKEGGデータベースに対して相同性検索しているため，塩基配列レベルでユニークな遺伝子も同じ機能（KO）に分類され，得られるKO数はユニーク遺伝子数よりも少なくなる．これらの結果は，菌種組成の高い多様性（図15.5参照）とは対称的に腸内細菌

図15.11　各国の腸内細菌叢の機能分類とその組成
多種類の生物機能があるうち，ある機能が腸内細菌叢に優勢している，つまり，制限されている＝選択圧があるという．選択圧がなければ，1つの国の各機能の分布はevenになったり，あるいは国間でばらばらになる（菌種組成は国間でばらばらなので，菌種組成には選択圧はない）．

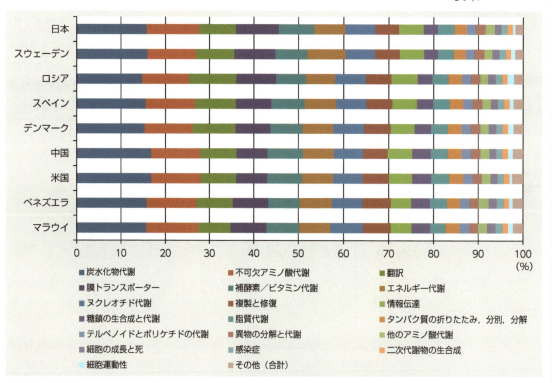

選択圧：生物進化分野の用語（図 15.11 図説参照）．

叢の機能は国に関係なく概ね均一であり，菌種ではなく機能による強い選択圧が細菌叢の形成に関与していることが示唆される（図15.11）．ヒト腸内細菌叢では，「炭水化物」や「不可欠アミノ酸」の代謝，低分子の取り込みに働く「膜トランスポーター」などが豊富であり，これらの機能は食事に多い炭水化物とアミノ酸を反映していると考えられる．一方，鞭毛や化学走化性などの「細菌の運動性」にかかわる機能は著しく少ない．この理由として，腸管内の食事成分は蠕動運動によって大腸内を移動するため腸内細菌自身は餌に向かって移動する必要がないことが挙げられる．さらに，病原菌の多くが有する鞭毛は宿主免疫系を活性化する抗原の1つであり，その低減は過剰な炎症応答の減少につながると推察される．すなわち，少ない「細菌の運動性」は腸内環境の恒常性維持への適応進化を物語っているのかもしれない．なお，比較的豊富な「翻訳」にはすべての細菌にとってその生存に必須な遺伝子(リボソームタンパク質など)が多数含まれる．

B. 水平伝播による機能の獲得

　伝統的な食文化が腸内細菌叢の機能の獲得につながることを示した論文が2010年に発表された．水生植物である海苔やわかめの多糖類（ポルフィラン）の分解にかかわる遺伝子が日本人の腸内細菌叢に高頻度にコードされている．ポルフィランは陸生植物の多糖類とはその構造が異なっており，この多糖類を分解する酵素（ポルフィラナーゼ）の遺伝子は通常海洋細菌がもつ．ところが，この遺伝子に極めて類似した遺伝子が日本人の腸内細菌叢のメタゲノムデータにもみつかった．一方，欧米人のメタゲノムデータにはこの遺伝子はほとんど存在していなかった．より最近の解析から，日本人の約90％がポルフィラナーゼ遺伝子を有し，

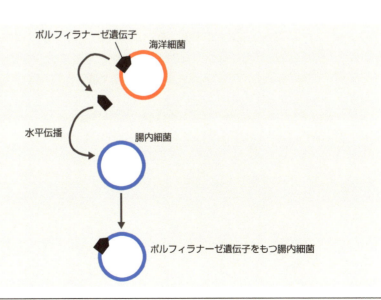

図 15.12　遺伝子の水平伝播によるポルフィラナーゼ遺伝子をもつ腸内細菌の出現

欧米人はわずか数％しか保持しないという結果が得られている．検出された腸内細菌のポルフィラナーゼ遺伝子を詳細に解析すると，この遺伝子は海洋細菌と腸内細菌の接触（接合，conjugation）により海洋細菌から腸内細菌に移ったことがわかった．この現象を「遺伝子の水平伝播」といい，細菌が新たな機能を獲得する普遍的なしくみのひとつである（図15.12）．この違いは以下のように説明されている．日本人は欧米人よりも多くの生魚や海苔を食するため，海洋細菌が腸管に到達する機会が欧米人よりも多いこと，また，ポルフィランが欧米人よりも豊富な日本人の腸管環境は，ポルフィラナーゼ遺伝子をもつ腸内細菌の生息に有利である．

16. 食品の遺伝子組換え

　食品に対する遺伝子の組換えとは，生物の細胞から有用な性質をもつ遺伝子を取り出し，植物などの細胞の遺伝子に組み込み，新しい性質をもたせることをいう．遺伝子組換え作物は，1996年に米国で大豆の商業栽培が開始され，世界中で急速に栽培面積を伸ばしている．

　遺伝子組換え技術はこれまで行われてきた品種改良技術に比べ，作物の育種の期間が大幅に縮小されることにより短期間で確実に品種改良を実現する技術である．有用遺伝子を導入することにより新たな形質を保持した作物の開発，農作物の生産工程の効率化や食糧問題などに貢献するものと考えられる．また，現在では生活習慣病や細菌感染症の予防など健康維持を目的としたさまざまな遺伝子組換え食品も作られている．それら遺伝子組換え作物の安全性評価は必須の事項として厚生労働省により義務付けられている．

　わが国では遺伝子組換え作物として，これまで大豆，ナタネなど食品8作物（315品種）が厚生労働省により認可されている（2018年1月現在）．海外では，日持ちのよいトマト，除草剤耐性の大豆，病虫害抵抗性の高いトウモロコシ，ウイルス病に強いパパイアなどを実用化している．

16.1 遺伝子導入法

　遺伝子組換え作物の作製法には，遺伝子を細胞に直接入れる直接導入法と，菌を利用した間接導入法が開発されており，間接導入法が主要な方法となっている．本書のこれまでの章ではヒトを中心とした動物の細胞を主として解説してきたが，本章ではおもに植物の細胞を扱う（図16.1）．

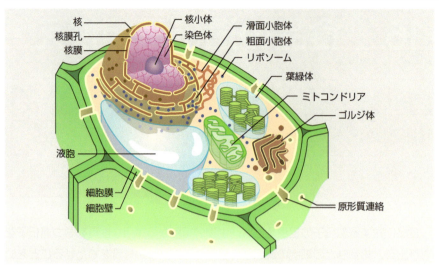

図 16.1 植物の細胞

A. 間接導入法

a. アグロバクテリウム法

　植物に遺伝子を導入する方法として，最も広く用いられているのは土壌細菌アグロバクテリウム・ツメファシエンスを利用した方法である（図16.2）．この方法は安定に遺伝子組換え体を得ることができる方法である．

　原理として，このバクテリアの細胞質には環状プラスミドDNA（Tiプラスミド）があり，植物に感染するとTiプラスミドの一部の領域（T-DNA領域）が植物の染色体に組み込まれ，クラウンゴールといわれるコブのような腫瘍を形成する．T-DNA上には植物ホルモンのオーキシン，サイトカイニンなどを生産する遺伝子やオパインという特殊なアミノ酸を合成する遺伝子が存在する．感染した植物細胞はこれらの植物ホルモンの影響によりコブを形成し，このコブはオパインを合成し，それをアグロバクテリウム・ツメファシエンスが栄養として利用する．こ

プラスミドDNA：核以外の細胞質に存在するDNA

図 16.2 アグロバクテリウムを用いた植物の遺伝子組換え
もともとの機能としてT-DNA部分のみが植物細胞内に入り，植物染色体に組み込まれる．そのため，T-DNA部分を他の生物の有用な遺伝子に置き換えることで，標的植物細胞へ送り込むことができる．

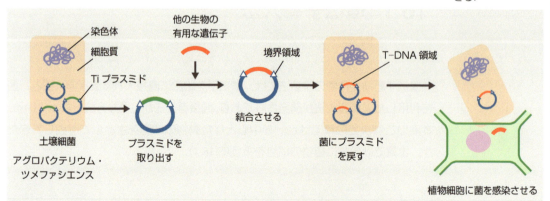

図16.3 バイナリーベクターの作製

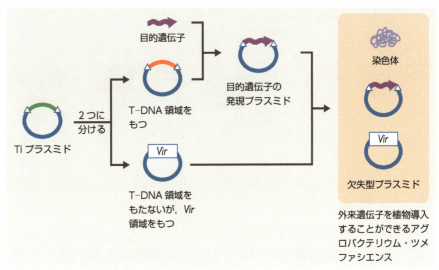

のようにTiプラスミド上のT-DNA領域が植物の染色体DNAに組み込まれることを利用して，T-DNA上にあるコブ形成に関与する遺伝子を外来の目的遺伝子に取り換えることにより，Tiプラスミドが植物への外来遺伝子導入のベクター（遺伝子の運び屋）として用いられる．

(1) バイナリーベクターの作製　近年，操作が簡単で効率のよい，バイナリーベクターが開発されている（図16.3）．バイナリーベクターは，Tiプラスミドを独立した2つのプラスミドに分けたもので，一方のプラスミドにはT-DNA領域を組み込んでおり，アグロバクテリウムと大腸菌で複製することができるものである．他方のプラスミドはT-DNA領域はもたないが，T-DNAの植物への移行を支配する遺伝子であるVir領域（感染性決定領域）をもつ欠失型プラスミドである．T-DNA領域をもつプラスミドに外来遺伝子を組み込み，大腸菌でプラスミドを増幅させておいた後，欠失型プラスミドをもつアグロバクテリウムにこのプラスミドを導入することにより，外来遺伝子を植物導入することができるアグロバクテリウムを作ることができる．

(2) リーフディスク　このアグロバクテリウムを用いて組換え植物を作るために，リーフディスク法が用いられる（図16.4）．この方法は，形質転換したい植物の葉茎の切片をアグロバクテリアを培養した培養液に漬けてアグロバクテリアを感染させる．T-DNA領域に抗生物質抵抗性遺伝子を組み込んでおけば，抗生物質を加えた培地上で外来遺伝子が導入された植物の個体を選別，作出することができる．

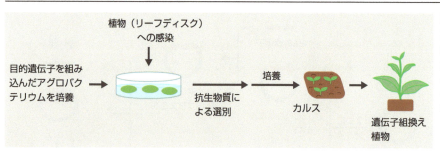

図16.4 リーフディスク法による**遺伝子組換え植物の作出**
カルス：固形培地上などで培養されている分化していない状態の植物細胞の塊.

B. 直接導入法

a. ポリエチレングリコール（PEG）法

植物細胞の周囲にある細胞壁を除去するために，細胞壁の主成分であるペクチンやセルロースを分解する酵素を作用させて細胞壁を分解し，プロトプラスト（原形質体）を調製する．導入したい外来遺伝子および薬剤選択のマーカー遺伝子を含むベクターとプロトプラストを混合したものにポリエチレングリコール（PEG）を添加することにより目的遺伝子をプロトプラストに取り込ませる．選別の薬剤の入った培養液で培養し，最終的に植物個体を得る方法である．

b. エレクトロポレーション法

プロトプラストにベクターを取り込ませる方法として，PEGの代わりに高電圧パルスを与える方法である．プロトプラストに短時間の高電圧パルスを与えて細胞膜に孔を開け，遺伝子を細胞内に導入させる．

c. パーティクルガン法

目的の遺伝子でコーティングした金属製粒子を高圧ガスを用いて加速して細胞壁，細胞膜を貫通させて植物細胞に打ち込む方法である．

16.2 遺伝子組換え作物

A. 日持ちのよいトマト

トマトは古くから食用とされ広く栽培されている果菜類であるが，成熟すると傷つきやすく商品価値が損なわれやすい．トマトの果実は，赤く熟すると，カロテノイド色素のリコピンが増え，またビタミンC，ミネラルなども増加する．この成熟過程には植物ホルモンであるエチレンが関与する．

エチレンは，メチオニンからS-アデノシルメチオニンが生成された後，1-ア

図16.5 アンチセンス技術

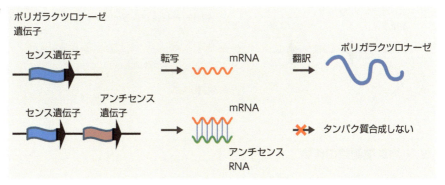

ミノシクロプロパン-1-カルボン酸（ACC）合成酵素によるACC合成を経て生成される．エチレンが増加すると果実中でペクチンを分解するポリガラクツロナーゼが増加し，細胞壁が軟化する．日持ちのよいトマトには，このエチレンとポリガラクツロナーゼの作用を抑制する遺伝子組換え技術が用いられている．トマトへの遺伝子導入技術として最もよく用いられているのは，アグロバクテリウム・ツメファシエンスを用いる方法である．

a. アンチセンス技術を用いた遺伝子発現の抑制

　二本鎖DNAの一方のDNA鎖から転写されたmRNAに対して相補的な配列をもつアンチセンスRNAは本来の遺伝子発現を抑制する作用があるが，この作用がトマトに応用されている（アンチセンス技術）（図16.5）．

　抑制したい本来の遺伝子と相補的な配列をもつDNA断片を植物に導入すると本来のmRNAに対するアンチセンスRNAが作られ，mRNAと相補的二重鎖RNAを作り，タンパク質の翻訳が阻害されるため，本来の遺伝子産物である酵素の発現が抑制される．この方法により，エチレン合成系の鍵酵素であるACC合成酵素やポリガラクツロナーゼの発現を抑制した日持ちのよいトマトが作られている．

b. コ・サプレッション（共抑制）技術を用いた遺伝子発現の抑制

　ペチュニアの花の色の色素合成にかかわる遺伝子発現の実験で発見されたコ・サプレッション技術の原理は，植物や導入する遺伝子の種類によるが，外部から導入された遺伝子により過剰のmRNAが転写されると植物細胞内でリボヌクレアーゼ（RNase）が働き，mRNAを分解するようになる（図16.6）．さらに分解物が本来の遺伝子のメチル化を誘導し，遺伝子の発現を抑制すると考えられている．この方法によってもポリガラクツロナーゼの発現が抑制されたペクチン含量の多いトマトが作られている．

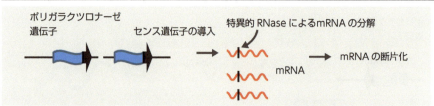
図16.6 コ・サプレッション技術

B. 除草剤耐性の作物

除草剤に対する耐性を付与された除草剤耐性作物がある.

グリホサートは, 芳香族アミノ酸の生合成に必要な酵素 (5-エノールピルビルシキミ酸-3-リン酸合成酵素, EPSPS) の阻害作用を介して, 二次的, 三次的な作用により植物を枯らす除草剤である. グリホサートはグリシンとリン酸の誘導体であり, 土壌中では微生物により速やかに分解され, ほとんど残留しない. しかしその反面, 雑草と一緒に農作物の酵素も阻害するため, 農作物を栽培している畑には散布することができない. しかしグリホサートに抵抗性を示すアグロバクテリウムCP4株からアミノ酸の合成にかかわるEPSPS酵素遺伝子を取り出して作物に導入した結果, 形質転換作物はグリホサートに抵抗性を示すことがわかった.

そのほかにもグリホサートを分解する研究もなされている. 米国, カナダではこの除草剤に対して耐性をもつダイズ (商品名:ラウンドアップ・レディー・ダイズ), ナタネ, ワタ, トウモロコシが実用化されており, わが国でも食品として厚生労働省から認可されている.

グリホサート以外の除草剤の例としてグルホシネートがあり, グルホシネート耐性作物は, グルホシネートを代謝して不活性化するホスフィノトリシンアセチルトランスフェラーゼ (PAT) の遺伝子を導入している. PATは放線菌に存在しグルホシネートを特異的にアセチル化し無毒化することがわかっている.

C. 害虫に強いトウモロコシ

世界で最もトウモロコシの生産量が多い米国のトウモロコシ生産農家において最大の被害を与えている害虫は, ヨーロッパアワノメイガである. この幼虫はイネ科植物の葉や茎部を食害する. この防除に, 殺虫性タンパク質産生細菌のバチルス・チューリンゲンシス (*Bacillus thuringiensis*, Bt) が産生する殺虫性タンパク質 (Btタンパク質, δエンドトキシン) が利用されている. 遺伝子組換え技術を用いてBtタンパク質の遺伝子をトウモロコシの遺伝子に導入し, 害虫の食害に対して耐性をもつトウモロコシが開発された.

トウモロコシに導入したBtタンパク質遺伝子がトウモロコシの細胞内で安定に発現するように, Btタンパク質遺伝子の上流にカリフラワーモザイクウイル

スの35Sプロモーターおよび5'非翻訳領域，また下流には3'非翻訳領域および抗生物質または除草剤耐性遺伝子が組み込まれた遺伝子カセットが導入されている．Btタンパク質は特定の蛾や甲虫類の幼虫など作物につく害虫に対して殺虫作用をもつ一方で，脊椎動物には毒性はない．

このBt遺伝子を作物に導入すると，この遺伝子組換え作物を食べた虫は死ぬため，害虫による被害を低下させることができる．トウモロコシのほか，ワタ，ジャガイモについても諸外国で実用化されており，わが国でもいくつかについて認可されて，高い防虫防除効果を発揮している．

D.　ウイルス病抵抗性のパパイア

パパイアはおもにハワイやフィリピンで生産されている果実であるが，パパイアには種々の病虫害があり，特にパパイアリングスポットウイルス（PRSV）の感染によりパパイアの生産は打撃を受ける．PRSVに感染したパパイアには明瞭なリングスポット（輪点）が表れ，葉色が薄くなり生育が悪くなり糖度も低下する．PRSVによる感染を防ぐために取られた対策のうち，ウイルス干渉作用を利用した対策がある．この対策は，病原性の弱いウイルスが先に感染すると，後から感染した病原性の強いウイルスによる強い病兆は出ないことを利用したものである．

遺伝子組換えの技術を用いたPRSV抵抗性パパイア育成のプロジェクトは，PRSVの弱毒性株HA5−1から得た外被タンパク質遺伝子を導入し，パパイア植物体内でPRSVの外被タンパク質を発現させ干渉作用を試みるものである．この遺伝子にカリフラワーモザイクウイルス35Sプロモーターをつなげ，遺伝子導入用ベクターに組み込んでいる．ベクターには，遺伝子組換えを行った細胞を選別するために抗生物質抵抗性遺伝子および目印のためのβ−グルクロニダーゼ（GUS）遺伝子が連結されている．このPRSV外被タンパク質遺伝子を導入した組換えパパイアのウイルス抵抗性のメカニズムについては，ウイルスが増殖するときに周囲に大量に外被タンパク質が存在すると，外被タンパク質を外して核酸を露出させて複製を開始するウイルスの複製のシステムが阻害されることによるものと考えられている．

16.3 | 開発中の遺伝子組換え作物

A. オレイン酸が約3倍多いダイズ

オレイン酸は$C_{18:1}$の不飽和脂肪酸であり，オリーブ油などに多く含まれ，機能性成分としても報告されている．ダイズにはオレイン酸が含まれるが，オレイン酸をリノール酸やリノレン酸に変換する不飽和化酵素の作用により，オレイン酸含有量は約25%にとどまる．ダイズ中の不飽和化酵素の遺伝子を取り出し，再び元のダイズに導入すると，コ・サプレッション（共抑制）によりこの遺伝子の働きが抑制され，元の品種に比べてオレイン酸量が約3倍多いダイズが作られる．

B. 低タンパク質イネ

酒造用米は，タンパク質含有量を低下させるために精米度を上げて用いられる．大吟醸酒製造の酒米は，50%程度の精米を行っている．酒造工程の効率化や酒の品質低下を抑制する目的で，アンチセンス技術を用いてグルテリン合成酵素の生成を阻害してグルテリンを減少させた低タンパク質イネが開発されている．タンパク質摂取が制限される病態の患者にとっても，低タンパク質米の需要は高いものと考えられる．

17. 遺伝子治療と再生医療, それを支える技術

現代医療においては，種々の疾患に対して薬物療法や外科的手術による患部の除去を中心とした治療が行われている．しかし，こうした治療には，一定の効果はあるがその根本的な治癒に至らないケースが多く，また未だに有効な治療法が確立されていない疾患も多岐にわたる．そこでこうした難治性疾患に対する，新しい医療技術の開発が求められる中，これからの医療を大きく変革する可能性を秘めた療法として注目を集めているのが遺伝子治療と再生医療である．この新しい医療を支えるのが，遺伝子改変技術やクローン技術といった細胞工学の技術である．

17.1 遺伝子治療

遺伝子治療とは，患者の体内の細胞に外来性に遺伝子を導入し，疾患の原因となる遺伝子の発現を制御することにより治療を行う方法である．元来は先天性代謝疾患などの遺伝性疾患，特に単一の遺伝子の変異が原因でその遺伝子の機能喪失により発症する疾患を根本的に治す療法として考案された．現在ではがんやB型肝炎，エイズをはじめとしたさまざまな後天性の疾患への適用も試みられている．

A. 遺伝子治療の種類

実際に治療する際には，患者の細胞に直接遺伝子を導入する *in vivo*（インビボ）療法と，患者の細胞を採取して，いったん体外で培養した細胞に遺伝子導入を行い，再び体内にもどす *ex vivo*（エクスビボ）療法の2通りの方法がある．

また，遺伝子治療は，遺伝子を導入する細胞の種類によって，生殖細胞遺伝子治療と体細胞遺伝子治療に大別される．精子や卵子などの生殖細胞や受精卵に対

して遺伝子導入した場合，その遺伝子操作の影響が次世代に及んだり，また新しい変異を生み出す危険性をはらむことから，実施されている臨床研究はすべて体細胞遺伝子治療に限られている．

B.　遺伝子治療の安全性

遺伝子治療の成功の鍵は，いかにして安全で効率的に，しかも安定して外来遺伝子をヒトの体細胞に導入できるかにある．細胞に遺伝子を導入する際，通常はベクター（運び屋）としてウイルスが広く利用される．ただし，ウイルスは感染するだけでなく，細胞に入った後に増殖する能力をもっているため，遺伝子治療で用いるウイルスベクターは増殖に関連のある部分を除き，感染能力はあるが増殖しないように細工が施されている．ウイルスベクターとして，レトロウイルス，レンチウイルス，アデノウイルス，アデノ随伴ウイルスを改良したものがよく用いられるが，それぞれに一長一短がある．現在ではさまざまな疾患の治療に必要なあらゆる性能を兼ね備えた万能ベクターの開発は難しいと考えられており，治療対象となる疾患の特徴や遺伝子導入する細胞の種類を考慮して選択する必要がある．

遺伝子治療の最初の例としては，1990年にアデノシンデアミナーゼ（ADA）欠損症に対する治療が試みられた．ADAはアデノシン，デオキシアデノシンをイノシン，デオキシイノシンに変換するプリン代謝酵素の1つであり，ADA欠損症では細胞内にアデノシン，デオキシアデノシンが蓄積し，DNA複製を傷害する．特にリンパ球が傷害を受けやすく，リンパ球が著しく減少するため，重症複合免疫不全症を引き起こす．そこで患者のリンパ球を採取し，試験管内で正常なADA遺伝子を組み込んだレトロウイルスを感染させることで遺伝子導入し，体内に戻す方法が採られた．2年間繰り返し遺伝子導入を行った結果，リンパ球数の上昇に伴い，免疫機能の改善が認められ，長期にわたる経過観察でこの遺伝子治療が効果的で安全であることが示された．

また，がんの遺伝子治療においては，インターロイキン2（IL-2），インターフェロン（IFN-γ），腫瘍壊死因子（TNF-α）などの免疫細胞を活性化するサイトカイン遺伝子を導入することで患者自身の免疫力を高め，がんの進行を抑えることを目的とした免疫療法や，がん抑制遺伝子p53をアデノウイルスによりがん細胞に導入しがん治療を行う直接療法がある．こうしたがんの遺伝子治療は既存の放射線療法などと併用することで効果が上がることが期待されている．

17.2 | 再生医療

　再生医療は，細胞や組織を移植することで機能不全に陥った臓器の機能回復を図ることを目的としている．事故などによる脊髄損傷，インスリン分泌細胞が機能しない糖尿病，心筋細胞が壊死する心筋梗塞などのケースでは，正常な細胞を患部に移植して本来の機能を回復させる細胞治療が有効である．ところが，細胞治療を行うためには治療目的にあった細胞が大量に必要となる．そこで注目を集めるのが，試験管内で無限に増殖・維持培養ができ，かつ目的の細胞系譜に自在に分化誘導できる幹細胞である．その有力候補となる細胞に，分化の方向性が限定されている体性幹細胞（組織幹細胞），多能性幹細胞であるES細胞（embryonic stem cell），人工多能性幹細胞であるiPS細胞（induced pluripotent stem cell）の3種類がある．

　自己複製能と分化能の2つで定義される幹細胞の性質には階層性があり，より未分化な幹細胞ほど上位に位置し，広範囲の細胞系譜に分化できる多能性を有する（図17.1）．受精卵がもつ分化全能性（totipotency）とは，将来，個体を構成するすべての細胞に分化でき，かつ自律的に個体に発生できる能力をさす．一方，ES細胞やiPS細胞は同様に個体を構成するすべての細胞に分化できる能力をもつが，胎盤には分化できないため，厳密にこの能力を受精卵の分化全能性と区別して，分化多能性（pluripotency）と定義される．なお，体性幹細胞は下位に位置する幹細胞であり，分化できる細胞系譜が限定され，自らが属する組織を構成する細胞にしか分化できない．

A. 体性幹細胞

　体性幹細胞は組織幹細胞ともいわれる生体の各臓器や組織に存在している幹細胞で，自己複製能と特定の組織を構成する細胞種への分化能をもつ．体性幹細胞は発生期や成体期において細胞を供給することで，臓器や組織の発生，維持，修復，再生などに寄与する．体の組織ごとに異なる種類の体性幹細胞が存在する．体性幹細胞には神経細胞やグリア細胞をつくる神経幹細胞，赤血球，白血球や血小板などの血液細胞をつくる造血幹細胞，骨，軟骨，脂肪をつくる間葉系幹細胞を初めとしてあらゆる組織に体性幹細胞が存在することが明らかとなっている．

　体性幹細胞の分化することのできる細胞の種類は限定されており，神経幹細胞からは神経細胞やグリア細胞が分化するのみで，決して血球や脂肪細胞に分化することはない．また，体性幹細胞のなかでも，神経幹細胞や造血幹細胞，間葉系幹細胞にように2種類以上の細胞に分化できるもの（複能性）と，骨格筋幹細胞や

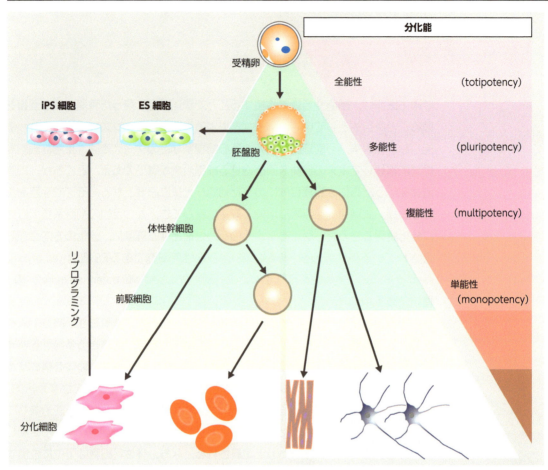

図 17.1 幹細胞の分化能と階層性

色素幹細胞のように1種類の細胞のみに分化するもの（単能性）がある．最も早くに確立し，成功をおさめてきた体性幹細胞治療としては，白血病に対する骨髄移植などの造血幹細胞療法があるが，ドナー不足が深刻な問題となっている．

B. ES 細胞

　将来，体を構成するさまざまな細胞種に分化できる多分化能と無限の自己複製能を兼ね備えた胚性幹細胞である．1981年，マーチン・エバンス（英国科学者）らはマウス初期胚である胚盤胞の内側を構成する内部細胞塊の細胞を取り出し，試験管内で未分化を維持した状態でES細胞として培養することに成功した．内部細胞塊からは将来，胎盤を除く胎児の体を構成するあらゆる細胞が発生する．そのため適切な培養条件下で未分化状態を維持しているES細胞に，特定の分化因子を加えると，心筋，骨格筋，神経細胞などさまざまな種類の細胞に分化させることができる（図17.2）．また，ES細胞を別マウスから採取した胚盤胞に注入し，

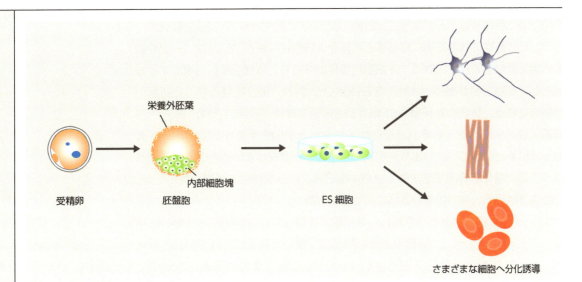

図 17.2　ES 細胞の多分化能

遺伝子ターゲティング：相同組換えにより塩基置換をすること

仮親の子宮で発生させるとレシピエント（移植を受ける側）とES細胞由来の細胞が混ざったキメラマウス（2種以上の異なる系統のマウスの胚を融合させたマウス）が得られる．マウスES細胞は発生工学の材料として利用が普及し，特にES細胞内での遺伝子ターゲティングによるノックアウトマウス（特定の遺伝子を欠損させたマウス）の作製は多くの遺伝子の生体内機能や病態の解明に貢献することとなる．

　1998年には不妊治療のために作製される体外受精卵の余剰胚を用いることでヒトES細胞が樹立できるようになり，細胞治療の際に無尽蔵に細胞を供給できる有効なソースとなると期待が高まった．しかし，ヒトES細胞を用いた再生医療への応用には2つの大きな問題が立ちはだかる．その1つは，ES細胞を樹立する際には必ず初期胚を破壊しなくてはならないという倫理的な問題，もう1つは，レシピエントとなる患者とES細胞の遺伝子型が完全に一致しないことに起因する拒絶反応の問題である．これら問題点を克服する方法は患者本人の細胞からES細胞と類似した多能性幹細胞を作り出すことである．つまり，患者から採取した体細胞を初期胚のような初期状態に戻すことが必要である．

C.　iPS 細胞

　いったん分化した体細胞が初期胚やES細胞のような多能性を再獲得する現象をリプログラミング，または初期化という．ではどのような方法で分化した体細胞を受精卵やES細胞と同様な状態に戻す，つまり時計の針を逆戻りさせることができるのであろうか．体細胞がリプログラミングされる現象をカエルの実験で最初に示したのがジョン・ガードン（英国生物学者）である．

　ガードンはオタマジャクシの粘膜細胞の核を取り出し，あらかじめ核を除いて

おいた卵に移植することによって，成体のカエルまで発生させることに成功した．こうした体細胞の核を卵子に移植する技術を体細胞核移植といい，クローン動物の作製に貢献することになる．体細胞核移植以外にも，体細胞核を初期化する方法として細胞融合がある．体細胞をES細胞と人為的に融合させることで初期化が誘導される．体細胞核移植やES細胞融合の研究成果が示すことは，卵子やES細胞には体細胞核をそれぞれ全能性や多能性へと初期化する不思議な能力が備わっているということ，つまり，初期化誘導因子が潜在しているということである．この初期化誘導因子を求めて世界中の研究グループがこの難問に挑んだが，その偉業は京都大学の山中伸弥らにより達成された．

山中らはES細胞のみで高発現し，体細胞で発現していない因子を体細胞に強制的に発現させると，ES細胞のような幹細胞が作り出せるのではないかと考えた．そこでES細胞特異的に発現している因子の探索を重ねた結果，Oct3／4，Sox2，Klf4，c-Myc4の4因子をレトロウイルスベクターによりマウス皮膚由来の線維芽細胞に導入すると，効率よく体細胞核の初期化が誘導されることをついに発見した．この4因子で誘導される細胞はES細胞と同等の性質をもつことから人工多能性幹細胞（iPS細胞）と命名された．iPS細胞は形態や遺伝子発現がES細胞と極めて類似しており，試験管内で心筋，神経細胞，血球などさまざまな細胞へ分化させることができる．マウスiPS細胞の作製の成功からわずか1年後の2007年にはヒトiPS細胞の樹立が報告され，再生医療への応用が現実味を帯びてきた．iPS細胞の最大の利点は，人種や年齢，性別を問わず患者本人の体細胞から誘導できるところであり，拒絶を受けない理想的な細胞治療のための供給源になることである（図17.3）．

大きな期待を集めるiPS細胞であるが安全性をどう高めるかという課題も残る．iPS細胞やES細胞は未分化な状態でそのまま生体内に移植するとテラトーマ（奇形種）といわれる一種の腫瘍を作る性質がある．したがって，iPS細胞を実際の再生医療に用いる場合には，少しでも未分化な状態の細胞が混入しているとがん化する危険があるため，患者への移植に先立って，ヌードマウス（実験に用いる体毛欠如のマウス）により体内でがん化されないか検証する必要がある．現在ではより安全性が高いiPS細胞の再生医療への応用に向けさまざまな改良が加えられている．

一方，iPS細胞は単に細胞治療のソースとしての役割にとどまらず，難治性疾患の病態の解明や新規薬剤開発のツールとしても有用である．パーキンソン病などの患者の皮膚や血液の細胞を採取し，疾患特異的iPS細胞を樹立すれば，罹患細胞である神経細胞を分化誘導できる．特に神経疾患や心筋疾患などの治療において，従来は得ることが極めて難しかった神経細胞や心筋細胞を，iPS細胞を経ることで大量に培養し，病因究明や新規薬剤のスクリーニングに活用することが可能となる．2012年には体細胞のリプログラミング機構の研究の功績に対し，

図 17.3 iPS 細胞の医療応用

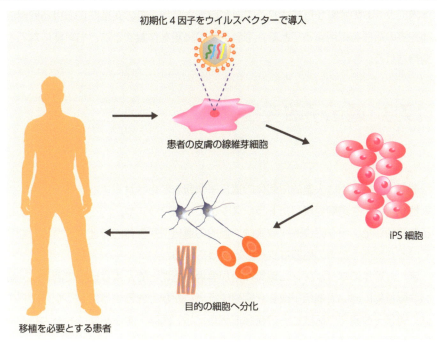

山中とガードンにノーベル医学・生理学賞が与えられた．

D. 幹細胞から臓器を作製する研究

　再生医療において，iPS 細胞や ES 細胞は細胞治療のための無限の供給源となると期待されるが，医療現場では機能不全に陥った臓器を根本的に治療するために臓器まるごとの移植が必要な場合も少なくない．したがって，臓器そのものを作製し移植することが再生医療の究極の目標の 1 つとなっている．しかし，多種多様な細胞群が三次元の立体構造をとる臓器を体外の環境で再現するのは極めて難しい．

　東京大学の山内啓光らは多能性幹細胞のもつキメラ形成能を利用した胚盤胞補完法という手法を用いて，ES 細胞や iPS 細胞から完全な臓器を作製できることを示した．彼らは，膵臓の発生に必須の遺伝子が破壊され，膵臓を作ることのできないノックアウトマウスの胚盤胞に多能性幹細胞である ES 細胞または iPS 細胞を注入しキメラを作出すると，ノックアウトマウスで欠損するはずの臓器が多能性幹細胞により補充され，多能性幹細胞由来の細胞のみで構成される膵臓が形成されることを見出した．

　この方法をヒトに応用する場合，臓器の大きさが近いブタを用い，異種の体内でヒトの臓器を作ることが想定される．そこで，異種であるマウスとラットを用いて，ラットの iPS 細胞を膵臓欠損マウスの胚盤胞に注入した結果，マウスの生

体内にラットの膵臓が形成されることが確認された．この異種間における胚盤胞補完法の原理を応用することで，患者自身の臓器を作製することも可能になると期待される．

17.3 遺伝子改変技術

遺伝子改変技術は人為的に個体の遺伝子情報を変化させることを可能にし，外来性の遺伝子を過剰発現したトランスジェニックマウスや，内在性の特定の遺伝子を破壊したノックアウトマウスは，目的の遺伝子が生体内でどのように機能しているか調べるための重要なツールとなっている．

また，近年になり，ゲノム編集技術が登場したことで，より迅速で簡便に，細胞や動植物において遺伝子改変を容易に行うことができるようになった．今日では，遺伝子改変マウスはヒトの疾患モデルとして医学・生命科学はもとよりあらゆる分野で利用されている．

A. トランスジェニックマウス

トランスジェニックマウスは外来性に目的の遺伝子を宿主のゲノムに導入したマウスであり，宿主であるマウスがもつ内在の遺伝子は正常に発現している状態で，さらに外来遺伝子を過剰発現させた場合の影響を調べる手法である．発現させる外来遺伝子は生物種を問わず，ヒトの遺伝子やオワンクラゲのグリーン蛍光タンパク質（green fluorescent protein）の*GFP*遺伝子などのさまざまな生物種の遺伝子を発現させることが可能である．

トランスジェニックマウスは一般的に，受精卵の前核にガラスピペットを用いてトランスジーンといわれる直鎖状のDNAを直接注入することで作製される．トランスジーンの構造は，遺伝子の発現調節を司るプロモーター領域と，発現させようとする標的遺伝子のcDNA配列からなり，組織特異的なプロモーターを用いることで特定の組織や細胞種に外来遺伝子を発現させることができる．たとえば，オワンクラゲ由来*GFP*遺伝子を発現するトランスジェニックマウスを作製する際に，それぞれ全身性プロモーターまたは肝臓特異的プロモーターを用いて*GFP*遺伝子を発現誘導させれば，全身または肝臓の細胞のみでGFP緑色蛍光を発するマウスが生まれる．このようなGFP発現マウスから採取した細胞は緑色に蛍光を発するため，その細胞を他の正常マウスに移植することで生体内における細胞の移動を追跡するための有効なツールとなっている．

一方，トランスジェニックマウスを作製する際，受精卵に導入した遺伝子はど

のゲノム領域に挿入されるかは偶然に支配されるため，挿入の位置やコピー数により発現パターンや強度が左右される．そのため複数の系統のマウスを作製し，目的の遺伝子の発現をしっかりと確認したうえで実験に用いる必要がある．

B. ノックアウトマウス

ノックアウトマウスは内在性の遺伝子を破壊することで，目的の遺伝子の個体レベルにおける機能を評価することを目的に開発された．マウスの体は約300億個の細胞から構成されるといわれているが，そのすべての細胞で目的の遺伝子だけに狙いを定めて破壊することは困難である．そこで多能性幹細胞であるES細胞のキメラ形成能を利用した遺伝子改変技術が開発された（図17.4）．

マウスES細胞は胚盤胞より樹立されるため，別マウスから採取した胚盤胞に注入すると多種多様な細胞に分化し，宿主の細胞とES細胞由来の細胞が混ざり合ったキメラマウスが得られる．このとき，キメラマウスの精巣にはES細胞由来の精子も存在するため，この精子を介して生まれてくる次世代の子孫は全身のすべての細胞がES細胞由来となる．つまり，ES細胞のもつ遺伝子（DNA塩基配列）情報に置き換わる．そこで，ES細胞で標的遺伝子を破壊することができれば，そ

図17.4 ノックアウトマウスの作製方法

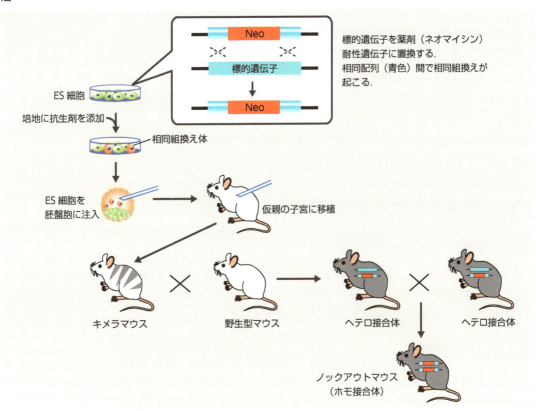

のES細胞からキメラマウスを経てノックアウトマウスを作製することができる.

　具体的には，相同組換えといわれる現象を利用した遺伝子ターゲティング法を用い，ES細胞の遺伝子改変を行う．薬剤耐性遺伝子の両側に標的遺伝子と相同な配列を付加したターゲティングベクターをES細胞に導入するとある確率で相同組換えが起こり，内在の標的遺伝子が薬剤耐性遺伝子に置き換わる．ES細胞内では相同組換えは非常に低い確率でしか起こらないが，組換えが起こったES細胞では薬剤耐性遺伝子に置換されるため，培地に抗生物質を添加することで選別できる.

　ES細胞における遺伝子ターゲティング法を用いれば，標的遺伝子の破壊ばかりでなく，特定の遺伝子座に点変異やGFP遺伝子を導入したノックインマウスの作出も可能である．ノックアウトマウスの開発は多くの遺伝子の生体内機能や病態の解明に大きく貢献することとなり，2007年にはその功績に対しノーベル医学・生理学賞が与えられている.

C.　条件付きノックアウトマウス

　興味のある遺伝子が個体発生にも重要な場合，そのノックアウトマウスは胎性致死となり生まれてこない．こうした場合，生後の遺伝子の機能を調べることができない．そこで自分が調べたい特定の時期，特定の細胞や組織に限定した遺伝子の機能を調べることを目的とした条件付きノックアウトマウスが開発された.

　この原理はバクテリオファージP1で発見されたCre-loxPシステムに基づくもので，部位特異的組換え酵素CreがloxP配列といわれる34塩基対のDNA配列を認識すると，loxP配列で挟まれた部分のDNAを切り出す性質を利用している（図17.5）.

　たとえば，肝臓特異的ノックアウトマウスを作製したい場合，2種類の系統が必要となり，1つは肝臓特異的にCreを発現するトランスジェニックマウスと1つは標的遺伝子がloxP配列で挟まれたfloxマウスを用意し掛け合わせればよい．肝臓の細胞のみで発現したCreはloxP配列で挟まれた標的遺伝子を切り出すため，肝臓のみで遺伝子の破壊が誘導される（図17.5）．神経細胞や脂肪細胞，筋細胞などさまざまな組織や細胞種に特異的なCre発現マウスが開発されている．さらに薬剤の投与によりCre発現を誘導する時期特異的Cre発現マウスが樹立されており，目的の遺伝子のfloxマウスとの交配により，時期・組織特異的ノックアウトマウスを用いた詳細な遺伝子機能解析が可能となっている.

D.　ゲノム編集技術

　ゲノム編集技術は，あたかもワープロで文字を加えたり除いたりするかのように，特定のゲノム部位を切断できる酵素を用いて，任意の遺伝子をゲノムレベル

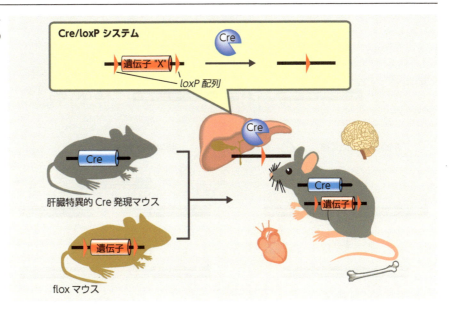

図17.5 条件付きノックアウトマウスの作製方法

で置換，挿入，削除する次世代の遺伝子改変技術である．代表的なゲノム編集技術にはZFN（亜鉛フィンガーヌクレアーゼ）やTALEN（タレン）などの人工ヌクレアーゼを利用したものと，細菌の感染防御システムを応用したCRISPR/Cas9（クリスパー キャスナイン）システムがある．

　ゲノム編集の基本原理は，まず特定のゲノム部位に二本鎖DNA切断を入れることが最初のステップとなる．細胞内にDNA切断が導入されると修復機構が働いて再結合するが，その際に働く2つの修復経路を利用し，さまざまなゲノム改変を実行する（図17.6）．1つ目の経路である非相同末端結合による修復の際には，切断されたゲノムの末端は高い頻度で塩基の挿入や欠損が生じるため，再結合してもアミノ酸をコードするフレームがシフトし，その結果として切断部位の遺伝子が破壊される．一方，2つ目の相同組換え修復経路ではエラーは少ないが，その際に切断部位の相同配列を両側にもつ外来遺伝子を一緒に導入すると，相同組換えが起きて外来遺伝子をゲノムにノックインすることができる（図17.6）．

　ZFNやTALENでは特定のゲノム標的配列を認識するためのDNA結合性タンパク質に，ゲノムDNAを切断するヌクレアーゼを結合させた人工ヌクレアーゼを用いる．そのため，標的遺伝子ごとに人工タンパク質を合成しなくてはならない．一方，CRISPR/Cas9システムでは，ガイドRNAといわれる短鎖RNAに導かれてゲノム標的配列に結合し，Cas9ヌクレアーゼによりDNAを切断する．したがって，標的DNAと相補的な配列をもつガイドRNAを設計するだけでさまざまな遺伝子を標的とすることができる．マウス受精卵にガイドRNAとCas9を導入するだけで標的遺伝子の破壊を誘導でき，ノックアウトマウスを自在に作

17.3　遺伝子改変技術

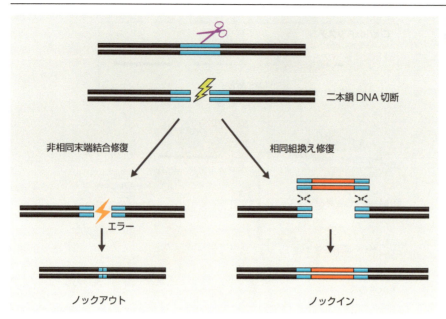

図 17.6 ゲノム編集技術の原理

製することができる.

　従来の遺伝子改変に用いられた遺伝子ターゲティング法は適用できる生物種がマウスや酵母などに限られているのに対し，ゲノム編集技術は生物種を問わず，受精卵や幹細胞，体細胞のゲノム改変を迅速で簡便に行うことができる．また，変異遺伝子の修復などこれまでの遺伝子治療法では対応できなかった遺伝子疾患の治療にゲノム編集技術の応用が期待される．

17.4　クローン技術

　クローンの語源はギリシャ語の「小枝」を意味し，クローンとは植物の小枝を使った挿し木のように，まったく同一な遺伝情報をもった生物個体を表す．配偶子の接合によらない無性生殖により増える生物では，新たに生まれる個体は親とまったく同じ遺伝子をもったクローンである．

　一方，有性生殖により繁殖する哺乳動物においては，稀に同一の受精卵から発生する一卵性双生児の場合を除いて，クローン個体が自然発生することはない．もし人為的にクローン動物を作製することができれば，優れた性質をもった家畜を大規模に生産したり，あるいは絶滅危惧種の保全に役立てることができる．

A. クローンヒツジドリーの誕生

　人為的にクローン動物を作製する方法として，受精後の初期胚の細胞を用いる受精卵クローン技術と成体の体細胞を用いる体細胞クローン技術がある．受精卵クローン技術では受精卵が細胞分裂した初期胚の細胞をそのまま除核未受精卵と融合したり，あるいは初期胚の核を，除核した未受精卵に移植した後，仮親の子宮に戻すことにより作製する．しかし，受精卵クローン動物は誕生した兄弟とは同じ遺伝子をもつが，精子と卵子を提供した親とは遺伝子型は異なり，どのような性質をもつクローンが産まれるか予め知る術がない．一方，体細胞クローン技術により作製した動物は，家畜の効率的な品種改良において，優れた性質をもつ個体とほぼ同一の性質をもった個体を生産することができる．

　1958年にジョン・ガードンらがオタマジャクシの腸由来の体細胞を用いた核移植実験によりクローンカエルの誕生に成功した．しかし，その後は長らくの間，他の動物種での報告は続かず，この現象は再生能力の高い下等生物に限られた現象であり，哺乳類では体細胞核移植による個体発生はできないと考えられていた．こうした定説を覆したのがクローンヒツジドリーの誕生である．1997年にイアン・ウルムット（英国生物学者）らは哺乳類の卵子においても体細胞の核をリプログラミングする能力があることを発見する．彼らが行った実験は，成体のヒツジの乳腺細胞から取り出した核を除核未受精卵に移植し，体細胞由来のクローン胚を作製することに成功した．このクローン胚は個体に発生し，もとのヒツジと同一の遺伝情報をもつクローンヒツジドリーが誕生した（図17.7）．

図17.7　核移植による体細胞核のリプログラミング

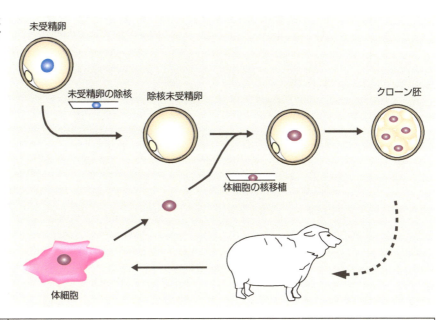

このドリーの誕生により，体細胞の核が脱分化し全能性を獲得できるという核のリプログラミングが哺乳類において起きることが初めて実証されたことになる．その後，体細胞クローン技術はマウス，ウマ，ブタなどさまざまな哺乳類で実証され，基礎研究から畜産までの幅広い分野で研究が進んでいる．また，山梨大学の若山照彦らは16年間凍結されたマウスの死細胞からクローンマウスの作出に成功しており，近い将来，マンモスなど絶滅種の復活が夢物語でなくなるかもしれない．果たして科学小説のように，琥珀に閉じ込められた蚊から恐竜の血液を回収し，絶滅した恐竜を復活させる時代が到来するであろうか．

B.　クローンES細胞

体細胞クローン技術は再生医療においても新たな可能性をもたらした．つまり，患者の体細胞から同じ遺伝子をもつクローンES細胞を作製できれば，患者自身の細胞を用いた細胞治療が可能になる．

2013年には卵子提供者の未受精卵を用いて体細胞核移植により作製したクローン胚を胚盤胞のステージまで培養し，そこからヒトクローンES細胞の樹立に成功したことが報告されている．この方法で患者の体細胞からクローンES細胞を作製し，試験管内でさまざまに分化させた細胞を患者に戻せば，再生医療にES細胞を使用した際の拒絶反応の問題が回避できる．

しかしながら，ES細胞を作製する際にはヒト胚を壊さなくてはならないという倫理上の問題は依然として残る．また，クローン胚を代理母の子宮に移植すればクローン人間の作製にもつながり兼ねないという新たな問題をはらむため，再生医療への応用にはiPS細胞が有用であると考えられている．

参考書

- 文系のための生命科学 第2版　東京大学生命科学教科書編集委員会編，羊土社(2011)
- はじめの一歩の生化学・分子生物学第3版　前野正夫ほか著，羊土社(2016)
- カラーイラストで学ぶ集中講義生化学　鈴木敬一郎ほか編著，メジカルビュー(2011)
- エリオット生化学・分子生物学 第5版　村上誠ほか訳，東京化学同人(2016)
- 基礎栄養学 第3版　木戸康博ほか編，講談社(2015)
- 最新栄養学 第10版　木村修一ほか監訳，建帛社(2014)
- 生活習慣病の分子生物学　佐藤隆一郎ほか著，三共出版(2007)
- 現代栄養学を理解するための分子生物学入門　加藤茂明編著，光生館(2010)
- 栄養と遺伝子のはなし 第3版　佐久間慶子ほか著，技報堂出版(2014)
- 分子栄養学　榊原隆三編，建帛社(2003)
- 分子栄養学　金本龍平編，化学同人(2005)
- 分子栄養学 第2版　柿沼淳司編著，光生館(2006)
- 分子栄養学　加藤久典ほか編，羊土社(2014)
- 非栄養素の分子栄養学　日本栄養・食糧学会監，建帛社(2017)
- 遺伝子制御の新たな主役栄養シグナル（実験医学増刊 Vol.34 No.15）　矢作直哉編，羊土社(2016)
- 栄養とエピジェネティクス　ネスレ栄養科学会議監，建帛社(2012)
- よくわかるゲノム医学　改訂第2版，菅野純夫監，羊土社(2015)
- テーラーメイド個人対応栄養学　日本栄養・食糧学会監，建帛社(2009)
- 遺伝情報の発現制御　五十嵐和彦ほか監訳，メディカル・サイエンス・インターナショナル(2012)
- 時間栄養学　日本栄養・食糧学会監，女子栄養大学出版部(2009)
- メタゲノム解析技術の最前線普及版　服部正平監，シーエムシー出版(2017)
- 遺伝子組換え食品　日本農芸化学会編，学会出版センター(2000)

分子栄養学 索引

α–TPP（α–tocopherol transfer protein）　103
α サブユニット（α subunit）　31
α トコフェロール輸送タンパク質（α–tocopherol transfer protein）　103
β3 アドレナリン受容体（β3 adrenergic receptor）　164
β ガラクトシダーゼ（β–galactosidase）　144
β カロテン（β–carotene）　99
β クリプトキサンチン（β–cryptoxanthin）　99
β–グルクロニダーゼ（β–glucuronidase）　195
β サブユニット（β subunit）　31
γ–グルタミルカルボキシル化（γ–glutamyl carboxylation）　104
γ サブユニット（γ subunit）　31
ρ^0 細胞（ρ^0 cell）　145
1–アミノシクロプロパン–1–カルボン酸合成酵素（aminocyclopropane–1–carboxylic acid）　192
3–ヒドロキシ–メチル–グルタリル–CoA 合成酵素（hydroxymethylglutaryl–CoA synthase）　94
3T3–L1 細胞（3T3–L1 cell）　167
4 回膜貫通型タンパク質（four-transmembrane protein）　36
5mC（5–methylcytosine）　110
5mhC（5–hydroxymethylcytosine）　110
5–エノールピルビルシキミ酸–3–リン酸合成酵素（5–enolpyruvylshikimate 3–phosphate synthase）　194
5–ヒドロキシメチルシトシン（5–hydroxymethylcytosine）　110
5–メチルシトシン（5–methylcytosine）　110
5–メチルシトシン水酸化酵素（ten-eleven translocation methylcytosine dioxygenase）　110
5,10–メチレンテトラヒドロ葉酸還元酵素（methylenetetrahydrofolate reductase）　62
7 回膜貫通型タンパク質（seven-transmembrane protein）　31
8OHdG（8–hydroxydeoxyguanosine）　141, 145
8 ヒドロキシデオキシグアノシン（8–hydroxydeoxyguanosine）　144
9–cis–レチノイン酸（9–cis–retinoic acid）　39, 91, 100
9cRA（9–cis–retinoic acid）　100
11–cis–レチナール（11–cis–retinal）　33
16S rRNA（16S ribosome RNA）　174
16S リボソーム RNA（16S ribosome RNA）　174
25 位水酸化酵素（25–hydroxylase）　101
90 分リズム（ultradian rhythm）　136
ACC（aminocyclopropane–1–carboxylic acid）　193
Actinobacteria　180
ADA（adenosine deaminase）　198
AF–1（activation function–1）　91
AF–2（activation function–2）　91
ALDH2（alcohol dehydrogenase 2）　62

all–trans–レチノイン酸（all–trans–retinoic acid）　39, 100
AMP 活性化プロテインキナーゼ（AMP–activated protein kinase）　90
AMPK（AMP–activated protein kinase）　90
ANP（atrial natriuretic peptide）　158
APOB　151
AR（androgen receptor）　99
AsA（ascorbic acid）　109
ASBT（apical sodium-dependent bile acid transporter）　94
ATF4（activating transcription factor 4）　96
ATP（adenosine triphosphate）　10
ATP7A　120
ATP7B　120
ATRA（all–trans–retinoic acid）　100
Bacteroidetes　180
Barker 仮説（Barker hypothesis）　73, 165
bHLH（basic helix-loop-helix）　90
Bmal1　140
BMI（body mass index）　159
BNP（brain natriuretic peptide）　158
Broad Institute of MIT and Harvard　157
BSEP（bile salt export pump）　94
Bt（Bacillus thuringiensis）　194
Bt タンパク質（Bacillus thuringiensis protein）　194
C／EBP（CCAAT–enhancer-binding protein）　106, 167
Ca^{2+} ポンプ（calcium pump）　114
cAMP（cyclic adenosine monophosphate）　32
cAMP 依存性プロテインキナーゼ（cAMP–dependent protein kinase（protein kinase A））　32, 87
cAMP 応答配列結合タンパク質（cAMP response element binding protein）　32
CBS　151
CCG（clock-contorolled gene）　140
cGMP ホスホジエステラーゼ（cGMP phosphodiesterase）　33
CHOP（CAAT／enhancer-binding protein-homologous protein）　96
ChREBP（carbohydrate-responsive element-binding protein）　90
Clock　140
CMO（carotene 15,15'–monooxygenase）　100
c–Myc4　202
CNV（copy number variation）　64
COG（Clusters of Orthologous Groups）　177
CpG　67
CPT1A　151
CPT2　151
CRE（cAMP response element）　87

213

CREB (cAMP response element binding protein) 32, 87	GUS (β-glucuronidase) 195
Cre-loxP システム (Cre-loxP system) 206	GWAS (Genome-Wide Association Study) 75, 153
CRISPR/Cas9 システム (clustered regularly interspaced	G タンパク質 (G protein) 87
short palindromic repeats/CRISPR associated	G タンパク質共役型受容体 (G protein-coupled recep-
proteins 9) 207	tor) 31, 127
CYP21A2 151	H1 (histone H1) 70
CYP27A1 101	H2A (histone H2A) 70
CYP27B1 101	H2B (histone H2B) 70
CYP2R1 101	H2BK5 (5th lysine in histone H2B) 71
CYP7A1 93	H3 (histone H3) 70
C-ペプチド (C-peptide) 144	H3K4 (4th lysine in histone H3) 71
DAsA (dehydroascorbic acid) 109	H3K9 (9th lysine in histone H3) 71
db/db マウス (*db/db* mouse) 162	H3K14 (14th lysine in histone H3) 71
DBD (DNA-binding domain) 91	H3K27 (27th lysine in histone H3) 71
DcytB (duodenal cytochrome B) 117	H3K79 (79th lysine in histone H3) 71
DD (dimerization domain) 91	H4 (histone H4) 70
DIT (diet induced thermogenesis) 142	H4K20 (20th lisine in histone H4) 71
DMT1 (divalent metal transporter 1) 117	HapMap プロジェクト (HapMap project) 153
DNA (deoxyribonucleic acid) 10, 28, 42	HAT (histone acetyl transferase) 71
DNA 結合ドメイン (DNA-binding domain) 91	HDAC (histone deacetylase) 71
DNA 修復 (DNA repair) 117	HDL-コレステロール (high density lipoprotein choles-
DNA 複製 (DNA replication) 43	terol) 156
DNA ポリメラーゼ (DNA polymerase) 43	HeLa 細胞 (HeLa cells) 145
DNA ミスマッチ修復遺伝子 (DNA mismatch repair	HMG-CoA (hydroxymethylglutaryl-CoA) 94
gene) 154	HNF4-α (hepatocyte nuclear factor 4-α) 91
DNA メチル化 (DNA methylation) 67	HRE (hormone responsive element) 99
DNA メチルトランスフェラーゼ (DNA methyltransfer-	*HTT* 151
ase) 67	HUGO (The Human Genome Organisation) 153
DNMT (DNA methyltransferase) 67	HUGO 遺伝子命名法委員会 (HUGO Gene Nomenclature
DOHaD (developmental origins of health and disease)	Committee) 153
73, 165	Human Gene Mutation Database 149
DR (direct repeat) 91	I-BABP 遺伝子 (intestinal bile acid-binding protein
EGF (epidermal growth factor) 116	gene) 94
EGFR (epidermal growth factor receptor) 154	IGC (integrated gene catalog) 185
EPSPS (5-enolpyruvylshikimate 3-phosphate syn-	IGF (insulin-like growth factor) 96
thase) 194	IGFBP-1 (insulin-like growth factor binding protein 1) 96
ER (estrogen receptor) 99	IGF 結合タンパク質-1 (insulin-like growth factor binding
ES 細胞 (embryonic stem cell) 199, 200	protein 1) 96
EWAS (Epigenome-Wide Association Study) 75	iGLP-1 144
ex vivo 療法 (*ex vivo* therapy) 197	IL-2 (Interleukin-2) 198
E ボックス (E-box) 140	IL-6 (Interleukin-6) 168
fa/fa ラット (*fa/fa* rat) 162	IL-10 (Interleukin-10) 168
FAOSTAT データベース (FAOSTAT database) 182	IFN-γ (interferon-γ) 198
Firmicutes 180	INSIG (insulin-induced gene protein) 95
flox マウス (flox mouse) 206	*in vivo* 療法 (*in vivo* therapy) 197
FPN (ferroportin) 117	iPS 細胞 (induced pluripotent stem cell) 199, 201
FXR (farnesoid X receptor) 92	IR (inverted repeat) 92
GFP 遺伝子 (green fluorescent protein gene) 204	IRE (iron responsive element) 118
GGCX (γ-glutamyl carboxylase) 104	IRP (iron regulatory protein) 117
GGPP (geranylgeranyl diphosphate) 105	IUGR (intrauterine growth retardation) 165
Gla 化 (γ-glutamyl carboxylation) 104	*IVD* 151
GLUT2 (glucose transporter 2) 87	JAK-STAT 経路 (Janus kinase/signal transducers (or
GLUT4 (glucose transporter 4) 87	transduction) and activator of transcription
GPCR (G proteincoupled receptor) 127	pathway) 36
GR (glucocorticoid receptor) 99, 106	K⁺ チャネル (potassium channel) 113
GSEA (gene set enrichment analysis) 82	KEGG (Kyoto Encyclopedia of Genes and Genomes) 177

KEGG オルソログ(KEGG ortholog) 186
KKAy マウス(*KKAy* mouse) 162
Klf4 202
KO(KEGG ortholog) 186
LBD(ligand binding domain) 91
LDLr(low density lipoprotein receptor) 94
LDLRAP1 151
LDL-コレステロール(low density lipoprotein choles-terol) 156
LDL 受容体遺伝子(low density lipoprotein receptor gene) 157
LINE(long interspersed nuclear element) 56
liver X 受容体 α(liver X receptor α) 168
LRH-1(liver receptor homologue-1) 92
LXR(liver X receptor) 93
MAPK(mitogen-activated protein kinase) 143
MCCC1 151
MCCC2 151
MD(menadione) 105
MGP(matrix Gla protein) 104
miRNA(microRNA) 65
MK-4(menaquinone-4) 105
MK-4 変換酵素(menaquinone-4 converting enzyme) 105
MODY(maturity-onset diabetes of the young) 90
MRE(metal responsive element) 119
mRNA(messenger ribonucleic acid) 28, 47
MTF1(metal-responsive transcription factor 1) 119
MTHFR(methylenetetrahydrofolate reductase) 62, 79
mTOR(mammalian target of rapamycin) 97
Na^+/Ca^{2+} 交換輸送体(sodium calcium exchanger) 114
Na^+/K^+ATP アーゼ(sodium potassium ATP ase) 112
Na^+ チャネル(sodium channel) 112
NAD(nicotinamide adenine dinucleotide) 107
NAD 依存性脱アセチル化酵素(NAD-dependent deacet-ylase) 107
NADP(nicotinamide adenine dinucleotide phosphate) 107
NaPi-2a(sodium-dependent phosphate cotransporter type2a) 115
NaPi-2c(sodium-dependent phosphate cotransporter type2c) 115
ncRNA(non-coding RNA) 55, 64
NFκB(nuclear factor-kappa B) 145
NGS(next generation sequencer) 174
NHDC(neohesperidine dihydrochalcone) 133
NLS(nuclear localization signal) 90
NPC1L1(Niemann-Pick C1 like 1) 104
NRE(nutrient responsive element) 86
NTCP(Na^+/taurocholate cotran- sporting polypep-tide) 94
ob/ob マウス(*ob/ob* mouse) 162
Oct3/4 202
OST(organic solute transporter) 94
OTU 解析(operational taxonomic unit) 176
p-アミノ安息香酸(4-aminobenzoic acid) 109
p53 198

p53 タンパク質(p53 protein) 107
PAH 151
PAH(phenylalanine hydroxylase) 152
PAI-1(plasminogen activator inhibitor-1) 160
PAT(phosphinotricin acetyltransferase) 194
PCCA 151
PCCB 151
PCSK9 151
PCSK9(proprotein convertase subtilisin/kexin type 9) 157
PDX-1(pancreatic and duodenal homeobox 1) 90
PEG(polyethylene glycol) 192
PEPCK(phosphoenolpyruvate carboxykinase) 32, 87
PGC-1α(peroxisome proliferator-activated receptor γ coactivator-1α) 87, 141
PI3K(phosphoinositide 3-kinase) 143
PKA(protein kinase A) 32, 87
PL(pyridoxal) 106
PLP(pyridoxal phosphate) 106
PM(pyridoxamine) 106
PN(pyridoxine) 106
PPAR(peroxisome proliferator-activated receptor) 39, 92, 166
PPARα(peroxisome proliferator-activated receptor α) 92, 109
PPARγ(peroxisome proliferator-activated receptor γ) 93, 167
PPARδ(β)(peroxisome proliferator-activated receptor δ(β)) 93
PPRE(peroxisome proliferetor responsive element) 92
Proteobacteria 180
PRSV(papaya ringspot virus) 195
PTH(parathyroid hormone) 113
RAR(retinoic acid receptor) 39, 98
RARE(all trans retinoic acid responsive element) 100
Ribosomal Database Project 176
RNA(ribonucleic acid) 46
RNA 合成(RNA synthesis) 48
RNA スプライシング(RNA splicing) 49
RNA プロセシング(RNA processing) 49
RNA 編集(RNA editing) 50
RNA ポリメラーゼ(RNA polymerase) 46
RNA ポリメラーゼ Ⅰ(RNA polymerase Ⅰ) 48
RNA ポリメラーゼ Ⅱ(RNA polymerase Ⅱ) 48
RNA ポリメラーゼ Ⅲ(RNA polymerase Ⅲ) 48
RNase(ribonuclease) 193
ROS(reactive oxygen species) 138
rRNA(ribosomal ribonucleic acid) 28, 47
RXR(retinoid X receptor) 39, 98, 168
RXRE(9-*cis*-retinoic acid responsive element) 100
S-アデノシルメチオニン(S-adenosylmethionine) 63, 67, 72, 192
SAM(S-adenosylmethionine) 67, 72
SCAP(SREBP cleavageactivating protein) 95
SHP(small heterodimer partner) 92
SINE(short interspersed nuclear element) 56

215

SNP(single nucleotide polymorphism)	62, 153
Sox2	202
SRE(sterol regulatory element)	95
SREBP(sterol regulatory elementbinding protein)	88, 93, 95
SREBP–SCAP 複合体(sterol regulatory element-binding protein / SREBP cleavage- activating protein complex)	95
SXR(steroid and xenobiotic receptor)	98, 105
T–DNA(transferred DNA)	190
TAL(thick ascending limb)	113
TALEN(transcription activator-like effector nuclease)	207
TATA ボックス(TATA box)	49
Tet(ten-eleven translocation methylcytosine dioxy-genase)	110
TF II A(transcription factor II A)	46, 49
TF II B(transcription factor II B)	46, 49
TF II D(transcription factor II D)	46, 49
TF II E(transcription factor II E)	46, 49
TF II F(transcription factor II F)	46, 49
TF II H(transcription factor II H)	46, 49
tGLP-1	144
Ti プラスミド(tumor inducing plasmid)	190
TNF(tumor necrosis factor)	160
TNF–α(tumor necrosis factor–α)	198
TR(thyroid hormone receptor)	99
tRNA(transfer ribonucleic acid)	28, 47
TRPM(transient receptor potential melastatin)	116
TRPV(transient receptor potential vanilloid)	114
TZD(thiazolidine derivatives)	167
UBIAD1(UbiA prenyltransferase domain-containing protein 1)	105
UCP1(uncoupling protein 1)	164
UMOD	158
UniFrac 解析(UniFrac analysis)	183
VDDR I (vitamin D–dependent rickets, type I)	102
VDDR II (vitamin D–dependent rickets, type II)	102
VDR(vitamin D receptor)	39, 98
VDR 遺伝子欠損マウス(VDR gene knock-out mouse)	102
VDRE(vitamin D responsive element)	101
Vir(virulence)	191
X 染色体不活性化(X–chromosome inactivation)	69
X 染色体連鎖遺伝病(X–linked inheritance disorder)	149
ZFN(zinc finger nucleases)	207

あ

アイソザイム(isozyme)	13
亜鉛(zinc)	119
亜鉛フィンガー構造(zinc finger motif)	91, 119
亜鉛フィンガーヌクレアーゼ(zinc finger nucleases)	207
アクチノバクテリア(Actinobacteria)	180
アグロバクテリウム法(Agrobacterium method)	190
アスコルビン酸(ascorbic acid)	15, 109

アスパラギン酸アミノトランスフェラーゼ遺伝子(aspar-tate aminotransferase gene)	106
アスパルテーム(aspartame)	78
アセチル化(acetylation)	71
アセチルコリン(acetylcholine)	37
アダプタータンパク質(adaptor protein)	35
アディポサイトカイン(adipocytokine)	160
アディポネクチン(adiponectin)	160
アデニル酸シクラーゼ(adenylate cyclase)	32, 87
アデニン(adenine)	43
アデノウイルス(adenovirus)	198
アデノシンデアミナーゼ欠損症(adenosine deaminase deficiency)	198
アデノ随伴ウイルス(adeno-associated virus)	198
アドレナリン(adrenaline)	33
アポリポタンパク質 B(apolipoprotein B)	50
アポリポタンパク質 B–100(apolipoprotein B–100)	157
アミノ基転移反応(transamination reaction)	106
アミノ酸(amino acid)	50, 96
アミノ酸誘導ホルモン(amino acid derivative hormone)	23
アミラーゼ(amylase)	14, 64
アラキドン酸(arachidonic acid)	92
アルコールデヒドロゲナーゼ 2(alcohol dehydrogenase 2)	62
アルツハイマー型認知症(Alzheimer type dementia)	79
アルドステロン(aldosterone)	112
アルブミン遺伝子(albumin gene)	106
アロステリック(allosteric)	59, 86
アンジオテンシノゲン(angiotensinogen)	160
アンチコドン(anticodon)	51
アンチセンス技術(antisense technology)	193
アンチセンス鎖(antisense strand)	48
アンドロゲン受容体(androgen receptor)	99
イオンチャネル型受容体(ion channel receptor)	31, 36
イコサノイド(icosanoid)	91
イソフラボン(isoflavone)	120
一塩基多型(single nucleotide polymorphism)	62
一次転写産物(primary transcript)	49
遺伝形質(genetic material, genetic trait)	42
遺伝子(gene)	28, 42
遺伝子改変技術(Genetic modification technology)	197, 204
遺伝子組換え作物(genetically modified organism)	189, 192
遺伝子座(gene locus)	153
遺伝子数(gene number)	56
遺伝子存在量解析(gene set enrichment analysis)	82
遺伝子多型(genetic polymorphism)	61
遺伝子ターゲティング(gene targeting)	201, 206
遺伝子治療(gene therapy, genetic therapy)	197
遺伝子導入法(transgenesis)	189
遺伝子の水平伝播(genetic horizontal transmission, horizontal gene transfer)	187
遺伝子発現(gene expression)	42
遺伝子表記(gene notation)	153
遺伝子ファミリー(gene family)	60

遺伝子変異（genetic mutation）	148		
遺伝子領域（gene region）	58		
遺伝的肥満マウス（genetically obese mouse）	162		
イノシン酸（inosinic acid）	132		
インスリン（insulin）	35, 87, 144, 155		
インスリン受容体（insulin receptor）	35, 87		
インスリン抵抗性（insulin resistance）	73, 93, 155		
インスリン様成長因子（insulin-like growth factor）	96		
インターフェロン（interferon）	198		
インターロイキン（interleukin）	198		
インテグリン（integrin）	18		
イントロン（intron）	49		
インプリンティング（imprinting）	69		
ウイルス病抵抗性のパパイア（virus resistant papaya）	195		
ウイルスベクター（viral vector）	198		
ウィルソン病（Wilson's disease）	120		
うま味（umami）	128		
うま味受容体（umami taste receptor）	131		
うま味の相乗効果（synergistic effects of umami）	132		
ウラシル（uracil）	48		
栄養素応答エレメント（nutrient responsive element）	86		
栄養補助食品（nutritional supplementary food）	103		
エキソサイトーシス（exocytosis）	20		
エキソン（exon）	49		
エストロゲン（estrogen）	120		
エストロゲン受容体（estrogen receptor）	99		
エチレン（ethylene）	192		
エネルギー産生栄養素（energy-providing nutrients, macronutrients）	160		
エピゲノム（epigenome）	66		
エピゲノム解析（epigenome analysis）	75		
エピジェネティクス（epigenetics）	66, 164		
エフェクター（effector）	31		
エレクトロポレーション法（electroporation method）	192		
塩基性領域ヘリックス-ループ-ヘリックス（basic helix-loop-helix）	90		
炎症性アディポサイトカイン（inflammatory adipocyto-kine）	168		
エンドクリン（endocrine）	24		
エンドサイトーシス（endocytosis）	21		
エンハンサー（enhancer）	47		
塩味（saltiness）	128		
オキシステロール（oxysterol）	91, 93, 96		
オキシトシン（oxytocin）	25		
オーキシン（auxin）	190		
オステオカルシン（osteocalcin）	104		
オーダーメイド栄養学	2		
オートクリン（autocrine）	21		
オートファジー（autophagy）	96		
オパイン（opine）	190		
オプシン（opsin）	33		
オプシンファミリー（opsin family）	61		
オミクス解析（omics analysis）	77, 80		
オレイン酸（oleic acid）	196		
オワンクラゲ（*Aequorea coerulescens*）	204		

か

壊血病（scurvy）	109
開始コドン（initiation codon）	51
解糖系（glycolytic pathway）	88
外来遺伝子（foreign gene）	191, 198
外来種（alien species）	12
外来生物法（Invasive Alien Species Act）	12
核（nucleus）	15, 28
核局在化シグナル（nuclear localization signal）	90
核ゲノム（nuclear genome）	54
核酸（nucleic acid）	109
核小体（nucleolus）	28
核内受容体（nuclear receptor）	25, 31, 37, 91
核膜（nuclear membrane）	15
角膜乾燥症（xerosis corneae）	100
家族性高コレステロール血症（familial hypercholesterol-emia）	157
褐色脂肪細胞（brown adipocyte）	159
活性化 M1 マクロファージ（activated（M1）macro-phage）	168
活性型ビタミン D（active vitamin D）	39
活性酸素種（reactive oxygen species）	103
滑面小胞体（smooth endoplasmic reticulum）	29
カテキン（catechin）	120
カテコールアミン（catecholamine）	113
カリウム（potassium）	112
カリフラワーモザイクウイルス（cauliflower mosaic virus）	194
カルシウム（calcium）	113
カルシウム受容体（calcium receptor）	113
カルシウムチャネル（calcium channel）	101
カルタヘナ議定書（Cartagena Protocol on Biosafety）	12
カロテンモノオキシゲナーゼ（carotene 15,15'-monooxy-genase）	100
がん（cancer）	75
がんの遺伝子治療（gene therapy of cancer）	198
感覚（sense）	124
感覚受容（reception, sensation）	124
感覚受容細胞（organoleptic cell）	124
肝細胞（hepatocyte）	33
幹細胞（stem cell）	199
環状プラスミド DNA（circular DNA plasmid）	190
甘味（sweetness）	128
甘味受容体（sweet taste receptor）	131
甘味増強物質（sweetness-enhancing substances）	134
間葉系幹細胞（mesenchymal stem cell）	199
がん抑制遺伝子（tumor suppressor gene）	198
偽遺伝子（pseudogene）	15, 59
記憶（memory）	134
奇形種（teratoma）	202
機能性食品（functional food）	77
揮発性化合物（volatile compound）	127
基本転写因子（general transcription factor）	46
基本味（primary taste）	128

偽膜性腸炎(pseudomembranous enteritis, pseudo-
membranous enterocolitis) 184
キメラマウス(chimeric mouse) 201
キモトリプシン(chymotrypsin) 14
キャッピング(capping) 50
キャップ(cap) 50
ギャップ構造(gap structure) 17
嗅覚(sense of smell) 126
嗅覚受容体(olfactory receptor) 60, 127
嗅神経細胞(olfactory neuron) 126
局所的化学伝達(local chemical signaling) 21
拒絶反応の問題(problem of symptoms of rejection) 201
グアニン(guanine) 43
クラウンゴール(crown gall) 190
クラスタリング(clustering) 81
クリック(Francis Harry Compton Crick) 2
グリホサート(glyphosate) 194
グリーン蛍光タンパク質(green fluorescent protein) 204
グルカゴン(glucagon) 32, 87
クルクミン(curcumin) 121
グルコキナーゼ(glucokinase) 87
グルココルチコイド(glucocorticoid) 23, 31, 137, 167
グルココルチコイド受容体(glucocorticoid receptor)
99, 106
グルコーストランスポーター(glucose transporter) 87
グルタミン酸(glutamic acid) 109, 132
グルテリン合成酵素(glutelin synthase) 196
くる病(rickets) 101
グルホシネート(glufosinate) 194
グレリン(ghrelin) 139
グロノラクトンオキシダーゼ(gulonolactone oxidase) 15
クロマチン(chromatin) 28, 43, 67
クロロゲン酸(chlorogenic acid) 121
クローンES細胞(cloned embryonic stem cells) 210
クローン技術(cloning technique) 197, 208
クローン動物(clone animal) 202
血液凝固遅延(blood coagulation delay) 104
月周リズム(circalunar rhythm) 136
血糖値(blood glucose level) 87, 129, 144
血友病(hemophilia) 150
ゲノミクス(genomics) 77, 80
ゲノム(genome) 43
ゲノムインプリンティング(genomic imprinting) 69
ゲノムサイズ(genome size) 56
ゲノム重複(genome duplication) 13
ゲノムデータベース(genome database) 174, 177
ゲノム編集技術(genome editing) 204, 206
ゲラニルゲラニルニリン酸(geranylgeranyl diphosphate)
105
ケルセチン(quercetin) 120
原核生物(prokaryote, procaryote) 15
顕性(dominant) 148
倹約遺伝子(thrifty gene) 164
コアクチベーター(coactivator) 46
コアヒストン(core histone) 70

抗炎症性アディポサイトカイン(anti-inflammatory
adipocytokine) 168
高カリウム血症(hyperkalemia) 113
高カルシウム血症(hypercalcemia) 101
高血圧(hypertonia) 112
高血圧症(hypertension) 158
鉱質コルチコイド→ミネラルコルチコイド
高脂肪食(high fat diet) 144
甲状腺ホルモン受容体(thyroid hormone receptor) 99
高電圧パルス(high-voltage pulse) 192
高ホモシステイン血症(hyperhomocysteinemia) 109
コ・サプレッション技術(co-suppression) 193
骨格筋(skeletal muscle) 83, 161
骨芽細胞(osteoblast) 105
骨髄移植(bone marrow transplantation) 200
骨粗鬆症(osteoporosis) 104
骨軟化症(osteomalacia) 101
骨密度(bone mineral density) 79
コドン(codon) 47, 51
コピー数多型(copy number variation) 63
固有種(endemic species) 12
コラーゲン(collagen) 109
ゴルジ体(Golgi body) 29
コレステロール(cholesterol) 27, 93, 94
コレステロール-7α-ヒドロキシラーゼ(cholesterol 7α-
hydroxylase) 93

さ

細菌(bacteria) 172
再生医療(regenerative medicine) 197, 199
サイトカイニン(cytokinin) 190
サイトカイン(cytokine) 21
サイトカイン遺伝子(cytokine genes) 198
サイトカイン受容体(cytokine receptor) 31
サイトプラスト(cytoplast) 145
細胞(cell) 10
細胞外液量(extracellular fluid volume) 111
細胞外基質(extracellular matrix) 18
細胞外マトリックスタンパク質(extracellular matrix
protein) 105
細胞小器官(organelle) 28
細胞接着(cell adhesion) 17
細胞接着分子(cell adhesion molecule) 18
細胞治療(cell therapy) 199
細胞内液(intracellular fluid) 112
細胞内共生説(Endosymbiont theory) 11
細胞内情報伝達系(intracellular signal(or information)
transmission system) 27
細胞内輸送(intracellular transport) 29
細胞壁(cell wall) 192
細胞膜(cell membrane) 27
細胞融合(cell fusion) 202
サーチュイン(sirtuin) 107
刷子縁膜(brush border membrane) 114
サブユニット(subunit) 19

サプリメント(supplement)	103
サルコペニア(sarcopenia)	161
サルコペニア肥満(sarcopenic obesity)	161
酸味(sourness)	128
視覚受容体(visual receptor)	61
時間栄養学(chrono-nutrition)	136
子宮内発育遅延(intrauterine growth retardation)	74, 165
シグナル認識粒子(signal recognition particle)	29
シグナル配列(signal sequence)	29
自己複製能(self replication ability)	199
脂質(lipid)	90
脂質アンカー型タンパク質(lipid anchored protein)	28
脂質異常症(dyslipidemia)	105, 156
システイン(cysteine)	119
次世代シークエンサー(next-generation sequencer)	75, 174
次世代シークエンス(next generation sequencing)	152
自然淘汰説(Natural selection theory)	10
シトクロム酸化酵素(cytochrome c oxidase)	145
シトシン(cytosine)	43
シトシン塩基(cytosine base)	67
シナプス(synapse)	20
脂肪細胞(adipocyte)	34, 159, 166
脂肪酸(fatty acid)	27, 39, 91
脂肪酸合成系転写因子(sterol regulatory elementbinding protein-1c)	88
脂肪酸合成酵素(fatty acid synthetase)	88
脂肪組織(fat tissue)	83
ジメチル化(dimethylation)	71
若年発症成人型糖尿病(maturity-onset diabetes of the young)	90
重合体(polymer)	42
終止コドン(termination codon, stop codon)	51
週周リズム(weekend rhythm)	136
重症複合免疫不全症(severe combined immunodeficiency)	198
種間の多様性(species diversity)	11
主時計遺伝子(master circadian gene)	137
種内の多様性(intraspecific diversity)	11
種の起源(On the Origin of Species)	10
腫瘍壊死因子(tumor necrosis factor)	198
腫瘍マーカー(tumor marker)	75
条件付きノックアウトマウス(conditional knockout mouse)	206
常在菌(indigenous bacteria)	172
常在菌叢(indigenous microbial flora)	172
小サブユニット(small subunit)	52
脂溶性ビタミン(fat-soluble vitamins)	98
常染色体(autosomal chromosome, autosome)	54
常染色体優性遺伝病(autosomal dominant disorder)	149
常染色体劣性遺伝(autosomal recessive inheritance)	78
常染色体劣性遺伝病(autosomal recessive disorder)	149
小腸(small intestine)	94
上皮成長因子(epidermal growth factor)	116
上皮成長因子受容体遺伝子(epidermal growth factor receptor gene)	154

小胞体(endoplasmic reticulum)	16, 29
初期化(reprogramming)	201
初期化誘導因子(induced reprogramming factor)	202
食事の多様性(food diversity)	182
食事誘発性熱産生(diet induced thermogenesis)	142
食品の遺伝子組換え(genetically modified food)	189
植物の細胞(plant cell)	190
植物ホルモン(phytohormone)	190
除草剤耐性(herbicide-resistance)	194
進化(evolution)	10
真核生物(eucaryote)	15
神経幹細胞(neural stem cell)	199
神経細胞(nerve cell)	20
神経細胞間情報伝達(inter-neuron communication)	20
人工多能性幹細胞(induced pluripotent stem cells)	199
人工ヌクレアーゼ(artifitial nuclease)	207
腎疾患(kidney disease, nephropathy)	158
真正細菌(Eubacterium)	172
新生児スクリーニング対象疾患(target diseases detected by neonetal screening)	150
新生児マススクリーニング(neonetal mass screening)	152
浸透圧(osmotic pressure)	111
心房性ナトリウム利尿ペプチド(atrial natriuretic peptide)	112, 158
睡眠障害(sleep disorder)	143
睡眠の質(quality of sleep)	139
水溶性ビタミン(water-soluble vitamins)	106
水溶性ホルモン(water-soluble hormone)	24
ステロイドX受容体(steroid and xenobiotic receptor)	105
ステロイドホルモン(steroid hormone, adrenocortical hormone)	23, 37
ステロイドホルモン受容体(steroid hormone receptor)	99
ステロール調節性エレメント(sterol regulatory element)	95
スプライシング(splicing)	49
スペーサー配列(spacer sequence)	88
生活習慣病(lifestyle disease)	73
生殖細胞遺伝子治療(germline gene therapy)	197
性染色体(sex chromosome)	54
生態系の多様性(ecosystem diversity)	11
生体リズム(biological rhythm)	136
正のフィードバック(positive feedback)	25
生物多様性(biodiversity)	11
生物時計(biological clock)	136
生物の多様性に関する条約(Convention on Biological Diversity)	11
生物の多様性に関する条約のバイオセーフティに関するカルタヘナ議定書(Cartagena Protocol on Biosafety)	12
セカンドメッセンジャー(secondary messenger)	24, 31
摂取時刻(Intake time)	142
接着結合(adherens junction)	18
接着斑(desmosome)	18
セロトニン輸送体(serotonin transporter)	145
線維芽細胞(fibroblast)	167
全ゲノム関連解析(Genome Wide Association Study)	153
染色体(chromosome)	15, 28, 42
染色体地図(chromosome map)	54

219

センス鎖(sense strand)	48
潜性(recessive)	148
選択的 RNA スプライシング(alternative RNA splicing)	49
先天性代謝異常症(inborn errors of metabolism)	149
セントラルドグマ(central dogma)	4
臓器(organ)	203
造血幹細胞(hematopoietic stem cell)	199
組織幹細胞(tissue stem cell)	199
疎水性ホルモン(hydrophobic hormone)	24
粗面小胞体(rough endoplasmic reticulum)	29

た

タイゴン(tigon)	69
体細胞遺伝子治療(somatic cell gene therapy)	197
体細胞核移植(somatic cell nuclear transfer)	202
大サブユニット(large subunit)	52
胎児期(fetus period)	73, 96
代謝関連遺伝子(metabolic gene)	73
ダイズ(soybean)	196
体性幹細胞(somatic stem cells)	199
大腸菌(Escherichia coli)	56, 184
体内時計(biological clock)	136
大脳皮質(cerebral cortex)	134
ダイレクトリピート配列(direct repeat sequence)	91
多因子疾患(multifactorial genetic disease)	148, 152
ダーウィン(Charles Robert Darwin)	10
ダウン症候群(Down syndrome)	69
タグ SNP(tag single nucleotide polymorphism)	153
多細胞生物(multicellular organism)	16
脱アセチル化(deacetylation)	107
脱共役タンパク質(uncoupling protein 1)	164
脱炭酸反応(decarboxylation reaction)	106
多糖類(polysaccharide)	187
多能性幹細胞(pluripotent cell)	199
多発性のう胞腎(polycystic kidney)	150
多様性(diversity)	10
タレン(transcription activator-like effector nuclease)	207
単一遺伝子病(single gene disorders)	148, 149
単一変異(single mutant)	78
単細胞生物(single-cell organism)	15
胆汁酸(bile acid)	91, 93
胆汁酸取り込みトランスポーター(apical sodium-dependent bile acid transporter)	94
胆汁酸排出トランスポーター(organic solute transporter)	94
胆汁酸排出ポンプ(bile salt export pump)	94
胆汁酸流入ポンプ(Na$^+$/taurocholate cotran-sporting polypeptide)	94
炭水化物応答エレメント(carbohydrate response element)	88
炭水化物応答エレメント結合タンパク質(carbohydrate-responsive element-binding protein)	88, 90
タンデムマス法(tandem mass spectrometry)	152
タンパク質(protein)	96
タンパク質合成(protein synthesis)	51

タンパク質分解(proteolysis)	52
タンパク質分解酵素(proteoiytic enzyme, protease)	52
タンパク質輸送(transport protein)	29
チアゾリジン誘導体(thiazolidine derivatives)	167
チミン(thymine)	43
チモーゲン(zymogen)	52
中立説(Neutral theory)	11
腸内細菌叢(intestinal flora)	181
腸内細菌叢の変容(dysbiosis)	183
重複偽遺伝子(duplicate pseudogenes)	59
治療用ミルク(therapeutic milk)	152
チロシン(tyrosine)	78
チロシンキナーゼ(tyrosine kinase)	35, 154
チロシンキナーゼ型受容体(receptor tyrosine kinase)	31, 87
低 GI 食(low glycaemic index diet)	144
低栄養状態(malnutrition)	73
低カリウム血症(hypokalemia)	113
低カルシウム血症(hypocalcemia)	102
低出生体重児(low-birth-weight baby)	74, 165
低タンパク質イネ(low protein rice)	196
低比重リポタンパク質受容体遺伝子(low density lipoprotein receptor gene)	94
低分子有機化合物(organic low molecular weight compound)	126
低マグネシウム血症(hypomagnesemia)	117
低リン血症性くる病(hypophosphatemic rickets)	115
デカルボキシラーゼ(decarboxylase)	106
鉄(iron)	117
鉄応答配列(iron responsive element)	118
鉄調節タンパク質(iron regulatory protein)	117
テトラヒドロ葉酸(tetrahydrofolic acid)	109
デヒドロアスコルビン酸(dehydroascorbic acid)	109
テラトーマ(teratoma)	202
テーラーメイド(taylormade)	77
テーラーメイド栄養学(taylormade nutrition)	77
テロメア(telomere)	137
テロメラーゼ遺伝子(telomerase gene)	140
転写(transcription)	29, 45
転写因子(transcription factor)	46
転写活性化ドメイン(transcriptional activation domain)	91
転写調節(transcriptional control)	47
転写調節因子(transcriptional control element)	46
転写抑制(transcriptional repression)	67
伝達物質(transmitter)	17
銅(copper)	120
糖鎖付加(glycosylation)	52
糖質(carbohydrate)	86
糖質コルチコイド→グルココルチコイド	
糖新生(gluconeogenesis)	32, 88
糖タンパク質(glycoprotein)	52
糖尿病(diabetes)	83, 90, 155
トウモロコシ(corn)	194
特定外来生物による生態系等に係る被害の防止に関する法律 (Invasive Alien Species Act)	12
時計遺伝子(clock gene)	136

時計制御遺伝子(clock-contorolled gene)	140
トコトリエノール(tocotrienol)	103
トコフェロール(tocopherol)	103
突然変異(mutation)	59
突然変異説(Mutation theory)	10
ドーパミンD4受容体(dopamine D4 receptor)	146
ド・フリース(Hugo Marie de Vries)	10
トマト(tomato)	192
トランスアミナーゼ(transaminase)	106
トランスクリプトミクス(transcriptomics)	80
トランスクリプトーム解析(transcriptome analysis)	83
トランスジェニックマウス(transgenic mouse)	204
トランスジーン(transgene)	204
トランスファーRNA(transfer RNA)	47
トランスフェリン(transferrin)	117
トランスポゾン(transposon)	55
トリグリセリド(triglyceride)	92
トリソミー(trisomy)	70
トリプトファン(tryptophan)	107
トリプレット(triplet)	63
トリメチル化(tri-methylation)	71

な

ナイアシン(niacin)	107
ナイアシン欠乏症(niacin deficiency)	107
ナトリウム(sodium)	111
ナトリウム依存性リン酸共輸送体(sodium-dependent phosphate cotransporter)	115
難治性疾患(intractable disease)	202
匂い(smell)	126
苦味(bitterness)	128
苦味受容体(bitter taste receptor)	131
ニコチンアミド(nicotinamide)	107
ニコチンアミドアデニンジヌクレオチド(nicotinamide adenine dinucleotide)	107
ニコチンアミドアデニンジヌクレオチドリン酸(nicotin-amide adenine dinucleotide phosphate)	107
ニコチン酸(nicotinic acid)	107
ニコチン性アセチルコリン受容体(nicotinic acetylcholine receptor)	36
日内リズム(circadian rhythm)	136
日周リズム(circadian rhythm)	136
ニュートリゲノミクス(nutrigenomics)	77, 79
ニューロン(neuron)	20
二量体形成ドメイン(dimerization domain)	91
妊娠期(pregnancy period)	72
ヌクレオソーム(nucleosome)	66
ヌクレオチド(nucleotide)	42
ネオヘスペリジンジヒドロカルコン(neohesperidine dihydrochalcone)	133
ネットワーク解析(network analysis)	83
年周リズム(annual rhythm)	136
脳性ナトリウム利尿ペプチド(brain natriuretic peptide)	158
ノックアウトマウス(knock-out mouse)	201, 205

ノックインマウス(knock in mouse)	206

は

バイオインフォマティクス(bioinformatics)	4, 80, 81
胚性幹細胞(embryonic stem cell)	200
バイナリーベクター(binary vector)	191
ハウスキーピング遺伝子(housekeeping gene)	49
パーキンソン病(Parkinson's disease)	202
白色脂肪細胞(white adipocyte)	159
バクテリオファージP1(bacteriophage P1)	206
バクテロイデス(Bacteroidetes)	180
パスウェイマッピング(pathway mapping)	82
バチルス・チューリンゲンシス(*Bacillus thuringiensis*)	194
白血球(leucocyte, leukocyte, white blood cell)	19
白血病(leukemia)	200
パーティクルガン法(particle gun method)	192
パパイア(papaya)	195
パパイアリングスポットウイルス(papaya ringspot virus)	195
ハプロタイプ(haplotype)	153
パラクリン(paracrine)	21
伴性遺伝病(sex-linked inheritance)	149
ハンチントン病(Huntington disease)	63, 149, 150
反復配列(repetitive sequence)	56
反復配列の多型(repetitive sequence polymorphism)	63
非遺伝子領域(non-gene region)	58
非活性M2マクロファージ(inactivated (M2) macro-phages)	168
光刺激(photic stimulation, light stimulus)	33, 99, 139
非コードRNA(non-coding RNA)	55, 64
ヒストンアセチル化酵素(histone acetyl transferase)	71
ヒストンオクタマー(histone octamer)	70
ヒストンコード(histone code)	71
ヒストン修飾(histone modification)	70
ヒストン脱アセチル化酵素(histone deacetylase)	71
ヒストンタンパク質(histone protein)	28, 43, 66
ヒストンテール(histone tail)	70
微生物群集(microbial colony, micro flora)	172
ビタミン(vitamin)	98
ビタミンA(vitamin A)	39, 99
ビタミンA欠乏症(vitamin A deficiency)	99
ビタミンB_6(vitamin B_6)	106
ビタミンB_6欠乏(vitamin B_6 deficiency)	106
ビタミンC(vitamin C)	15, 109
ビタミンC欠乏症(vitamin C deficiency)	109
ビタミンD(vitamin D)	39, 101
ビタミンD_2(vitamin D_2)	101
ビタミンD_3(vitamin D_3)	101
ビタミンD依存症I型(vitamin D-dependent rickets, type I)	102
ビタミンD依存症II型(vitamin D-dependent rickets, type II)	102
ビタミンD応答配列(vitamin D responsive element)	101
ビタミンD欠乏症(vitamin D deficiency)	101
ビタミンD受容体(vitamin D receptor)	39, 79, 98

ビタミン E(vitamin E)	103
ビタミン E 欠乏症(vitamin E deficiency)	103
ビタミン K(vitamin K)	104
ビタミン K₁(vitamin K₁)	104
ビタミン K₂(vitamin K₂)	104

ビタミン K 依存性 γ-グルタミルカルボキシラーゼ(vitamin K-dependent γ-glutamyl carboxylase)　104

ビタミン K 依存性タンパク質(vitamin K-dependent protein)　104

ビタミン K 欠乏症(vitamin K deficiency)	104
ビタミン K 受容体(vitamin K receptor)	98
ヒトゲノム(human genome)	54
ヒトゲノム解析計画(The Human Genome Project)	152
ヒト腸内細菌叢(human gut microbiome)	181
ヒトマイクロバイオーム(human microbiome)	178

非プロセス型偽遺伝子(non-process type pseudo-genes)　59

肥満(obesity)	83, 159
肥満症(obesity)	159
日持ちのよいトマト(long-lasting tomato)	192
表現型(phenotype)	66
ピリドキサミン(pyridoxamine)	106
ピリドキサール(pyridoxal)	106
ピリドキサールリン酸(pyridoxal phosphate)	106
ピリドキシン(pyridoxine)	106
ピルビン酸キナーゼ(pyruvate kinase)	32, 88
フィードバック機構(feedback mechanism)	25
フィルミクテス(Firmicutes)	180
フィロキノン類(phylloquinone)	104
フェニルアラニン(phenylalanine)	78

フェニルアラニン水酸化酵素(phenylalanine hydroxy-lase)　152

フェニルケトン尿症(phenylketonuria)	78, 152
フェロポルチン(ferroportin)	117
不完全浸透(incomplete penetrance)	150
副甲状腺ホルモン(parathyroid hormone)	113
複能性(multipotency)	199

プテロイルモノグルタミン酸(pteroylmonoglutamic acid)　109

負のフィードバック(negative feedback)	25
プラスミド(plasmid)	191
フラボノイド(flavonoid)	121
フリーラジカル(free radical)	103
プレセニリン 1(presenilin1)	79
プロセス型偽遺伝子(processed-type pseudogene)	59
プロテアーゼ(protease)	52
プロテオバクテリア(Proteobacteria)	180
プロテオミクス(proteomics)	80
プロトプラスト(protoplast)	192
プロモーター(promoter)	46
フローラ(flora)	172
分化全能性(totipotency)	199
分化多能性(pluripotency)	199
分子栄養学(molecular nutrition)	2
分子生物学(molecular biology)	2
ベクター(vector)	191

ペクチン(pectin)	193
ベタイン(betaine)	73
ヘテロクロマチン(heterochromatin)	55, 67
ヘファスチン(hephaestin)	117
ヘプシジン(hepcidin)	117
ペプチダーゼ(peptidase)	52
ペプチド結合(peptide bond)	50, 96
ペプチドホルモン(peptide hormone)	23
ペラグラ(pellagra)	107
ペルオキシソーム(peroxisome)	29

ペルオキシソーム増殖剤応答エレメント(peroxisome proliferetor response element)　92

ペルオキシソーム増殖剤応答性受容体(peroxisome proliferator-activated recepto)　39, 92, 166

ペルオキシソーム増殖剤応答性受容体遺伝子(peroxisome proliferator-activated receptor gene)　109

便微生物移植法(fecal microbiota transplantation)	184
補酵素(coenzyme)	106

ホスファチジルイノシトール 3-キナーゼ(phosphoinositide 3-kinase)　143

ホスフィノトリシンアセチルトランスフェラーゼ(phosphinotricin acetyltransferase)　194

ホスホエノールピルビン酸カルボキシキナーゼ(phosphoenolpyruvate carboxykinase)　32, 87

保全素(conservative nutrient)	98
ホメオボックス遺伝子(homoeobox gene)	14
ホモシステイン(homocysteine)	62, 79
ポリ A ポリメラーゼ(polyA polymerase)	50

ポリエチレングリコール法(polyethylene glycol method)　192

ポリガラクツロナーゼ(polygalacturonase)	193
ポリグルタミン病(polyglutamine disease)	63
ポリヌクレオチド鎖(polynucleotide chain)	43
ポリフェノール(polyphenol)	120
ポルフィラナーゼ遺伝子(porphyranase gene)	187
ポルフィラン(porphyran)	187
ホルモン(hormone)	22
ホルモン応答配列(hormone responsive element)	99
翻訳(translation)	29
翻訳後修飾(post-translational modification)	29, 52

ま

マイクロサテライト DNA(microsatellite DNA)	63
マイクロバイオータ(microbiota)	172
マイクロバイオーム(microbiome)	172

マウス前駆脂肪培養細胞(mouse cultured preadipocyte)　167

膜貫通型タンパク質(transmembrane protein)	28
膜結合型リボソーム(membrane-bound ribosome)	29
膜受容体(membrane receptor)	25
膜タンパク質(membrane protein)	17
マグネシウム(magnesium)	116
膜表在性タンパク質(membrane superficial protein)	28
マクロファージ(macrophage)	168
末梢時計遺伝子(peripheral clock gene)	138

マップキナーゼ(mitogen-activated protein kinase) 143
慢性腎臓病(chronic kidney disease) 158
味覚(taste sensation) 128
味覚嫌悪学習(taste aversion learning) 135
味覚受容体(taste receptor) 61, 129
味細胞(gustatory cells，taste cell) 129
ミスセンス変異(missense mutation) 164
密着結合(tight junction) 17
ミトコンドリア(mitochondria) 11, 16
ミトコンドリア DNA(mitochondria deoxyribonucleic acid) 29
ミトコンドリアゲノム(mitochondrial genome) 54
ミニサテライト DNA(minisatellite DNA) 63
ミネラル(mineral) 111
ミネラルコルチコイド(mineralcorticoid) 23, 31, 112
味蕾(taste bud) 129
無機質(mineral) 111
無機鉄(inorganic iron) 117
メタゲノム(metagenome) 172
メタボリックメモリー(metabolic memory) 73
メタボロミクス(metabolomics) 81
メタロチオネイン mRNA(metallothionein mRNA) 119
メチオニン(methionine) 72
メチル化(methylation) 67, 71, 109
メチローム解析(methylomic analysis) 75
メッセンジャー RNA(messenger RNA) 47
メナキノン類(menaquinone-n) 104
メナジオン(menadione) 105
メバロン酸代謝経路(mevalonate pathway) 105
メープルシロップ尿症(maple syrup urine disease) 152
メラトニン分泌(melatonin secretion) 137
メラノコルチン受容体(melanocortin receptor) 162
メラノプシン(melanopsin) 139
免疫療法(immunotherapy) 198
メンケス病(Menkes' disease) 120
メンデル(Gregor Johann Mendel) 10
メンデル遺伝病(mendelian disease) 148
網膜(retina) 138
網膜桿体細胞(rod cell of retina) 34
モノメチル化(mono-methylation) 71

や

薬剤耐性遺伝子(drug resistance gene) 206
やせ(thin) 74
夜盲症(nyctalopia) 100
遊離型リボソーム(free ribosome) 30
ユークロマチン(euchromatin) 67
ユニーク遺伝子(unique gene) 185
ユビキチン化(ubiquitination) 72
ユビキチン・プロテアソーム系(ubiquitin-proteasome system) 53

葉酸(folic acid) 62, 72, 79, 109
葉酸欠乏症(folic acid deficiency) 109
葉酸代謝酵素(folic acid metabolic enzyme) 79
葉緑体(chloroplast) 11, 16
読み枠(open reading frame) 51
ヨーロッパアワノメイガ(Ostrinia nubilalis, European corn worm) 194

ら

ライガー(liger) 69
ラセミ化反応(racemization reaction) 106
ラマルク(Jean-Baptiste Pierre Antoine de Monet, Chevalier de Lamarck) 10
リガンド(ligand) 19, 31
リガンド結合ドメイン(ligand binding domain) 91
リソソーム(lysosome) 29, 52
リノール酸(linoleic acid) 92
リノレン酸(linolenic acid) 92
リーフディスク(leaf disk) 191
リプログラミング(reprogramming) 201
リボソーム(ribosome) 16, 29
リボソーム RNA(ribosome RNA) 47
リボヌクレアーゼ(ribonuclease) 193
リン(phosphorus) 115
リンカーヒストン(linker histone) 70
リン吸収障害(phosphorus absorption defect) 115
リン酸化(phosphorylation) 71
リン脂質(phospholipid) 27
リンチ症候群(Lynch syndrome，hereditary nonpolyposis colorectal neoplasm) 154
リンパ球(lymphocyte) 198
レジスチン(resistin) 160
レスベラトロール(resveratrol) 120
レチナール(retinal) 99
レチニルエステル(retinyl ester) 99
レチノイド X 受容体(retinoid X receptor) 39, 91
レチノイン酸受容体(retinoic acid receptor) 39, 98
レチノール(retinol) 39, 99
レトロウイルス(retrovirus) 198
レプチン(leptin) 36, 139, 162
レプチン受容体(leptin receptor) 36, 162
レンチウイルス(lenti virus) 198
ロイシンジッパー型(leucine zipper) 167
ロイシンジッパーモチーフ(leucine zipper motif) 90

わ

ワトソン(James Dewey Watson) 2
ワルファリン(Warfarin) 104

編者紹介

宮本 賢一
1979年　徳島大学医学部栄養学科卒業
1989年　徳島大学大学院栄養学研究科博士後期課程修了
現　在　龍谷大学農学部食品栄養学科 教授

井上 裕康
1981年　京都大学理学部生物系卒業
1987年　大阪大学大学院医学研究科博士課程修了
現　在　奈良女子大学研究院生活環境科学系 教授

桑波田 雅士
1993年　徳島大学医学部栄養学科卒業
1998年　徳島大学大学院栄養学研究科博士後期課程修了
現　在　京都府立大学大学院生命環境科学研究科 教授

金子 一郎
2002年　徳島大学医学部栄養学科卒業
2010年　徳島大学大学院栄養生命科学教育部博士後期課程修了
現　在　兵庫県立大学環境人間学部食環境栄養課程 准教授

NDC 590　　235 p　　26 cm

栄養科学シリーズNEXT

分子栄養学

2018年3月27日　第1刷発行
2024年6月13日　第3刷発行

編　者　宮本賢一・井上裕康・桑波田雅士・金子一郎
発行者　森田浩章
発行所　株式会社　講談社
　　　　〒112-8001　東京都文京区音羽 2-12-21
　　　　　　　販　売　(03)5395-4415
　　　　　　　業　務　(03)5395-3615
編　集　株式会社　講談社サイエンティフィク
　　　　代表　堀越俊一
　　　　〒162-0825　東京都新宿区神楽坂 2-14　ノービィビル
　　　　　　　編　集　(03)3235-3701

本文データ制作
カバー印刷　　株式会社双文社印刷
本文・表紙印刷
製本　　　　　株式会社ＫＰＳプロダクツ

落丁本・乱丁本は，購入書店名を明記のうえ，講談社業務宛にお送りください．送料小社負担にてお取替えします．なお，この本の内容についてのお問い合わせは講談社サイエンティフィク宛にお願いいたします．
定価はカバーに表示してあります．

© K. Miyamoto, H. Inoue, M. Kuwahata and I. Kaneko, 2018

本書のコピー，スキャン，デジタル化等の無断複製は著作権法上での例外を除き禁じられています．本書を代行業者等の第三者に依頼してスキャンやデジタル化することはたとえ個人や家庭内の利用でも著作権法違反です．

JCOPY 〈(社)出版者著作権管理機構委託出版物〉

複写される場合は，その都度事前に(社)出版者著作権管理機構（電話 03-5244-5088，FAX 03-5244-5089，e-mail：info@jcopy.or.jp）の許諾を得てください．
Printed in Japan

ISBN978-4-06-155397-2

栄養科学シリーズ NEXT

基礎化学 第2版 新刊 ISBN 978-4-06-535640-1	**運動生理学 第2版** ISBN 978-4-06-155369-9	**栄養教育論実習 第2版** ISBN 978-4-06-155381-1
基礎有機化学 第2版 新刊 ISBN 978-4-06-535642-5	**食品学** ISBN 978-4-06-155339-2	**栄養カウンセリング論 第2版** ISBN 978-4-06-155358-3
基礎生物学 ISBN 978-4-06-155345-3	**食品学総論 第4版** ISBN 978-4-06-522467-0	**医療概論** ISBN 978-4-06-155396-5
基礎統計学 第2版 新刊 ISBN 978-4-06-533602-1	**食品学各論 第4版** ISBN 978-4-06-522466-3	**臨床栄養学概論 第2版** ISBN 978-4-06-518097-6
健康管理概論 第4版 新刊 ISBN 978-4-06-533432-4	**食品衛生学 第4版** ISBN 978-4-06-155389-7	**新・臨床栄養学 第2版** 新刊 ISBN 978-4-06-530112-8
公衆衛生学 第3版 ISBN 978-4-06-155365-1	**食品加工・保蔵学** ISBN 978-4-06-155395-8	**栄養薬学・薬理学入門 第2版** ISBN 978-4-06-516634-5
食育・食生活論 ISBN 978-4-06-155368-2	**基礎調理学** ISBN 978-4-06-155394-1	**臨床栄養学実習 第3版** ISBN 978-4-06-530192-0
臨床医学入門 第2版 ISBN 978-4-06-155362-0	**調理学実習 第2版** ISBN 978-4-06-514095-6	**公衆栄養学概論 第2版** ISBN 978-4-06-518098-3
解剖生理学 第3版 ISBN 978-4-06-516635-2	**新・栄養学総論 第2版** ISBN 978-4-06-518096-9	**公衆栄養学 第7版** ISBN 978-4-06-530191-3
栄養解剖生理学 ISBN 978-4-06-516599-7	**基礎栄養学 第4版** ISBN 978-4-06-518043-3	**公衆栄養学実習** ISBN 978-4-06-155355-2
解剖生理学実習 ISBN 978-4-06-155377-4	**分子栄養学** ISBN 978-4-06-155397-2	**地域公衆栄養学実習** ISBN 978-4-06-526580-2
病理学 ISBN 978-4-06-155313-2	**応用栄養学 第6版** ISBN 978-4-06-518044-0	**給食経営管理論 第4版** ISBN 978-4-06-514066-6
栄養生化学 ISBN 978-4-06-155370-5	**応用栄養学実習 第2版** ISBN 978-4-06-520823-6	**献立作成の基本と実践 第2版** ISBN 978-4-06-530110-4
生化学 第2版 新刊 ISBN 978-4-06-535641-8	**運動・スポーツ栄養学 第4版** ISBN 978-4-06-522121-1	
栄養生理学・生化学実験 ISBN 978-4-06-155349-1	**栄養教育論 第4版** ISBN 978-4-06-155398-9	

東京都文京区音羽 2-12-21
https://www.kspub.co.jp/

KODANSHA

編集 ☎03(3235)3701
販売 ☎03(5395)4415